360 度家庭自疗全方案丛书

胃 病

WEI BING

主编 范 虹

中国医药科技出版社

内容提要

　　本书介绍了胃病的基础知识、检查与诊断、日常生活养护、自然疗法、运动疗法、饮食疗法、西药治疗、中药治疗、预防与保健等内容。作者本着通俗易懂、切合实际的原则，力求内容丰富新颖，方法科学实用，文字简明流畅，以期对胃病患者起到很好的指导作用，也可供基层医务人员参考。

图书在版编目（CIP）数据

胃病 / 范虹主编 . —北京 : 中国医药科技出版社 , 2015. 7
（360 度家庭自疗全方案丛书）
ISBN 978–7–5067–7498–7
Ⅰ . ①胃… Ⅱ . ①范… Ⅲ . ①胃疾病 – 中医治疗法
Ⅳ . ① R573

中国版本图书馆 CIP 数据核字（2015）第 098990 号

美术编辑　陈君杞
版式设计　郭小平

出版　中国医药科技出版社
地址　北京市海淀区文慧园北路甲 22 号
邮编　100082
电话　发行 : 010–62227427　邮购 : 010–62236938
网址　www.cmstp.com
规格　710 × 1000mm $^1/_{16}$
印张　18
字数　272 千字
版次　2015 年 7 月第 1 版
印次　2015 年 7 月第 1 次印刷
印刷　北京九天众诚印刷有限公司
经销　全国各地新华书店
书号　ISBN 978–7–5067–7498–7
定价　36.00 元

丛书编委会

总 主 编　吴少祯

副总主编　王应泉　许　军　刘建青　范志霞

编　　委　（按姓氏笔画排序）

马　进　马　骁　王　朔

王慧娟　李禾薇　张芳芳

张胜杰　范　虹　范志霞

金芬芳　贾清华　郭新宇

本书编委会

主　编　范　虹
编　委　范　虹　　张胜杰　　梁庆伟
　　　　梁凤燕　　郑喜妍　　张铎毓
　　　　刘杰民　　彭　灿

前　言

　　在现代工作节奏不断加快，各种压力不断增加，危害健康的因素日益增多的今天，人们对健康越来越重视，都希望自己有一个强健的身体。但是，患有胃病却是生活中经常发生的事。胃病是一种常见病、多发病，男女老少皆可罹患，在人群中患病率甚高，且因病程长、易复发等，而对人们的健康威胁很大。据不完全统计，中国有85%的人曾患过胃病，或正在受各种胃病的折磨。胃病的一些并发症若发现不及时，往往导致严重的不良后果。

　　其实，治疗胃病很简单，只要掌握了养胃、健胃的方法和窍门，日常稍加以注意，形成良好的生活、饮食习惯，就会在不知不觉中摆脱胃病的袭扰，能使你有一个好的"胃口"。

　　掌握养护胃的要诀和胃病防治知识，保持健康的体魄，已成为养生领域普遍关注的重要问题。为满足广大群众防治胃病的需要，普及医学科学知识，我们根据多年来在实际工作中遇到的一些问题，结合临床实践经验，编写了《360度家庭自疗全方案丛书——胃病》一书。书中本着通俗易懂、切合实际的原则，介绍了胃病的基础知识、检查与诊断、日常生活养护、自然疗法、运动疗法、饮食疗法、西药治疗、中药治疗、预防与保健。其内容丰富新颖，方法科学实用，文字简明流畅，对胃病患者有很好的指导作用，也可供基层医务人员参考。

编　者

2015 年 4 月

目　录

基础知识

检查与诊断

日常生活养护

自然疗法

运动疗法

饮食疗法

西药治疗

中药治疗

预防与保健

01

基础知识

胃的构成

　　胃处于膈下、腹腔左上方的位置，大部分位于左肋区，还有小部分位于上腹区。胃上连食管处称为贲门，下连十二指肠处称为幽门。胃分为胃小弯、胃大弯、贴近腹壁的胃前壁及与之对应的胃后壁。胃前壁介于肝左叶与左肋弓之间，直接与腹前壁相贴。胃后壁与胰、横结肠、左肾和左肾上腺相邻，胃底与膈和脾相邻。贲门与幽门的位置比较固定，贲门位于第11胸椎左侧，幽门在第1腰椎右侧附近。胃大弯的位置较低，其最低点一般在脐平面。胃的活动性很大，其位置可因体位、横膈运动、胸腹内压力和腹腔内压力的改变而改变，在深呼气时可下降数厘米，腹压增加时可向左移动。

　　胃部由上至下可分为六大部分：贲门、胃底、胃体、胃角、胃窦和幽门。胃部于食管连接的部位称为贲门；幽门是胃部和十二指肠连接处，这两部位均有括约肌功能，可防止食物倒流。胃壁自内向外分为四层：黏膜层（包括许多不同的腺体细胞）、黏膜下层、肌肉层（由平滑肌组成）和浆膜层。

胃的功能

1. 接受功能

　　食物经口腔、食管而进入胃内，如果胃的贲门功能障碍，食物可能难以顺利进入胃。

2. 储存功能

　　胃是一个舒缩性很强的器官。当我们吃进的食物进入胃内，胃壁随之扩展，以适应容纳食物的需要，这就是胃的储存功能。不仅如此，胃壁还具有良好的顺应性，使胃内的压力与腹腔内的压力相等，当胃内容量增加到1500ml时，胃腔内的压力和胃壁的张力才有轻度的增高，这时就感到基本"吃饱"了。

3. 分泌功能

胃液是由胃黏膜内不同细胞所分泌的消化液，主要是有壁细胞分泌的消化液、有壁细胞分泌的盐酸；主细胞分泌的胃蛋白酶原；黏膜表面黏液细胞、黏液颈细胞和贲门腺、幽门腺和胃底腺的黏液细胞所分泌的黏液以及壁细胞分泌的内因子等。

4. 消化功能

在胃黏膜分泌胃酸和胃蛋白酶原的共同作用下，能使食物中的蛋白质初步分解消化，而且还能杀灭食物中的细菌等微生物。

5. 运输及排空功能

食物一旦进入胃内可刺激胃蠕动，起始于胃体上部，逐渐向幽门蠕动。胃蠕动使食物与胃液充分混合，使食物形成半液状的食糜。食糜进入胃窦时，胃窦起排空作用，将食糜送入十二指肠，由此完成胃的最后一项工作。

什么是胃病

通常所说的胃病，其实是多种胃部疾病的统称。它们通常都有相似的症状，如胃不适、疼痛、饭后饱胀、打嗝儿、泛酸，甚至恶心、呕吐等。

胃病可分为功能性胃病和器质性胃病。功能性胃病包括胃功能紊乱、胃神经官能症、胃运动过快、胃运动过缓、胃运动无力、胃瘫、胃下垂、胃黏膜脱垂、胃酸过多、胃酸不足等。

器质性胃病包括胃炎、胃溃疡（含十二指肠溃疡）、胃息肉、胃癌等。临床上常见的胃病有急性胃炎、慢性浅表性胃炎、慢性萎缩性胃炎、胆汁反流性胃炎、胃溃疡、十二指肠球部溃疡、胃息肉、胃结石、胃的良（恶）性肿瘤，还有胃黏膜脱垂症、急性胃扩张、幽门梗阻等。

什么是先天性胃病

胃在发育的过程中同样会发生一些障碍或异常，所以也可能存在先天性胃病。先天性胃病一般都是在婴儿期发病，少数也有在成年后才出现症状的。胃的遗传性疾病多数为多基因遗传病，常见的有先天性肥厚性幽门狭窄、消化性溃疡、胃息肉等。

1. 先天性肥厚性幽门狭窄

这种病为多基因隐性遗传，将近一半发生在头胎。如果家庭中有一例该病患者，则该家庭中其他婴儿患这种病的危险性将会大大提高。通常，这种病的男性患者多于女性。

2. 消化性溃疡

这种病有家族发病的倾向。比如，在十二指肠球部溃疡的患者亲属中，十二指肠溃疡的发病率就比一般人群高3倍。该病发病率也与血型有关，比如O型血的人，患十二指肠溃疡的概率就比A型、B型、AB型血的人多1~4倍，患胃溃疡的概率也较高。

3. 胃息肉

这种病也有遗传倾向。胃息肉是胃肠道息肉综合征的一种表现，一般情况下不会出现症状，仅在息肉出血或发生梗阻时才出现临床症状。

什么是胃炎

胃炎是胃黏膜炎症的统称。可分为急性和慢性胃炎两类。

急性胃炎也称为急性胃黏膜病变，是由各种原因引起的胃黏膜急性炎症。病变可出现在胃底、胃体窦的任何部分，也可能整个胃呈弥漫性炎症。临床上按病因及病理变化的不同，可分为急性单纯性胃炎、急性糜烂性胃炎、急性腐蚀性胃炎、急性感染性胃炎。其中临床上以急性单纯性胃炎最为常见，而由于抗生素的广泛应用，现在急性感染性胃炎已比较少见。

慢性胃炎是一种常见的消化道疾病，是由多种不同病因引起的胃黏膜慢性炎症。慢性胃炎通常又可分为浅表性胃炎、萎缩性胃炎、肥厚性胃炎、胆汁反流性胃炎、糜烂性胃炎、渗出性胃炎、隆起性胃炎等。

急性胃炎的症状和病因

急性胃炎主要症状有：轻者会出现腹痛、恶心、呕吐、消化不良等症状，病情严重者会出现呕血、黑色柏油样大便，甚至导致失血性休克。如果是腐蚀性或感染性胃炎则会出现打寒战、高热等全身中毒症状。不过多数急性胃炎患者没有明显的临床症状，只有通过胃镜进行检查时，才会发现胃黏膜病变。

急性胃炎的病因很多，有化学或物理刺激，也有细菌或其毒素损害。化学刺激主要来自于烈性酒、浓茶、咖啡、香料及药物（如水杨酸盐制剂、消炎痛、糖皮质激素等），其中急性腐蚀性胃炎多是由服用强酸、强碱及其他腐蚀剂所引起。物理刺激如过热、过冷、过于频繁的诊断性 X 线照射，均会对胃黏膜造成损伤，引起炎症性改变。此外，饮食不洁或粗糙和不良的生活习惯，也是导致急性胃炎最常见的病因。

慢性胃炎的症状、病因及诊断

慢性胃炎病程较长，最常见的症状是上腹疼痛和饱胀。与溃疡病相反空腹时比较舒适，饭后饱胀、泛酸、嗳气、无规律性腹痛等消化不良症状。可能因容受舒张功能障碍，进食虽不多但觉过饱。病人常诉"胃弱"或"胃软"。常因冷食、硬食、辛辣或其他刺激性食物引起症状或使症状加重。这些症状用抗酸药及解痉药不易缓解。多数病人诉食欲不振。

此外，出血也是慢性胃炎的症状之一，尤其是合并糜烂。可以是反复小量出血，亦可为大出血。急诊胃镜检查提示，在上消化道出血的病因中，急慢性胃炎占 20%~40%。出血以黑便为多见，一般持续 3~4 天后自动止血，数月或数年后可再发。胃炎的病理变化与症状并不一致，发现有消化不良症状的病人活组织检查证实有胃炎者为 42%；相反健康人无胃病症状活组织检查证实有慢性胃炎者为 29%。症状与活组织检查不一致的原因有两个可能性：①盲目活组织检查未能取到病变部位，目前纤维胃镜直视下做活组织检查，阳性率已达 80%~90%；②症状并非来源于胃，可能由于肝胆系统疾病引起。另外无症状的"健康人"活组织检查阳性的问题，仍应诊断胃炎。因为很多疾病都可以无症状或症状轻微如溃疡病、肝硬化、肝癌及肺癌等，经过健康检查才被发现。因此部分胃炎病人无症状并不足为奇。

一般确诊该病主要依赖胃镜检查和胃黏膜活组织检查。本病常见于成人中，许多病因可刺激胃，饮食不当、病毒和细菌感染、药物刺激等均可引发本病。

慢性糜烂性胃炎的症状和病因

慢性糜烂性胃炎又称为疣状胃炎或痘疹状胃炎，它经常和消化性溃疡、浅表性或萎缩性胃炎等症伴发，也可单独发生。

主要表现为胃黏膜出现多个疣状、膨大皱襞状或丘疹样隆起，顶端可见黏膜缺损或脐样凹陷，中心有糜烂，隆起周围多无红晕，但常伴有大小相仿的红斑，以胃窦部为多见，可分为持续型及消失型。多数患者常无症状或有不同程度的消化不良症状，如上腹隐痛、食欲减退、餐后饱胀、反酸等。

引起慢性糜烂性胃炎的病因主要有饮食不洁、过劳过虑、寒温不适等。慢性糜烂性胃炎需要及时治疗，否则有转化成慢性萎缩性胃炎的可能。

什么是急性单纯性胃炎

急性单纯性胃炎可由细菌、病毒感染或细菌毒素所引起；也可由食入的食品感染了病菌而引起；也可由化学、物理因素所引起。化学性的有服用阿司匹林、保泰松等，物理性的有进食过冷、过热、粗糙或是因食用有毒物质所引起。急性单纯性胃炎起病急，常在24小时之内发病，患者会出现不适症状，主要为上腹不适、疼痛、厌食、恶心、呕吐，会伴有肠炎、腹泻，严重者会出现发热、脱水、休克等中毒症状。

什么是急性糜烂性胃炎

急性糜烂性胃炎又称为急性胃出血性胃炎。通过纤维胃镜检查，可发现胃黏膜充血水肿，呈点片状糜烂，大小不等的多发性溃疡，溃疡面有新鲜出血块。临床上以消化道出血为主要症状，患者出现上腹不适、恶心、饱胀，严重时出现呕血和（或）黑便。引起急性胃出血的常见疾病是胃溃疡、十二指肠球部溃疡、胃癌、出血性胃炎及口服阿司匹林等药物引起的急性溃疡、严重烧伤和大手术等引起的应激性溃疡等。

浅表性胃炎的病因和症状

浅表性胃炎是一种慢性胃黏膜浅表性炎症，是慢性胃炎中最常见的一种。

1. 病因

引发慢性浅表性胃炎的发病原因不一，可因嗜酒、喝浓咖啡，或因胆汁反流，或因幽门螺杆菌感染等引起。通常浅表性胃炎的发病高峰年龄为31~50岁，且男性多于女性。慢性浅表性胃炎经治疗多数能够痊愈。如果长期得不到有效治疗，则可能发展或伴发萎缩性胃炎。

2. 症状

临床上通常把浅表性胃炎分为单纯型、糜烂型及出血型三种。慢性浅表性胃炎症状的轻重与胃黏膜的病变程度并非一致，部分患者会出现上腹胀闷、嗳气、吐酸、食欲减退，或无规律上腹隐痛、食后加重等现象。

什么是萎缩性胃炎

萎缩性胃炎是指胃黏膜表面反复受到损害后导致的黏膜固有腺体萎缩，甚至消失，黏膜肌层常见增厚的病理改变。由于腺体萎缩或消失，胃黏膜有不同程度的变薄，并常伴有肠上皮化生，炎性反应及不典型增生。该病是消化系统常见疾病之一，在我国一般人群中，慢性胃炎的发病率甚高，其中萎缩性胃炎占受检人数的13.8%。慢性萎缩性胃炎多由慢性浅表性胃炎失治或误治转化而成，少数萎缩性胃炎可演变为胃癌。

萎缩性胃炎是慢性胃炎的一种类型，呈局限性或广泛性的胃黏膜固有腺体萎缩（数减少，功能减低），其诊断主要依靠胃镜发现和胃黏膜活组织检查的病理所见。随着年龄的增长，本病的发生率也随之增高，病变程度也越重，故有人认为慢性萎缩性胃炎是中老年胃黏膜的退行性变，是一种"半生理"现象。胃癌高发区慢性萎缩性胃炎的发病率比低发区要高。

本病的临床表现为食欲减退、恶心、嗳气、上腹部饱胀或钝痛，少数患者可发生上消化道出血、消瘦、贫血、脆甲、舌炎或舌乳头萎缩等。

浅表性胃炎与萎缩性胃炎的关系

（1）慢性浅表性胃炎与慢性萎缩性胃炎分别属于不同类型。浅表性胃炎的主要症状为黏膜充血、水肿和糜烂性改变，增生和凹陷并不常见。萎缩性胃炎的主要症状为黏膜实质性改变，包括黏膜变薄、凹陷或增生，而炎症相对较轻。

（2）浅表性胃炎不一定有明显的症状，只有少数存在上消化道出血等急症现象。萎缩性胃炎的病程较长，不但会出现消化不良症状，而且还会出现厌食、饱胀、消瘦等症状。

（3）如果慢性浅表性胃炎长期得不到有效的控制，则可能发展或伴发萎缩性胃炎。虽然萎缩性胃炎的病情比浅表性胃炎的病情稍重，甚至有极少数会发展成胃窦癌，但不能直接理解为浅表性胃炎都会发展成萎缩性胃炎。

慢性胆汁反流性胃炎及症状

十二指肠液中含有丰富的胆汁和胰液等成分。通常由于胃窦部与十二指肠管的压力梯度，幽门开放时，十二指肠液不会反流到胃中。当某些原因引起胃动力紊乱、幽门括约肌功能失调，或者大部分被切除后，可能造成十二指肠液向胃中反流引发胃炎。此时通过胃镜检查，可发现胃液中混有黄绿色的胆汁，因此将这种原因导致的胃炎称为慢性胆汁反流性胃炎。

慢性胆汁反流性胃炎的症状为：患者经常胃部饱胀，饭后加重，胃痛、无食欲、呕吐、反酸、呃逆、烧心、恶心、便秘等。典型症状是口苦、胸胁胀满；减少食量后会发生贫血、消瘦、营养不良以及腹泻等。

什么是急性胃扩张

急性胃扩张是指胃及十二指肠在短期内有大量内容物不能排出，而发生的极度扩张，导致反复呕吐，进而出现水电解质紊乱，甚至休克、死亡。本病多在手术后发生，亦可因暴饮暴食所致。儿童和成人均可发病，男性多见。

急性胃扩张多数起病缓慢，主要症状为左上腹部膨胀、恶心、烦躁不安，上腹部或脐周出现持续性胀痛或隐痛，伴有呃逆或呕吐，后期呕吐物会呈咖啡渣样，大便潜血试验多为强阳性，尿量减少。严重者呈嗜睡或半昏迷状态，若合并为胃壁坏死或穿孔，则容易引起休克。

什么是胃黏膜脱垂

胃黏膜脱垂是指胃壁黏膜过于松弛、肥厚、冗长，在胃的蠕动收缩过程中，通过幽门脱垂至十二指肠球部所引起的疾病。此病多发于30~60岁的男性。

该病主要症状为：

（1）上腹痛。一般在餐后半小时至1小时发病，疼痛向后背放射，处于右侧位时有加重倾向，甚至出现夜间痛。

（2）恶心、呕吐。呕吐物为食物，吐出后症状会减轻。

（3）上消化道出血。这种情况的发生与脱垂黏膜的溃破或糜烂有关，发生率约占1/5。

（4）上腹部包块。症状严重的患者在幽门部位可触摸到包块。

（5）幽门梗阻。幽门被脱垂的黏膜堵塞，引起梗阻，会出现腹胀、反复的恶心，胃内有震水音。

什么是消化性溃疡

消化性溃疡是一种常见的胃肠道疾病，通常发生在胃及十二指肠间。由于溃疡的发生与胃酸和胃蛋白酶的消化作用关系密切，因此被称为消化性溃疡。发生在胃部的溃疡称为胃溃疡，发生在十二指肠的溃疡则叫做十二指肠溃疡。

消化性溃疡的发生原因是胃肠道黏膜的侵袭因素超过黏膜自身保护因素的防御能力的结果。侵袭因素主要包括胃酸、胃蛋白酶、幽门螺杆菌、药物、胆汁反流等；保护因素则主要包括黏液——碳酸氢盐屏障、黏膜屏障等。此外，还包括一些易感因素如遗传、性别、心理素质、饮食习惯等也是诱发消化性溃疡的病因。

由于不同溃疡病的发病原因和发病机制不一样，所以引起的溃疡病类型也不同：

（1）复合性溃疡。胃与十二指肠同时存在溃疡即称为复合性溃疡。复合性溃疡病程较长，症状较重，且易引起出血或幽门梗阻。

（2）食管溃疡。食管消化性溃疡的形成与胃食管反流有关。进行治疗的关键是减少胃食管反流以及减少反流物对食管黏膜的损伤。

（3）多发性溃疡。一般溃疡病例只有一个溃疡，如有2~3个溃疡同时存在的即称为多发性溃疡。

（4）巨大溃疡。如果溃疡直径大于2.0cm，即称巨大溃疡。巨大溃疡可并发胃后壁穿孔，也会伤害胰腺。

（5）应激性溃疡。由于外伤、大手术、脑部疾病、严重感染或药物等因素引起的胃肠道黏膜急性损伤、出血、糜烂、坏死而形成的溃疡。主要症状为消化道大出血，表现呕血、黑便，发病多突然，常无发病征兆且不易止血。

（6）吻合口溃疡。又叫边缘性溃疡，易发生在胃或十二指肠手术后，多位于吻合口，呈圆形或椭圆形溃疡，单发或多发，一般在手术后2~3年发生。

（7）胰源性溃疡。主要是因胃窦部、十二指肠的细胞增生，分泌大量的胃泌素，从而引起的多发性、难治性消化性溃疡。病程有的长达数年至数十年，也有的属于暴发型。该溃疡为多发性，常发生于十二指肠，也可见于胃、食管等部位。

消化性溃疡疼痛的特点

消化性溃疡通常表现为上腹疼痛，是一种内脏性疼痛，其特点主要有以下几点。

1. 长期性

消化性溃疡发生后可自行愈合，但每次愈合后容易复发，因此上腹部疼痛具有长期反复发作的特点。整个病程平均6~7年，有的可长达数十年。

2. 周期性

上腹部疼痛呈反复周期性发作，是消化性溃疡的特征之一，在这点上十二指肠溃疡比胃溃疡表现更加明显。上腹部疼痛的发作可持续几天、几周或更长时间，其后是较长时间的缓解，然后又会复发。通常一年四季都可发作，但以春、秋季节发作较为明显。有的患者经反复发作以后病情渐渐严重，可表现出发作频繁，发作持续时间延长，缓解期相应缩短；也有患者会出现连续几年频繁发作之后，复发次数减少，溃疡逐渐愈合。

3. 规律性

节律性上腹疼痛是消化性溃疡表现特征之一。由于疼痛的发生与溃疡面接触胃酸的酸度有关，而食物则是引起胃液分泌的主要原因，所以消化性溃疡疼痛与饮食之间具有明显的相关性和规律性。胃溃疡疼痛多在餐后1小时左右出现，经1~2小时后逐渐缓解，下次进食后重复出现。十二指肠溃疡疼痛通常在两餐之间和夜间出现，进食后可以减轻。由于在凌晨3时至早餐这段时间胃酸分泌量最低，所以这段时间内很少发生溃疡疼痛。

4. 疼痛的部位

胃溃疡疼的位置多在中上腹稍偏高处，或在剑突下和剑突下偏左处。十二指肠溃疡的疼痛也多在中上腹，或在脐上方，或在脐上方偏右处。无并发症的溃疡，疼痛常无放射性。当发生并发症时，如穿透性溃疡或溃疡穿孔，则常出现向背部的放射痛，或向腹部其他部位的放射痛，甚至向肩部的放射痛。

5. 疼痛的特点

消化性溃疡上腹疼痛可表现为隐痛、钝痛、刺痛、烧灼样疼痛或胀痛，患者的疼痛中带有"压迫感""堵胀感""烧灼感""饥饿感"。无并发症的患者疼痛多不剧烈，可以忍受，偶尔也有疼痛较重者；持缓性剧痛往往提示溃疡穿透或穿孔。有1/10的患者在病程中没有疼痛感，直到出现并发症时才就诊，则称为无痛性溃疡。

引发消化性溃疡疼痛原因

1. 年龄

老年人的消化性溃疡疼痛往往较轻，这与老年人的感觉器官逐渐衰退，反应比较迟钝有关。

2. 并发症

并发症的发生常可改变消化性溃疡疼痛的性质和强度。例如，出血后疼痛常可得到缓解；急性穿孔时疼痛极为剧烈；发生梗阻时，典型的空腹疼痛常被上腹胀满感或痉挛性疼痛所取代。

3. 精神刺激

胃溃疡是一种典型的心身疾病，心理因素对其影响很大，心理因素会影响胃液分泌，剧烈的精神刺激可明显加重或诱发消化性溃疡的疼痛症状。尽量避免精神上的刺激，有利于减轻或缓解疼痛症状。

4. 饮食影响

通常暴饮暴食会加重消化性溃疡的疼痛症状，注意进食的速度和种类有助于缓解疼痛。

5. 疲倦影响

过度劳累可加重消化性溃疡的疼痛症状；适当的休息则可使疼痛症状得以减轻。

6. 季节影响

春、秋季节溃疡病疼痛症状会加重，在秋末冬初温度较低时溃疡病疼痛也可能加重。

消化性溃疡易引起的并发症

当患有消化性溃疡时，如果没有及时治愈或是治疗不当，就会引发以下几种严重的并发症。

1. 消化道出血

这是消化性溃疡最常见的并发症。主要症状为呕血、柏油样大便（黑便）。若出血严重，则会发生出血性休克。急性十二指肠球部溃疡出血，常在没有表现出呕血或柏油样大便的症状前，首先会出现出血性休克。对于溃疡性出血，如果病情允许，应尽快进行急症纤维胃镜检查，以便及时明确诊断，尽快确定治疗措施。

2. 幽门梗阻

消化性溃疡可引起反射性幽门痉挛或溃疡周围组织水肿、炎症，此时进入胃中的食物无法经幽门进入十二指肠，则均可导致不同程度的幽门梗阻。经治疗随溃疡的好转而消失，称为功能性（内科性）幽门梗阻；如溃疡反复发作，愈合后遗留瘢痕或粘连，造成持久性幽门狭窄，称为器质性（外科性）幽门梗阻。幽门梗阻的主要症状为不规则上腹痛，伴呕吐，嗳气反酸，多数患者在晚饭后表现明显，呕吐量大，有酸臭味并含有发酵的隔夜宿食，吐后上腹疼痛缓解。幽门梗阻可通过洗胃后钡餐及纤维胃镜来检查。

3. 穿孔

急性穿孔是消化性溃疡最严重的并发症之一。在剧烈运动、饱食以及食用粗糙性食物后，突然腹压增加，如剧烈咳嗽等，均可发生溃疡穿孔。发生穿孔后，可出现腹压升高、反跳痛、腹肌压痛、腹肌板样僵硬等腹膜刺激症，多数患者有气腹征，部分患者伴有休克症状。在确诊后需要进行手术治疗。

4. 癌变

一般认为十二指肠溃疡不会发生癌变，只有少数的胃溃疡才会发生癌变。当患者的原发溃疡规律性症状消失，治疗后症状仍然不见好转，出现不规则疼痛或消化不良、食欲减退、体重减轻、大便潜血试验持续阳性者，应进一步进行详细的检查，以排除癌变的可能性。

消化性溃疡出血的原因

出血是消化性溃疡最常见的并发症，是由溃疡基底血管被侵蚀破裂所致。

而引起溃疡出血的诱因主要有饮食失调、精神过度紧张、过于疲劳、受寒或感染引发出血，也可因药物刺激引发出血。如果溃疡部位的毛细血管被破坏后只有少量的渗血，患者通常没有什么感觉。如果是较大血管发生破裂，则出血量就会增大，会表现出呕血和黑便，此时患者会出现心慌、乏力、面色苍白，甚至休克等情况。大出血的溃疡部位通常位于胃小弯或十二指肠后壁，因为胃小弯处有胃左、右动脉，其后有脾动脉；十二指肠后面有胃十二指肠动脉及胰十二指肠上动脉，穿透性溃疡容易侵及这两条动脉。这些动脉一旦受到破坏就会导致大出血，甚至引发致死性的出血。

胃溃疡出血的症状表现

胃溃疡出血的症状通常与患者失血量的多少、失血速度的快慢密切相关。当出血量达到50~100ml时，就会出现黑便。当出血量达到400ml时，不但有黑便，还会出现呕血及一系列失血症状。持续大量出血容易导致血容量降低、组织缺氧、循环衰竭，严重者甚至会导致死亡。其具体症状有以下几点。

1. 呕血与黑便

一般幽门以下出血或胃少量出血者不会引起恶心、呕吐等症状，胃内出血没有呕出，便会排入肠道，形成黑便或柏油样便。如果出血量大，可引起恶心、呕血，肠道蠕动快时会形成暗红色血便。如果血液在胃内滞留时间较短，则呕吐物呈暗红色甚至鲜红色。如果血液在胃中停留时间较长，氧和血红蛋白受胃酸作用变成高铁血红蛋白，则呕吐物呈咖啡色。

2. 发热

中等量或大量出血的患者，常伴有发热现象，一般在24小时内出现。多数患者的体温在38.5℃以下，持续时间从数日到1周。出现发热是由肠腔内血液分解产物的吸收及血容量减少而导致贫血，体内蛋白质被破坏，循环衰竭等原因使体温调节中枢不稳定。

3. 上腹疼痛及不适感

大多数溃疡病患者出血前溃疡周围充血、水肿尤其明显，所以出血前的上腹疼痛加重，而出血后黏膜充血、水肿减轻，胃酸被中和，疼痛会减轻或消失。

4. 血象变化

大出血初期，由于各种生理调节，血红蛋白等各项数值可正常。在出血6~12小时后，由于组织间液进入血循环，使血红蛋白与红细胞稀释而数值降低。出血后白细胞增多，常在1万以上，中性粒细胞也会增加。

5. 周围循环组织衰竭

患者失血后，血容量减少，血压下降，会引起心跳加快。若出血量过多，回心血量及心输出量均减少，则可导致循环衰竭。在循环衰竭时，患者表现为烦躁不安、疲乏、心慌、头痛、恶心、口渴、呼吸困难（缺氧）、皮肤苍白，有时有发绀、四肢冰冷、脉搏细弱直至不能扪及，血压降低甚至测不出。持续性大出血可造成少尿或无尿，严重者会引起急性肾功能衰竭。

6. 氮质血症

患者血中尿素、肌酐等非蛋白氮含量超出正常范围。出现这一情况是由于出自肠腔中的血液蛋白质经消化分解后被吸收入血。此外，大出血也会引起肾功能减退，不能排出氮质，从而产生氮质血症。

十二指肠球部溃疡的病因及症状

指胃酸和胃蛋白酶接触的十二指肠黏膜，发生局限性的超过黏膜肌层的溃破。十二指肠溃疡常发生在十二指肠球腔内，所以也习惯称之为十二指肠球部溃疡。这是胃肠道疾病中最常见的器质性病变，慢性者远比急性者为多见，且易复发。

1. 病因

胃酸和胃蛋白酶的增高是诱发溃疡的重要原因。十二指肠球部溃疡主要是由幽门螺杆菌通过其产生的细菌毒素、酶或炎性物质破坏黏膜的防御机制等途径，增加胃酸和胃蛋白酶原的分泌，使上皮容易受到胃酸和胃蛋白酶等其他侵袭因子的损伤，从而导致溃疡病的发生。

2. 症状

主要症状为患者出现空腹疼痛，可为钝痛、灼痛、胀痛或剧痛，进餐后得到缓解。临床上约有2/3的患者疼痛呈节律性：早餐后1~3小时开始出现上腹痛，如不服药或进食则要持续至午餐后才缓解。食后2~4小时又痛，也须进餐来缓解。约半数患者有午夜痛，患者常可痛醒。节律性疼痛大多持续几周，随着缓解数月，可反复发生。

十二指肠溃疡和胃溃疡的区别

虽然胃溃疡和十二指肠溃疡可以统称为溃疡病，但是二者也有各自的特点，认识到两者的区别，对于溃疡的诊治十分重要。

1. 发病原因

西医学认为，十二指肠溃疡和胃溃疡的共同发病原因是，胃酸过高和幽门螺杆菌感染。胃溃疡还可因服用某些对胃黏膜屏障有直接损害的药物，如水杨酸盐、阿司匹林、消炎痛和皮质类固醇等引起。患有胆汁反流症时，十二指肠内容物中的胆汁等其他有害物质反流入胃，如原有慢性胃炎，胃黏膜极易受损从而形成溃疡。

2. 疼痛部位及节律性

胃溃疡的疼痛部位较广，患者不易明确指出具体部位；十二指肠溃疡疼痛较集中，患者能感到某一部位疼痛明显。两者都出现有规律的疼痛，胃溃疡常在饭后半小时至2小时疼痛，下一餐消失，呈现进食—舒适—疼痛—舒适的形式；十二指肠溃疡常在空腹时疼痛，下次进餐后缓解，呈现进食—舒适—疼痛的形式。

3. 与进食的关系

胃溃疡疼痛可出现在进食后不久；十二指肠溃疡在进食后疼痛可得到缓解。

4. 疼痛程度

胃溃疡多为烧灼痛或钝痛，一般程度较轻；十二指肠溃疡会产生剧痛或绞痛。

5. 易发人群

胃溃疡的易发人群为中老年；十二指肠溃疡的易发人群为中青年。

6. 发病率

十二指肠溃疡的发病率高于胃溃疡。

7. 癌变

一般认为，十二指肠溃疡不会癌变，而胃溃疡则可能癌变（癌变率为6%~18%）。如果是久治不愈的顽固性胃溃疡，则应引起注意，并定期进行详细检查。

什么是功能性消化不良

功能性消化不良，是指一种无特异性原因的消化道不适，患者经各种检查都没有特殊异常，胃镜下只是表现为轻度慢性浅表性胃炎症状，也称为非溃疡性消化不良。

1. 症状

功能性消化不良的患者，通常会出现持续或反复发作的上腹部不适，并可能伴有腹胀、嗳气、早饱、厌食、恶心、呕吐、反酸、烧心、弥漫性上腹部疼痛等症状。胃镜检查仅为轻度浅表性胃炎，X线钡餐检查或其他胃动力检查会发现胃排空延缓，部分患者基础胃酸排出量和最大胃酸排出量增高，幽门螺杆菌检查呈阳性。

2. 因素

引发功能性消化不良的原因有：十二指肠黏膜慢性炎症；胃肠运动功能失调；内脏感觉异常；精神因素；幽门螺杆菌感染。其中，精神因素占了较重的比例。研究发现，女性比男性更容易出现功能性消化不良，尤其是处于更年期的女性。这可能与其内分泌紊乱以及女性对各种压力的承受能力比男性脆弱有关。

功能性消化不良的类型及主要症状

根据功能性消化不良的不同临床表现，可以分为以下五种类型。

1. 反流样消化不良

烧心、反酸、胸骨后疼痛，与反流性食管炎症状相似。

2. 运动障碍样消化不良

上腹部不适，进食后加重；伴有恶心、嗳气。这些症状的出现可能与胃肠道运动障碍或运动不协调有关。

3. 溃疡样消化不良

与消化性溃疡非常相似，上腹部疼痛间歇性发作，进食或服用碱性药物，症状会得以缓解。检查上腹部有压痛，容易被误诊为溃疡病，但胃镜检查没有溃疡。

4. 吞气症

患者会出现反复嗳气，嗳气后上腹部不适没有明显减轻，可能伴有恶心、上腹部胀闷等症状。

5. 特发性消化不良

不能归为以上4种消化不良症状者。此种情况占功能性消化不良的1/3左右。

什么是胃下垂

胃下垂是指胃的全部下降到不正常位置，即指患者在站立时，胃小弯的最低点降到髂嵴连线以下，胃的下缘到达盆腔内。胃下垂通常会伴有肾、胆囊等其他脏器的下垂。胃下垂由于常引起胃排空障碍，因此容易伴发慢性胃炎。

1. 引起胃下垂的症状

轻度的胃下垂患者大多没有临床症状；下垂明显者会出现餐后饱胀感，上腹部不适或隐痛、嗳气、反酸、恶心、便秘等胃肠动力不足的表现。有时还会出现腹部深部隐痛，这可能与肠系膜受到牵拉有关；往往会在直立、劳累和餐后症状加重。长期胃下垂者常有消瘦、乏力，站立性昏厥、低血压、心悸、失眠、头痛等症状。

2. 引起胃下垂的原因

引发胃下垂的原因主要是膈肌和其他悬吊胃的有关韧带力量不足，腹内压下降和腹肌松弛等，产后妇女、多次进行腹部手术有切口疝、慢性消耗性疾病伴有进行性消瘦者以及经常卧床运动量较少者，都容易产生胃下垂。

什么是胃食管反流

胃食管反流病也称反流性食管炎，是指由于食管下端括约肌松弛，过多的胃、十二指肠内容物反流到食管，从而导致食管炎和口、咽、喉、气管等食管以外组织的损害。

1. 引发胃食管反流的症状

反流的症状主要为烧心、反酸、嗳气。其突出症状为上腹或胸骨后有灼热感或疼痛，常发生于饭后1小时内，进食过饱时较为明显。当患者身体处于前倾、卧位或用力屏气时，会加重反流的症状，甚至会有酸味或苦味液体流入口腔。疼痛严重时，会向颈部、下颌角、上肢或心前区放射，有时类似于心绞痛的症状，但疼痛的持续时间比心绞痛长。有时患者熟睡时，反流食物会经咽部流入气管发生呛咳，甚至引发肺炎。

2. 引发胃食管反流的原因

（1）年龄、性别。40~60岁者较易发生胃食管反流病，其中反流性食管炎（RE）以男性为多，男女比例为2：1~3：1。

（2）吸烟、吃太多食盐。瑞典的一项报告指出，吸烟和摄取过量食盐可能是发生胃食管反流症状的危险因素，而膳食纤维和体育锻炼对胃和食管反流有保护作用。

（3）体重超标。据挪威科学家曾公布的一项研究结果认为，与体格较瘦的个体相比，肥胖者，特别是女性，发生慢性胃酸反流的危险性明显增加。

（4）过度饮酒。酒精对胃、食管的持续刺激增加了患胃食管反流的可能性。

（5）药物。服用阿司匹林、抗胆碱能药物、非类固醇类抗炎药等。

（6）体力过劳。特别是重体力劳动。

（7）其他因素。如社会因素、心身疾病及家族史等。

什么是胃息肉

胃息肉是指胃的部分黏膜或全部黏膜表面散布着大量大小不等的息肉。

早期无明显症状，后期会出现上腹部轻微疼痛与不适、恶心、厌食、消化不良、体重下降及腹泻等症状。如果息肉表面有糜烂、溃疡，则可发生间歇性或持续性出血。通常可通过胃肠钡餐造影、胃镜检查来发现。胃息肉易发生于中老年人群，并多伴有萎缩性胃炎及黄色瘤等症状。目前主要是通过胃镜下手术摘除来治疗。

在临床上通常可分为再生性胃息肉及肿瘤性胃息肉。再生性胃息肉即增生性息肉，发病较为常见。在胃内的主要分布部位不定。多发性占多数，息肉的直径平均为1cm，其表面光滑呈分叶状。主要是上皮细胞增生再生的结果，发生恶变者较少。肿瘤性胃息肉，包括腺瘤性息肉和乳头状及绒毛状腺瘤。胃腺瘤主要发生于胃部的黏膜上皮，大都由增生的胃黏液腺构成。

容易与胃痛混淆的疾病

通常我们把心窝部的疼痛称为胃脘痛，俗称胃痛，这种疼痛主要来自于胃及十二指肠疾病。不过，除了胃及十二指肠外，胆囊、胰腺、肝、胆以及心脏等器官也都紧贴或临近心窝部，这些器官一旦发生疾病也会引起胃区疼痛。以下为容易与胃区疼痛混淆的疾病。

1. 慢性胆囊炎

有些胆囊炎患者的上腹部疼痛较为规律，又像消化性溃疡。不过，慢性胆囊炎多发生于中年、肥胖的女性，患者常有腹胀、上腹或右上腹不适、持续性腹痛或右肩胛骨区痛、胃部出现灼热感、嗳气、消化不良等。服用抗酸药物和进食后均不能缓解疼痛，食用油煎、脂肪多的食物后，会加重疼痛。

2. 胆石症

患者多会出现心窝部（或右季肋下）的不规则隐痛及不适感，有时还可出现持续性钝痛、嗳气等类似胃病的症状。病情常因饮食不当或进食油腻等而加重。

3. 阑尾炎

典型的急性阑尾炎常突然发病，主要症状为发热，患者多会出现烧心、恶心、呕吐、食欲不振等胃肠道疾病的现象。

4. 肝胆系统恶性肿瘤

常见的肝胆系统疾病，如肝癌（尤以左叶肝癌多见）、胆囊癌及总胆管癌等都会表现为"胃痛"，并出现上腹部饱胀、乏力、纳差、黄疸等症状。

5. 胰腺疾病

胰头癌或慢性胰腺炎患者也常有心窝部隐痛及恶心、呕吐等症状。此外，部分心绞痛、大叶性肺炎、胸膜炎患者也会出现"胃痛"。因此，当患者出现胃痛，应仔细检查，以防误诊。

胃癌及发病因素

胃癌是原发于胃部的一种常见的恶性肿瘤，居我国各种恶性肿瘤的首位。其发病者男性多于女性，任何年龄都可能发生，尤以中老年居多。发病的主要原因可能与胃部的某些疾病、环境因素、饮食习惯、遗传因素及免疫因素等有关。

1. 环境因素及饮食习惯

流行病学调查资料显示，从胃癌高发区国家向低发区国家的移民，第一代仍保持胃癌高发病率，但第二代显著下降，而第三代发生胃癌的危险性已接近当地居民。由此断定，环境因素与胃癌发病有关。如水土中含过多硝酸盐、微量元素比例失调等，可直接或间接通过饮食途径与胃癌相关；饮食习惯的改变也可影响胃癌的发生。流行病学调查显示，处于社会经济低水平，吸烟、饮酒过度，缺乏新鲜蔬菜、水果，经常食用霉变、腌制、熏烤等食物，过多摄入食盐，均可增加胃癌的发生率。其机制可能与引起胃黏膜损伤，食物中含有硝酸盐、亚硝酸盐等致癌物，食物中缺乏具有保护作用的抗氧化剂（维生素C、维生素E和微量元素硒）等因素有关。

2. 遗传因素

在胃癌发病中，有胃癌的家族史可能是一个危险因素，虽然也有与家庭成员共同生活的环境有关。但其中基因突变所导致的遗传性弥漫性胃癌是目前较为清楚的一种。在青少年发生的胃癌中，遗传因素的作用可能更大些。

3. 免疫因素

免疫功能低下的人通常胃癌发病率较高。可能由于机体免疫功能下降，从而导致胃癌的发生。

4. 癌前期变化

所谓癌前期变化是指某些具有较强的恶变倾向的病变，这种病变如不予以处理，有可能发展为胃癌。

怎样初步判断是否患上胃癌

凡符合下列情况者，则应考虑胃癌出现的可能性：

（1）年龄在40岁以上，短期内出现上腹部不适、饮食减少、饱胀、隐痛、消瘦、面色萎黄或持续出现黑便。

（2）原有胃痛加剧，节律发生改变，治疗没有明显效果，或者出现不明原因的消瘦和贫血。

（3）原有胃病史，体检发现肺、肝转移病灶，锁骨上淋巴结肿大，直肠指检发现直肠周围淋巴结肿大。

（4）胃液中脱落细胞检查发现癌细胞，或活体组织检查发现癌细胞。

（5）通过X线钡餐造影检查或胃镜检查提示胃癌。

早期胃癌多无明显的症状，随着病情的发展，可逐渐出现非特异性的、类似于胃炎或胃溃疡的症状，如上腹痛或饱胀不适、消瘦、食欲减退、呕吐、呕血或黑便等，部分患者消化道症状不明显，而以腹部肿块或转移病灶的症状为主。晚期患者经常伴有贫血、下肢水肿、发热、恶病质等症状。手术根治性切除是治疗胃癌最为有效的方法。

早期胃癌的症状

早期胃癌是指不论癌的大小，不管有无淋巴结转移，凡癌组织浸润限于胃黏膜层内或黏膜下层内的胃癌。早期胃癌常分为3型：①息肉型（又称隆起型）。肿瘤自黏膜隆起，凸入胃腔，有蒂或广基，表面粗糙。②平坦型（又称胃炎型、表面型）。肿瘤较浅表，没有显著的隆起或凹陷。面积较局限，直径在4cm以下者又称局限型；面积较广泛，直径在5cm以上者又称广泛型。③溃疡型（又称凹陷型）。胃内有较明显的溃疡，溃疡周围黏膜或黏膜下层有癌变。有的早期胃癌可同时存在上述的两种表现。

一般型早期胃癌即指通常所说的早期胃癌。特殊型早期胃癌主要指早期胃癌中的平坦弥漫型、平坦局限型、微小胃癌及小胃癌、一点癌、早期多发癌、残胃早期癌。特殊型早期胃癌和一般型早期胃癌有着不同的病理生物学特点，了解与掌握这些特点不仅有助于研究胃癌的发生发展，且为临床更早发现及合理治疗提供病理依据，使早期胃癌获得更为满意的疗效。

早期胃癌可以没有症状或者仅有上腹部饱胀不适感。如果是40岁以上的患者，出现了下列情况，则应引起注意：

（1）突然出现顽固性上腹部饱胀感，食欲不振，或消化道出血。

（2）上腹部疼痛，且无规律性，或餐后疼痛加重，伴有反酸，服用抗酸、解痉剂无效。

（3）大便潜血试验持续呈阳性，或是进行性贫血。

（4）体重减轻，疲倦无力。大约2/5的患者出现进行性消瘦，晚期更加明显。

中晚期胃癌的症状

中期胃癌的概念早在20世纪70年代由日本学者提出并应用于临床病理研究。我国在1978年全国胃癌协作组第一次会议上也有学者提出并加以论述，但迄今这一概念未能单一列出进行研究和应用于临床，还是和晚期胃癌归入一类，称中晚期胃癌或进行期胃癌。

临床病理学研究认识到，胃癌从早期向晚期发展的不同阶段，其预后结果不同。而在每一阶段又有其不同的临床、病理特点。而中期胃癌，从病理角度认为是初期的进展胃癌，是胃癌发生发展蔓延过程的一断面；从临床角度去看，其术后5年生存率（67.3%~70%）是位于早期胃癌与进行期胃癌的中间位置。

晚期胃癌是指癌组织经黏膜、黏膜下层、肌层浸润至浆膜下层、浆膜层及浆膜外的胃癌。

晚期胃癌是胃癌发生发展的晚期阶段。从病理形态上看包括三个层次的癌浸润，即浆膜下、浆膜层、浆膜外的癌浸润。据病理组织学与预后关系的研究表明，不同浸润深度的晚期胃癌，其预后不同。因此，对晚期胃癌进行细致的病理组织学检查，对临床诊治和估计预后有重要意义。

中晚期胃癌常见症状有：

（1）当癌细胞浸润穿透浆膜而侵犯胰腺时，会出现持续性剧烈疼痛，并向腰背部放射。

（2）出现梗阻症状，贲门或胃底癌能引起下咽困难，胃窦癌会引起幽门梗阻症状，腹部还可触及肿块。

（3）癌肿表面形成溃疡时，则出现呕血和黑便。

（4）左锁骨上淋巴结肿大，肝脾肿大，发生腹水及病理性骨折。

（5）直肠显包块，表明有直肠膀胱转移。

（6）肺部及卵巢也可能有转移。

胃癌的转移方式及并发症

1. 胃癌的转移方式

胃癌的转移有直接浸润蔓延、淋巴转移、血行播散、腹膜种植四种方式。

（1）直接浸润蔓延。癌组织可直接侵犯邻近器官，是胃癌最常见的转移方式。其转移依次为大网膜、小网膜、胰腺、肝、横结肠组织，可侵入自然腔道，如食管下端、十二指肠。

（2）淋巴转移。通常按淋巴引流顺序，由近及远，由浅入深转移；也可出现跳跃，即近处淋巴结尚未出现转移时，远处淋巴结已发生转移。如胃的淋巴来源与左锁骨上淋巴结相连接，癌细胞可经胸导管逆行转移至左锁骨上淋巴结。

（3）血行播散。多发生于胃癌晚期，最常见的受累器官为肝脏，其次为肺。癌细胞一旦进入大循环，能在骨、脑、肾、肾上腺、脾、甲状腺及皮肤等处形成转移灶。胃癌多数经门静脉向肝转移，在肝内形成多个结节性转移灶。

（4）腹膜种植。是癌晚期的指标。通常为癌穿破胃浆膜层进入腹腔而引起，也可由胃癌侵及浆膜后脱落至腹腔，或是淋巴结癌转移过程中淋巴破裂而进入腹腔，从而弥散整个腹腔，形成癌性腹膜炎与腹水。女性患者易转移至卵巢，多发于右侧，但有时右侧先于左侧。

2. 胃癌常见并发症

（1）当并发消化道出血时，可出现头晕、心悸、柏油样大便、咖啡色呕吐物。

（2）胃癌腹腔转移使胆总管受压时，可出现黄疸，大便呈陶土色。

（3）合并幽门梗阻，可出现呕吐，上腹出现扩张、闻及震水声。

（4）癌肿穿孔可导致弥漫性腹膜炎，出现腹肌板样僵硬、腹部压痛等腹膜刺激征。

（5）形成胃肠瘘管，可发现排出不消化的食物。

胃癌的发病率

不同国家与地区胃癌的发病率与死亡率有明显区别，高低之比可相差10倍。日本、智利、冰岛、奥地利、芬兰、匈牙利等国为高发地区；北美、印度、印尼、马来西亚、埃及等国发病率较低。我国胃癌发病率也高，尤其是甘肃河西走廊、胶东半岛、江浙沿海一带。同一国家不同地区的发病率可有明显差别，高发区有低发点，低发区有高发点。流行病学调查，对研究胃癌的病因与发病机制有重要的意义。

胃癌是全世界（包括我国在内）最常见的恶性肿瘤，我国每年有20多万人新发胃癌，占全部恶性肿瘤的17.2%，居所有恶性肿瘤发病率的首位。在我国胃癌发病以西北各省和东南沿海地区为最高，而广东、广西和贵州发病较低。天津、北京居于中间。现在和20世纪70年代相比，我国胃癌的发病和死亡稍有上升，但在上海、北京等大城市，胃癌的发病率和死亡率稍有下降。

多发胃癌的年龄段

我国为胃癌高发区，可发生于各年龄组，国外有出生后 10 天婴儿患胃癌的报道，国内也见到周岁以内的胃癌病儿。胃癌死亡率通常在 35 岁以下较低，40 岁以后迅速上升，多集中在 55 岁以上，55 岁以上的胃癌占胃癌总数的 70%。我国胃癌平均死亡年龄男性为 61.1 岁，女性为 62.2 岁。近年来青年人胃癌发病率有上升趋势，有报道青年胃癌可占患者的 5%，因此减少青年人胃癌的误诊是当前十分重要的问题。

胃癌的发病年龄符合肿瘤的一般规律，即大多数发生在中年以后，多见于 40~60 岁，平均年龄约为 50 岁，仅 5% 的患者年龄是在 30 岁以下。

以性别而论，胃癌男性较女性更为常见，国外男女胃癌的发病比例不到 2：1，而我国胃癌男性患者远较女性患者为多，其比例为（3~4）：1。

胃癌的高危人群

胃癌的高危人群是指比一般人更容易患胃癌的人。一般而言，胃癌的高危人群发病率比平均人群发病率高几倍，甚至近 10 倍。我国胃癌的高危人群如下：

（1）40 岁以上有慢性胃病史，或近期出现消化不良。

（2）家族中有胃癌或其他消化道癌的患者。

（3）既往有胃病史，特别是慢性胃溃疡、胃息肉、萎缩性胃炎、胃切除术 10 年以上。

（4）幽门螺杆菌感染。

（5）有不明原因呕血样咖啡色物或柏油样粪便，体重下降。

（6）原来泛酸烧心，现在症状突然消失。

（7）出生在胃癌高发区，或曾在高发区长期生活过。

（8）本人患过其他肿瘤。

（9）喜高盐饮食（包括腌制品）和熏制食品者，多见于高发区居民。长期酗酒和吸烟者，以及少食新鲜蔬菜者。

（10）精神受刺激和抑郁者。

高危人群应主动做胃镜检查，对高危人群，如果首次胃镜检查没有发现异常，1~2年做1次检查足矣。凡属高危人群应注意改变不良的饮食习惯，增加识别胃癌早期症状的知识并主动就医，定期复查，以便早期发现早期治疗。

胃病与胃癌的关系

长期患有胃黏膜炎症，则会造成细胞萎缩，导致胃部分泌酸量减少，从而促进了胃部亚硝酸类化合物的合成，增加了胃内致癌物质亚硝胺的浓度，进一步发展为肠上皮化生和上皮异型增生，最终引发胃癌。此外，由于慢性胃炎患者的胃排空时间延长，增加了胃黏膜与致癌物的接触时间，也会诱发癌症的发生。由胃病引发胃癌，通常要经过增生—轻、中、重异型增生—癌变的过程。患者应在积极治疗各种胃病的同时，积极进行检查，预防癌变。

幽门螺杆菌与胃病、胃癌有什么关系

医学界证实，幽门螺杆菌是感染率最高的细菌之一。幽门螺杆菌是胃黏膜内的一种细菌，通常定植在胃黏膜上皮表面和胃黏膜底层。由于它在体内呈螺旋状，有鞭毛结构，因此容易穿过黏液层。幽门螺杆菌感染正常的黏膜组织后，可产生一系列的毒素和毒性炎症反应，会使胃部出现短期的急性胃炎症状，表现为上腹部疼痛、恶心、呕吐和胀气。最常见的感染是一种无明显症状的慢性胃炎，并常由此诱发十二指肠溃疡和胃溃疡。目前认为，如果不清除幽门螺杆菌，消化性溃疡和慢性胃炎就无法真正控制。由于幽门螺杆菌可诱导细胞增生、胃黏膜改变、胃酸分泌减少，也是引发胃癌的致病因素。因此，只有及时诊断并彻底根除幽门螺杆菌才是治疗胃病的前提。

幽门梗阻与胃病、胃癌的关系

幽门梗阻是胃、十二指肠溃疡的常见并发症，可发生在溃疡病的近期或晚期，胃窦癌、胃黏膜脱垂、胃结核等也可形成幽门脱垂，造成梗阻。它是胃的幽门部位，由于溃疡或癌瘤等病变，使食物和胃液无法正常通过。患有幽门梗阻，会出现上腹部胀痛、胀满、嗳气、反酸，在饭后的症状更为明显，呕吐多在夜间发生，会吐出隔日或隔夜的食物残渣，带有酸腐味，一般无胆汁。如果自行停止进食，或少量进食，则会出现消瘦、脱水、尿少、便秘等症状，严重时还可引起电解质和酸碱平衡紊乱，甚至代谢性碱中毒。

幽门梗阻可分为不完全性梗阻和完全性梗阻两大类。当幽门附近出现溃疡或炎性病变时，会刺激幽门括约肌，引起其痉挛或幽门区水肿，此时发生的梗阻，称为幽门不完全性梗阻，或部分性梗阻。它是暂时性的，但也会反复发作。当溃疡愈合后形成的瘢痕组织，或胃部手术后发生的粘连牵拉，或因癌瘤侵犯幽门窦时，皆可使幽门区变得狭窄从而出现梗阻，称为完全性梗阻。这种梗阻不易或不能缓解。

测定血清胃蛋白酶的作用是什么

胃蛋白酶对十二指肠溃疡的形成有着重要作用。这是由于胃蛋白酶原是由胃黏膜主细胞分泌的，没有活性，当它进入胃部后，由于胃酸和已激活的胃蛋白酶自身的催化作用，使其变为活性的胃蛋白酶。而胃蛋白酶的增加和酸度的增高，会促使组织的蛋白质发生水解，出现自身消化，从而诱发溃疡。通过放射免疫法测得血清胃蛋白酶原 I 和胃蛋白酶原 II 的正常值分别为 $74.3 \pm 2.8 \mu g/L$ 和 $19 \pm 0.9 \mu g/L$，血清胃蛋白酶原 I / 胃蛋白酶原 II >45.0。研究表明，血清胃蛋白酶原 I 含量增高者易患有十二指肠溃疡，因此，可将高胃蛋白酶原 I 血症作为易患十二指肠溃疡的判定依据。如果出现胃蛋白酶原 II 增高和血清胃蛋白酶原 I / 胃蛋白酶原 II 比值下降，则易患胃溃疡。因此，通过测定血清胃蛋白酶原，有利于诊断胃及十二指肠溃疡。

胃病与糖尿病的关系

糖尿病患者需要控制饮食，并用杂粮来代替精粮，如果食用杂粮时不仔细咀嚼，就容易引发消化不良。当糖尿病病情严重时，可出现胃病的症状，如糖尿病酮症酸中毒时，会出现恶心、呕吐的症状；糖尿病并发胃神经病变时，可引起胃扩张。出现上述情况时，患者的呕吐物中带有血液，甚至出现消化道出血，这也是胃黏膜或食管黏膜发生糜烂的结果。

重症糖尿病患者可引起胃的分泌功能及运动功能障碍。由于糖尿病会使患者的胃肠蠕动减弱，可能引发幽门梗阻。糖尿病还会引起胃黏膜萎缩，由此导致胃泌酸功能障碍，从而发生低胃酸或无胃酸的症状，尤其是老年患者更易引发这一症状。

胃病与呼吸道疾病的关系

慢性气管炎、肺气肿患者常出现消化不良、食欲减退、上腹饱胀等症状。肺功能不良的患者经常发生消化性溃疡，尤其是慢性肺心病患者并发消化性溃疡的概率更高。出现这些病情的主要原因为：

（1）肺功能不全时，可引起机体缺氧、体内酸血症和酸中毒，使胃黏膜遭到破坏，促进胃酸的分泌。当胃酸向胃壁中扩散，使组胺释放，胃黏膜血管壁渗透性增加，引起的胃黏膜水肿、糜烂，由此引发溃疡。

（2）肺功能不全并发右心衰竭从而产生胃部淤血，而缺氧则会加重胃黏膜水肿、糜烂、溃疡，出现胃出血。

（3）呼吸道疾病患者经常服用的肾上腺皮质激素类药物，以及抗生素、磺胺类消炎药等，都会对胃黏膜造成损害，这也是引发应激性溃疡的病因。因严重肺功能不全引起脑水肿、颅内高压症时，也会导致胃出血。

02

检查与诊断

胃镜检查及不宜使用的情况

胃镜检查是以纤维光束通过电子传导的方式对胃部进行的检查。在检查的过程中，可用肉眼直接看到消化道内各部位黏膜的具体情况，方便医生诊断病情，并可取切片进行活体检查。通过胃镜检查，医生可及早发现疾病的各种病变，能达到治疗的效果，免除了患者进行剖腹手术治疗的痛苦。

以下患者不宜进行胃镜检查：

（1）出现上消化道症状，没有胃镜检查禁忌者。

（2）出现消化道症状，但是通过消化道X线检查没有发现病变或不能确定病变性质者。

（3）原因不明的上消化道出血患者。

（4）已经确诊上消化道病变，需要复查者。

（5）经过上消化道手术仍有症状者。

（6）自觉食管、胃有异物者。

（7）有严重的心肺疾病无法承受内镜检查者。

（8）可能患有胃穿孔者。

（9）患有脑瘤或脑出血者。

（10）患有腐蚀性胃炎、食管炎早期者。

（11）生命处于休克等危险状态者。

（12）不能合作的精神病患者或有严重智力障碍、意识不清者。

胃镜检查前应做的准备

胃镜检查可以使医生看到患病部位的具体情况，对可疑病变部位进行活检或直接治疗，是上消化道疾病的首选检查方法。

1. 禁食

由于胃镜检查需要观察消化道表面黏膜的情况，任何东西（食物残渣）涂抹在黏膜上，都会影响胃镜的观察。因此，患者一般应在检查的前一天晚饭后开始禁食，也可以在检查当天禁食超过5小时后进行。如有胃排空延缓者，则应适当延长禁食时间。有食管或幽门梗阻者，要禁食2~3天，必要时应插胃管进行洗胃。

2. 麻醉

在检查前，应进行咽部局部麻醉，通过麻醉降低咽部的敏感性，减轻患者在检查中的不适感，以及因镜身的刺激所引起的恶心和呕吐。

3. 全身放松

在检查前，患者应松开领口和腰带，以使咽部、上消化道得到充分放松。患者应处于左侧卧位，头置于枕头上，双下肢半屈，躯干和双上肢自然放松。牙齿轻咬住牙垫的沟，检查中应避免脱开牙垫，以免咬坏镜身。口侧放置的弯盘是用来承接流出的口水和呕吐物的，因此，在检查时除必要时的吞咽动作，应让口水自然流出。如果患者有单个假牙，则应取出，以免吞入腹中。

胃镜检查后应注意的事项

（1）没有进行黏膜活检的患者，在检查后应禁水1~2小时后才能进食。如果在咽喉黏膜麻醉作用消失前进食或饮水，则可能误入气管造成呛咳。

（2）胃黏膜活检者若在检查后4小时进食，应选择流质或半流质食物，以防粗糙食物或刺激性食物引起的活检处出血。

（3）胃溃疡伴有出血的患者，经过止血治疗和黏膜活检后应禁食4~6小时，才能进食流质或半流质食物。同时应服用止血药进行巩固治疗，还应及时进行抗溃疡治疗。

（4）在检查后的1~2天内可能出现短暂的咽喉痛和异物感，通常不需要进行特殊处理就会得到缓解，也可采用口服碘片或漱口来减轻症状。

（5）胃镜检查后或进行息肉摘除后，应注意观察大便颜色，如发现柏油样大便，则提示出血。如果出现突然剧烈腹痛伴板状腹和肌紧张，则可能是胃穿孔，会导致腹膜炎。出现这些情况，都应及时就诊。

胃镜检查可能发生的意外情况

1. 机械性损伤

可能由于操作者动作粗鲁，也可能是因局部病变所造成。咽部损伤可能是轻微擦伤，严重者可致血肿、脓肿、穿孔、纵隔气肿。有食管静脉曲张者，如果进镜时损伤了曲张的静脉会引起大出血。胃部有较深的癌肿、溃疡或粘连者，若检查时注气、注水过多，会导致胃穿孔。溃疡或癌肿破坏了血管或原有的凝血功能者，则在活检时容易导致出血过多。若患者有以上病症，做胃镜检查应慎重。

2. 胃镜检查时的生理性反射

当胃镜通过咽部、食管时由于刺激了迷走神经而分别产生了咽-心脏反射、食管-心脏反射，可能会使患者出现心律紊乱，极少数会突发心肌梗死。因此，患有严重的冠心病、心律紊乱者不宜进行此项检查。

3. 对于局部麻醉药的反应

有少数人会对局部麻醉药产生反应，多为过敏反应，会出现如喉头痉挛、窒息、抽筋、昏迷，甚至突然死亡。因此，在进行麻醉前，患者应清楚自身是否有麻醉药过敏史，应慎重进行检查。

做胃液分析的作用及注意事项

1. 作用

（1）通常胃液应为20~100ml，平均为50ml。如果空腹时胃液增多，则说明胃液分泌过多或幽门排空不畅；如果出现没有消化的食物，则说明幽门梗阻或肠梗阻。正常胃液无色稀薄，呈酸性，有少量黏液。若胃液发红或呈咖啡色，则说明有出血；如有黄色液体，则说明胆汁反流入胃。

（2）基础胃酸分泌量（BAO）。基础胃酸分泌量正常值小于5mmol/h，如果超过5mmol/h，则有诊断价值。如果增高，则说明可能患有十二指肠溃疡。如果分泌量大于10mmol/h，则说明可能患有胃泌素瘤。

（3）最大胃酸分泌量（MAO）。正常人应用刺激剂后1小时，如果胃液的pH未降到7以下，则可能是胃酸缺乏。如果pH未到3.5以下，则胃酸过低，可能是萎缩性胃炎或胃癌。胃溃疡患者很少出现胃酸缺乏，如果出现，则有患胃癌的可能。

2. 注意事项

进行胃液分析前，应禁食12~14小时，在早上空腹吞下消毒的胃管。最好借助X线确定胃管的位置，将管端置于胃体下极，取左侧卧位或半坐位。放置好胃管后，应抽尽空腹胃液，记录其量。对于取得的胃液应观察其颜色，有无胆汁、血液、黏液、食物残渣，并注意观察气味并检测其酸度等。

检测幽门螺杆菌的方法

1. 尿素酶试验

也称为快速尿素酶法，是一种使用最广泛且最为普遍的检测方法。可通过钳取胃黏膜感染处活组织放入含有尿素和pH指示剂的试验液中，如果有幽门螺杆菌感染，其所含的尿素酶会将尿素分解为氨和二氧化碳，会使检测液呈碱性。测试时间最长不超过30分钟。

2. 组织染色法

可将钳取的小块胃黏膜经过染色切片后，在显微镜下观察细菌形态，以确定是否发生幽门螺杆菌感染。

3. 呼吸试验

利用幽门螺杆菌含有尿素酶的原理。用放射性核素标志尿素中的碳，口服经过放射性核素标记的胶囊，尿素若被分解成氨和二氧化碳（通过检测呼出气体即可测得二氧化碳），则说明有幽门螺杆菌感染。此法安全、可靠、快速、无痛苦。

4. 血清素检测

患者体内如果感染幽门螺杆菌，则血清内会产生幽门螺杆菌抗体。这只能说明曾经有过幽门螺杆菌感染，不能直接说明是否正在感染，不能用此检测评价治疗效果。

5. 培养法

把活检取得的胃黏膜放入适合幽门螺杆菌生长的环境中，以观察是否有幽门螺杆菌生长。此法极为可靠，不过条件要求严格和费用过高，操作复杂，需要较长时间才可获得结果。

急性胃炎患者是否需做胃镜检查

对于急性胃炎的检查，应根据不同的情况区别对待：

（1）由于急性胃炎的病因主要是胃黏膜的炎症，可通过纤维胃镜直接观察到病变的部位及损害程度。

（2）由于不良的饮食习惯，如暴饮暴食、酗酒或食入过冷、过热、过于粗糙的食物而引起的胃部疼痛，这种病因明显的情况，则不需要进行纤维胃镜检查。

（3）由于服用某些药物或因某些严重疾病引起上腹不适、烧灼感、恶心、呕吐，接着出现呕血、黑便，很可能是患了急性糜烂性胃炎，需要进行胃镜检查。进行胃镜检查应在出血的12~24小时内进行。

（4）如果是吞咽了急性腐蚀剂患者，则禁止进行胃镜检查，因为腐蚀剂会损伤食管和胃壁，还可能导致食管和胃穿孔，危险性大，不可进行胃镜检查。

慢性胃炎患者应做的检查

1. 胃镜检查

胃镜检查对于慢性胃炎的诊断具有较高的价值，它可以对病变的性质进行确定，并能对病变的类型、范围及严重程度进行确定。纤维胃镜镜身较软，便于操作，对于患者痛苦小、危险性小，并且诊断数据可靠。

2. X线钡餐检查

单纯采用钡餐检查时，对浅表性胃炎的诊断没有意义；通过气钡双重对比造影法的应用，胃小区（正常新鲜胃黏膜表面，有无数纵横交错的细沟，即胃小沟，其间的黏膜显示轻度平坦隆起，则为胃小区）的显示与否，对于诊断慢性浅表性胃炎有一定的意义。其中胃窦部显示有胃小区的出现，可以作为诊断慢性浅表性胃窦炎的可靠依据。消化道X线检查，对胃病的连续性观察非常有利，对于患者痛苦小，可与胃镜检查互为补充。

3. 胃液检查

在慢性萎缩性胃炎患者中，因其胃酸分泌功能存在障碍，多呈现低酸或缺酸，因此可通过胃液检查来诊断。

慢性浅表性胃炎的诊断标准

慢性浅表性胃炎的诊断标准有以下几点：

（1）胃镜下可见胃腔内黏液增多，并且附着在胃黏膜上不易脱落，用水冲去后，附着处黏膜表面呈红色或糜烂脱落，黏液斑不易被水冲脱。

（2）胃黏膜产生红、白相间，以红为主或花斑样黏膜改变。

（3）胃黏膜水肿，反光强，苍白，胃小窝明显。

（4）胃黏膜充血，可呈线状或片状，充血处呈鲜红色，界限不清，与不充血处相间，呈斑片样。

（5）胃黏膜糜烂，有红肿、黏液斑，可呈局限性；病灶中新旧出血点均可见，或有小丘疹状隆起，顶部有脐样凹陷。

（6）胃黏膜出血，可呈小点状或小片状，出血可新鲜，也可陈旧。

符合上述中一条者，即可诊断患有慢性浅表性胃炎；符合1~4条可诊断为单纯型浅表性胃炎；符合第5条的可诊断为糜烂型浅表性胃炎；符合第6条的可诊断为出血型浅表性胃炎。

慢性萎缩性胃炎的诊断标准

慢性萎缩性胃炎的诊断标准有以下几点：

（1）胃黏膜颜色呈灰白、灰色、灰黄色，呈现各色的斑点，黏膜萎缩呈弥散性或局限性，边界不清。

（2）胃黏膜中的血管可透见，萎缩黏膜早期可见小血管，重度萎缩时可见大血管。

（3）胃皱襞变细或消失，胃内黏液减少，有时呈干燥样。

（4）胃腺体萎缩后可见腺窝延长或深陷，出现肠上皮化生，黏膜层增厚，无法看见血管，甚至会出现黏膜粗糙不平，颗粒或结节有僵硬感，老年患者还可能出现假息肉。

确诊胃溃疡需做的检查

进行胃溃疡的诊断可通过上消化道钡餐、胃电图、食管B超等检查手段，不过，进行确诊性的检查则应通过胃镜检查。

1. X线钡餐检查

多数患者可通过钡餐检查得到明确的诊断，其中黏膜上出现龛影（胃溃疡所致的胃壁局限性缺损被造影剂填充后所形成的影像即为龛影）是诊断的主要依据，还可通过间接的征象，如龛影口部特征、黏膜集中程度、胃壁形状改变、胃壁功能性改变来确诊。

2. 胃镜检查

胃镜检查可以直接观察胃溃疡的部位、大小、深浅、形态、数目及活动性，胃镜检查还可用于溃疡的定期复查、动态观察和判断药物的疗效。在溃疡发作期，溃疡周围常充血、水肿，表现为红晕，甚至出现渗血；若病程较长，则溃疡较深。

3. 胃液检查

胃液分析可作为诊断的参考，但不可作为主要的判断依据。因为十二指肠溃疡患者的胃酸多增高，而胃溃疡患者的胃酸则多正常或稍低于正常。

4. 大便潜血试验

这是判断消化道出血最常用的方法。在消化性溃疡的活动期，大便潜血试验多为阳性，一般经1~2周的治疗即可转阴。另外，患者进素食3天后才可进行检查。

5. 胃黏膜活检

胃黏膜活检可防止误诊或漏诊。恶性胃溃疡包括两种类型，即溃疡癌变和溃疡型胃癌，通过进行胃黏膜活检，可确诊溃疡性质或早期发现癌变，做到早诊断、早治疗。此外，通过胃黏膜活检，还可确定有无幽门螺杆菌感染，以提高治愈率。

确诊胃癌需要做的检查

1. 钡餐检查

这是一种可靠而且痛苦较小的检查方法，尤其适合于有严重心、肺疾病或胃镜检查不适宜的患者。检查时，肿块型胃癌表现出胃腔内突起的不规则型充盈缺损；溃疡型胃癌表现为胃轮廓内的龛影，边缘不整齐、周围黏膜皱襞有中断，蠕动消失的范围较大；浸润型胃癌表现为胃壁僵硬，蠕动消失，胃腔缩小，黏膜皱襞消失。

2. 胃镜检查

通过科学的胃镜检查，可使胃癌的漏诊率降到最低。进展期胃癌大多用肉眼观察就可作出判断，肿瘤表面污秽、凹凸不平，常有渗透和溃烂，或表现为不规则的较大溃疡，基底部覆盖秽苔，溃疡边缘结节状隆起，无聚合现象。

3. 胃脱落细胞检查

这是一种适合普遍推广的方法，优点是操作简便。

4. 胃液分析

胃癌患者胃酸缺乏程度可高达2/3。通常，胃酸减少程度与癌体大小和部位有关，胃癌体积越大，低酸或无酸的可能性越大，浸润型胃癌和贲门部胃癌胃酸低下的程度比幽门部更严重。胃液潜血试验呈阳性。

5. 大便潜血试验

胃癌患者的大便潜血呈阳性者高达90%，即使在早期也超过30%，多次重复取样检查可提高阳性率。

6. 血液常规检查

胃癌患者可因慢性失血、胃酸减少影响铁的吸收而出现贫血。

7. 生化及免疫检查

可对胃液癌胚抗原、酸溶性糖蛋白、乳酸脱氢酶及其同功酶等进行检查。不过这些指标的特异性不够强，不能单独作为判断依据。

聚酶链反应技术在确诊胃癌中的应用

胃癌早期都没有明显的症状，只表现出一些轻微的症状如：上腹痛、饱胀、反酸、嗳气等。随着病情加剧，则会出现消化不良、消瘦、黑便等。虽然用X线钡餐造影和纤维胃镜等方法可以诊断胃癌，但由于它们过程繁杂，患者要承受一定的痛苦，因此这些方法不易被患者接受。至于对肿瘤标志物检测采用的放射免疫疗法，由于敏感度低，诊断的阳性率也不理想，因此，不能用于肿瘤的早期诊断。目前，医学专家们已把聚合酶链反应（简称PCR）技术引入到胃癌的血清学诊断中，从而建立了一种新型的免疫多聚酶链反应技术。也就是说，只要抽取患者的一滴血（含0.1ml血清）即可进行早期诊断。这种方法使得胃癌的早期诊断率由40%~50%提升到70%~80%，为胃癌高危人群的普查，提供了一种新型、简便的检查手段。要注意的是，这项检查结果呈阳性的，但胃镜及X线、病理检查结果却为阴性者约占8%，称为假阳性。造成这种结果的原因很多，因为胃癌的发生、发展并不是一个简单过程。如果血液检查结果呈阳性，则应结合临床表现和其他检查项目诊断，并进行定期随访和观察。尤其是40岁以上的长期胃病患者，更应高度重视，必须进行定期检查。

测定血清胃泌素的作用

胃泌素是由胃窦部及十二指肠近端黏膜中G细胞分泌的一种胃肠激素，具有刺激壁细胞分泌盐酸，以及胰液和胆汁分泌的作用，同时还可轻微地刺激主细胞分泌胃蛋白酶原。通过放射免疫法测得空腹血清胃泌素，正常人的数值为20~30ng/L，最多不宜超过100ng/L。十二指肠溃疡患者空腹测得的血清胃泌素含量与正常人相似，不过测试进餐后的血清胃泌素含量比正常人高。此外，胃泌素瘤、无胃酸的萎缩性胃炎和恶性贫血患者，其血清胃泌素同样很高，有时可达10000~450000ng/L。因此，通过测定血清胃泌素，有利于对上述疾病的正确诊断。

什么是钡餐检查

钡餐检查是利用硫酸钡作为造影剂，在X线照片下对消化道进行的检查。因痛苦少使患者很容易接受。在进行钡餐检查前，患者先服下5g左右的产气粉，使胃部空间充分扩张。扩张完毕后，再服用适量的医用纯硫酸钡混悬液效果更好。

这样一来，当X线透过人体时，就会将胃的形态、大小、位置以及蠕动情况呈现出来，使医生能掌握患者的病情。患者在进行钡餐检查时应处空腹状态，要禁食12个小时、禁水4个小时以上。如果患者胃内潴留的液体超过30ml，则应先将胃内的液体吸出再进行钡餐检查，这样才能取得满意的效果。

在进行钡餐检查时患者应注意，从要进行检查的前一天开始，患者应禁服含有金属成分的药物，例如钙片等。另外，患者在检查时，最好穿没有金属钮扣的内衣，以免影响检查结果。

X线钡餐检查的作用、不适合做的症状

当患者可能患有食管、胃、小肠疾病时，需要进行X线钡餐检查。因为通过X线钡餐检查可以发现以下一些疾病：食管憩室，食管、贲门部肿瘤，食管静脉曲张及食管与心脏、食管与支气管、食管与血管的相互关系，纵隔病变，胃炎，胃溃疡，胃肿瘤，十二指肠球部溃疡，十二指肠肿瘤，十二指肠憩室，空、回肠的肿瘤、结核、憩室等病。

1. 应进行X线钡餐检查的情况

（1）患者出现上腹疼痛、饱胀等不适感，有可能患溃疡病或胃癌者。

（2）进食梗阻、胸骨后疼痛不适，有可能患食管疾病或肠道疾病者。

（3）胃溃疡或胃癌高发区。

（4）确定胃肠的运动、蠕动和排空情况。

（5）观察邻近组织器官对胃肠道的影响。

2. 不可进行X线钡餐检查的情况

（1）胃肠道急性出血期。

（2）胃肠道穿孔或怀疑有穿孔者。

（3）完全性幽门梗阻者。

（4）肠梗阻。

（5）急性腹膜炎。

（6）重度腹水，全身症状极差，心肺功能衰竭。

（7）精神错乱不能合作者。

什么是龛影和充盈缺损

1. 龛影

"龛影"是钡剂充满溃疡凹陷时的X线征象。当患者出现胃部溃疡后，胃黏膜和胃黏膜下层会因受到侵蚀而出现凹凸，一旦钡剂进入胃腔，在投影中就会出现由腔内向外突出的犹如乳头状的阴影，这就是"龛影"。因此，检查结果中显示"龛影"字样，则表示受检部位有溃疡。

2. 充盈缺损

"充盈缺损"即在胃肠道内有息肉或肿瘤时，填充钡剂后出现的充盈缺损症状。如果充盈缺损表现为边缘整齐，且为圆形，则多半是息肉；如果充盈缺损不规则，黏膜皱襞且呈现出中断破坏、局部蠕动消失等状态，则很可能是癌瘤。

中医对急性胃炎的辨证诊断

急性胃炎多属中医胃脘痛、胃痞、呕吐等病症范畴。根据急性胃炎的病因、临床症状及舌、脉表现，中医多按以下类型对急性胃炎进行辨证诊断：

1. 食滞胃脘型

胃脘胀满，疼痛拒按或呕吐酸腐及不消化物，吐后痛减，食后加重，嗳气反酸，大便滞而不爽，舌苔厚腻，脉滑实。

2. 胃热炽盛型

胃脘疼痛，胀满，痛处有灼热感，口干而苦，恶心，呕吐，吐出物为胃内容物，有酸臭味或苦味，饮食喜冷恶热，大便干结，尿黄，舌质红，舌苔黄厚或黄腻，脉弦滑。

3. 肝郁气滞型

胃脘胀满，两胁攻撑作痛，情志不畅时更甚，或呕吐吞酸，嗳气频作，饮食减少，舌质淡红，舌苔薄白，脉弦。

4. 暑湿犯胃型

胃脘痞满，胀闷不舒，按之腹软而痛，纳差食减，口干而腻，头身沉重，肢软乏力，小便黄热，大便滞而不爽，或兼见发热恶寒，舌质红，舌苔白黄而腻，脉濡细或濡数。

5. 寒邪犯胃型

胃痛突然发作，痛无休止，得温则减，遇寒加重，多有受凉或饮食生冷史，或伴呕吐清水，畏寒怕冷，手足不温，喜食热饮，口淡不渴，舌苔薄白或白腻，脉沉迟。

中医对慢性胃炎的辨证诊断

慢性胃炎属于中医学的"吞酸""嘈杂""胃脘痛"的范畴。根据慢性胃炎的病因、临床症状及舌、脉表现，中医多按以下类型对慢性胃炎进行辨证诊断。

1. 肝胃气滞型

胃脘胀痛，饱闷不适，食后尤甚，嗳气频作，恶心呕吐，口苦泛酸，舌边尖红，舌苔薄白，脉弦。

2. 脾虚胃热型

胃脘胀满，食后加重，疼痛，呕吐，口干口苦，不喜饮水，食欲不振，大便燥结，舌淡，舌苔薄黄，脉弦细。

3. 脾胃虚弱型

胃痛隐隐，泛吐清水，喜温喜按，食减少，神疲乏力，大便溏泄，舌淡，舌苔白润，脉细弱。

4. 胃阴不足型

胃脘隐痛，食欲不振，口干却不欲饮，大便干结，舌红少津，苔薄白稍干，脉细数。

中医对功能性消化不良的辨证诊断

根据功能性消化不良的病因、临床症状及舌、脉表现，中医多按以下类型对功能性消化不良进行辨证诊断。

1. 肝胃郁热型

上腹部烧灼疼痛，疼痛症状较重，反酸，烦躁易怒，大便不畅，口干口苦，舌苔薄白，脉弦。

2. 肝胃不和型

上腹部胀闷或游走性疼痛，嗳气，恶心，大便不畅，常因精神上的刺激使症状加重，舌苔薄白，脉弦。

3. 脾虚湿阻型

上腹部胀闷不适或隐隐作痛，并且时轻时重，常因劳累或饮食不当而诱发，喜温喜按，食欲不振，身倦乏力，四肢不温，少气懒言，大便溏薄，舌质淡，舌苔薄白腻，脉象沉弱或沉细。

4. 饮食停滞型

食欲不振，上腹部疼痛，按压后加重，常伴有恶心、呕吐，吐后症状得以缓解，嗳气带酸腐味，舌苔厚腻，脉细弦滑。

中医对胃癌的辨证诊断

胃癌属中医"胃脘痛""噎膈""反胃""伏梁""癥积"等范畴。

根据胃癌的病因、临床症状及舌、脉表现，中医多按以下类型对胃癌进行辨证诊断。

1. 肝胃不和型

胃脘胀闷，时时作痛，牵及两胁，嗳气陈腐，呃逆呕吐，舌质淡红，苔薄或薄黄，脉沉或弦细。

2. 脾胃虚寒型

胃脘隐痛，喜按喜温，或朝食暮吐，暮食朝吐，面色苍白，肢冷神疲，大便溏薄，舌苔薄白，脉沉细而无力。

3. 瘀毒内阻型

胃脘刺痛，心下痞硬，压痛刺痛，吐血便黑，皮肤甲错，舌质暗紫，脉沉细涩。

4. 胃热伤阴型

胃内灼热，口干欲饮，胃脘嘈杂，食后剧痛，心烦口渴，大便干燥，舌红少苔，或舌苔黄少津，脉滑细数。

5. 气血亏虚型

全身乏力，心悸气短，头晕目眩，面色少华，虚烦不寐，自汗盗汗，舌淡少苔，脉沉缓无力。

6. 痰湿凝结型

胸闷膈满，食欲不振，面黄虚肿，呕吐宿食，吞咽困难，腹胀，便溏，舌淡滑，舌苔白腻，脉滑。

03

日常生活养护

四季养胃的方法

1. 春季注意胃病复发

胃病属于慢性疾病，中医将其分为胃热和胃寒。天气变冷、冷凉食物入胃，都容易让胃受寒，引起胃脘疼痛、呕吐等症状。

胃是非常敏感的器官，虽然人体体表最能明显地感知气温变化，但胃部也能随气温产生相应的变化。人体受寒后，毛细血管收缩，血液循环减慢，血管分布密集的胃部也将受到影响。同时，天气变化会引起人体交感神经系统的紊乱，也会打破胃肠蠕动的规律。

春季气温变化大，应注意随时增减衣物。天热的时候，也不应大量嗜吃冷饮，以免引发胃痛、呕吐、腹泻等症状。气温变低时也应避免吃太多辛辣刺激的食物。因为过于刺激的食物会刺激破坏胃环境，让胃不适。

2. 夏季注意胃部不适

在炎热的夏天，人们总是希望天降大雨，降低温度。但是当夏日骤然降雨、气温降低的时候，很多人都会出现胃胀、食欲不振等多种胃部不适症状。

在夏日骤然降雨的过程中，天气潮湿、闷热，会使食物更容易腐坏。如果误食这些看似"健康"的食物，就容易引起胃肠感染，引发各种胃部不适症。

夏天天气炎热，很多人都会出现食欲不振的情况。当骤然降雨、天气变得凉爽时，便会恢复过来，人们往往感觉胃口大开，立即大快朵颐，食用大量酸、热、辣的高温、高脂食物。而这些食物在突然进入胃部以后，会加重胃部消化的负担，使胃部不堪负荷，引发胃胀等不适。

另外，随着露脐装的风靡，越来越多年轻靓丽的女孩子喜爱在夏日穿露脐装，显露出傲人的小蛮腰和光滑平坦的腹部。这就是夏日大量胃病发生的原因之一。

夏季炎热，露脐短装轻薄凉爽，成为大多女性着装首选。结果进入空调房内也未及时增加衣服，最后使得腹部受凉，胃肠功能因此受到影响，引起食欲不振、腹痛等消化系统疾病。结果时间长了以后，才发现露脐装"凉"

了胃，导致胃部功能紊乱，引起胃部不适，严重的还出现了胃痉挛。因此，建议年轻女性在夏日不要过多选择露脐装，出现胃部不适一定要及时就医。

3. 秋季健胃的方法

秋季养胃早餐是非常有讲究的。经过一夜的休息，胃内积存了大量的胃酸，急需要食物来中和。这个时候，如果不进食，会导致胃酸过多，灼伤胃黏膜。

中医认为，秋日的早餐一定要吃热的，才能护住胃气。早晨如果食用冰冷的东西，会导致原本就处于收缩状态的胃部和血管更易痉挛，造成血流不顺，胃部不适。

除了要吃热，还要注意搭配合理。秋日的早餐，可以选择富含水分和营养成分的牛奶、豆浆，然后搭配一点能够迅速分解成葡萄糖的谷类食物，如温热的稀饭、山药粥等。因为谷类食物消化得快，容易产生饥饿感，所以还需要再搭配一点蛋白质和脂肪含量的食物，诸如鸡蛋、瘦肉、花生等。

秋天适当地进行冷水浴，对胃很有好处。

冷水浴是指用5℃~20℃的水温进行沐浴，这个温度范围也正是秋天的自然水温。选择这个温度的水进行沐浴，可以刺激神经，让胃部运动起来，抵御寒冷。同时，冷水沐浴，可以使皮肤血管收缩，让血液流向内脏，加快脏器的新陈代谢。当腹腔的血液循环加速时，可以引得胃部功能活跃，增强胃部消化系统的功能。

需要注意的是，冷水浴应当从夏天开始，一直坚持到初冬。持之以恒才能达到健胃效果。

4. 冬季睡懒觉易伤胃

入冬以后，很多人早上都爱睡懒觉。尤其是放假时间，很多人都习惯睡到中午才起床。虽然充足的睡眠是解除疲劳的好办法，但是睡觉时间过长和睡懒觉都会对身体脏器如胃部等造成巨大伤害。

根据最新的研究发现，胃在晚上会产生一种伴随生理节奏而自动调整含量的TFF2蛋白质，这种蛋白质可以修复胃损伤，预防溃疡。在现代社会中，工作、学习、娱乐、交际等活动充斥着人们的生活，24小时似乎都无法满足人们的需要，更不用说早起和拥有充足的睡眠了。

熬夜成了现代人的家常便饭。殊不知，超过午夜几点入睡，已经错过了胃部排毒修复的最佳时期。到了节假日，又会睡到中午，将早饭和中饭连在一起吃，加大了胃的负担。长期如此，胃总是不能得到充分休息，使得胃损伤不能及时修复，最终患上胃炎、胃溃疡等疾病。

通过口腔气味可分辨什么胃病

中医认为，健康人的口腔气味都是正常的，不会出现口苦、口臭等症状。当口腔反应出不健康的信号时，也就预示了胃部出现了病症。

1. 口苦

当胃部因火邪入侵而产生病变时，均会出现口干舌燥、口苦苔黄、大便干燥的病症。服用牛黄上清丸能及时控制胃内火气。

2. 口酸

口里经常发酸，胁肋疼痛，苔红脉弦，则是因胃虚，导致酸水上泛。选择左金丸等泻火和胃的药物进行治疗，就能缓解胃部不适。

3. 口臭

如果晚上睡觉总是出现流口水，还伴有口臭、口渴、牙龈肿痛等症状，则患有因胃热所致的胃炎或胃溃疡，服用可以清肺胃之热、润大肠之燥的六味地黄丸，能缓解此症状。

4. 口腻

口中经常黏腻，食无味，出现身体疲乏无力、大便稀软、胃胀痛的症状。这主要是脾胃有湿所导致的。可服用平胃散，效果很好。

勤刷牙可防胃病

生活中不良的刷牙习惯使得胃炎、胃溃疡患者病情总是反反复复，无法彻底根治。大量胃炎、胃溃疡患者，正是因为不认真对待刷牙，才使胃病在治疗时困难重重。

经医学研究发现，大量胃炎、胃溃疡患者都是感染幽门螺杆菌所致。而人体口腔正是幽门螺杆菌的滋生处，如常见的牙周病脓液里，就被发现有大量幽门螺杆菌的存在。

坚持每日刷牙，彻底清除口腔病变产生的幽门螺杆菌，保持口腔的清洁，杜绝幽门螺杆菌的滋生，是预防胃病的重要手段。只是需要注意的是，牙刷长时间使用后，会暗藏大量的幽门螺杆菌。勤刷牙的同时，定期更换牙刷，才能更有效地起到预防胃病的作用。

孩子换牙期要注意患胃病

正常情况下，孩子在七岁左右会开始更换牙齿。先是门牙，然后到十岁左右会是臼牙。在这个换牙的年龄段，很多孩子张开口，不是东缺一颗牙就是西缺一颗牙。甚至很多孩子因为不注意口腔卫生而导致满口坏牙、烂牙。

七到十岁的孩子正处于生长发育期，身体正是需要大量营养的时候。处在这个时期的少年，往往出现食欲大增的现象，甚至无法控制食物摄入量，造成暴饮暴食。而有的大人认为这是孩子生长发育时的正常现象，并不阻止。

孩子因为牙齿缺失，无法将口腔里的食物咀嚼到位，使得胃部的消化负担加重。在这样的情况下暴饮暴食，对胃造成的伤害更大，长此以往，自然就会导致胃病。另外，坏牙和烂牙容易滋生幽门螺杆菌，这是胃病的致病菌，也是造成儿童胃病的原因之一。

所以，家长要从小教育孩子保护牙齿，养成刷牙的习惯。同时，建议给孩子剔牙时使用牙线，而不是牙签。

穿束身衣易引发胃炎

现在，很多女性都习惯穿束身衣进行形体塑造。市面上的束身衣也层出不穷。但是根据最新医学研究调查发现，长期穿着束身衣的女性，患胃炎等胃部疾病的几率比不穿束身衣的女性高出许多。

束身衣普遍紧小，穿着后会紧贴在身上收紧肌肤。肌肉过度收缩压迫到胃部，使胃部陷入紧张收缩状态。同时，衣着过紧还会影响全身血液的正常循环，造成身体多个脏器包括胃部的供血不足。

胃部长期处于受压、供血不足的紧张状态，胃酸分泌加快，大量胃酸滞留在胃部，将灼伤胃黏膜，打乱胃部消化、吸收的正常规律，引发胃炎。

谨慎用药可预防胃病

由于感冒、发烧等缘故，许多人都会自己选择服用一些简单的药物进行治疗。若是选用不当，这些药物极易造成胃部损伤，引发胃病。一些治疗感冒的药物，会对胃黏膜产生严重刺激，给胃部造成一定的压力及损害，甚至损伤胃黏膜而形成溃疡。据统计，近 5 年来，接近 10%的胃病是因错误用药所致。胡乱服用药物，或自行增减用药量，都会加重胃部不适，最后导致胃炎、胃溃疡等疾病发生。

所以，人们在出现身体不适后应选择到正规医院进行治疗，而不是盲目自行用药，一定要听从医生的建议，合理用药。尤其是胃部有疾病的患者，在用药上更要多加注意，避免加重病情。

胃出血和乱服感冒药有什么关系

长期患有消化性溃疡的患者，若患感冒时，应慎重服用感冒药；如果自行服用感冒药和消炎药，极有可能会诱发消化道大出血。因为感冒药、止痛药所含的有效成分均可引起胃黏膜病变、溃疡，诱发上消化道大出血。大出血的出血量一次就会超过 1000ml，这种出血可以马上引起休克，患者即使是在医院里，也有可能因抢救无效而死亡。

胃病患者要注意睡眠姿势

有些人睡觉时并不看重姿势，疏不知，睡眠姿势不当很容易诱发或加重胃病。

曾有一位患者向医生求助，指出其睡眠过程中，若采用向左侧卧的姿势会出现呼吸困难的情况；而采用向右侧卧的姿势又会引起胃部不适。这是因为其心脏和胃部代谢功能不健全，并犯有胃病和心脏病的缘故。

　　向左侧卧压住了心脏，易造成呼吸困难。而向右侧卧的时候，食管和胃部的位置受到影响，使胃部高于食管，胃酸很容易回冲到食管，引起喉咙酸痛、咳嗽、气喘等症，长期如此，极易引发食管癌。

颈椎病患者应注意患胃病

　　有很多长期伏案工作的人，生活规律，平时也很注意保养胃部，却还是患上了胃病。这主要是因为他们患有颈椎病。颈椎病看似和胃病毫无牵扯，但其实颈椎生病也会对胃造成影响，引起胃胀、胃脘疼痛等胃部不适症。

　　医学上将颈椎生病引发胃病的症状称为"颈胃综合征"。颈胃综合征主要是指颈部副交感神经兴奋的时候，反射导致胃部副交感神经功能增高。幽门括约肌受影响，处于紧张状态。长时间的紧张，会导致幽门括约肌舒缓，促使胆汁反流到胃内，损伤胃黏膜。同时，副交感神经功能增高后，胃的正常规律会受到影响，胃蠕动降低，胃液分泌减少，引起恶心呕吐、食欲不振、胃扩张等症。

　　临床上，针对颈胃综合征，医生都会通过牵引等方法改善颈椎病，然后胃部不适也就会逐渐消失。在日常生活中，长期伏案工作的人，一定要注意保护颈椎。建议在日常生活中适当做一些轻缓的颈椎操来保护颈椎。

胃病患者应注意腹部保暖

　　胃病属于慢性疾病，稍有不慎就会反复发作。尤其是每到季节更替的时候，总有大量胃病患者因为腹部受凉导致胃病复发。胃位于腹部，当腹部受凉，胃部也会跟着受影响。冷空气刺激作用下，腹部血管收缩，胃部神经进入紧张状态。

　　腹部血管收缩，胃部的血管也会跟着收缩，引起胃部缺血、缺氧，引发胃痉挛性收缩。同时，神经反射作用下，胃部将加快分泌胃酸的速度。胃酸和胃蛋白酶的腐蚀作用增强，刺激胃黏膜溃疡面，使得胃病复发。

　　胃病复发，出现腹痛加重、恶心、呕吐、便黑的时候需要警惕。也许这是胃部溃疡引起出血，应立即去医院进行治疗。

胃痛时宜站不宜躺

胃病患者在感觉胃部不适时，应保持直立状态，这样会使胃酸较容易呆在胃里。若不得已非要躺下时，最好枕稍高一点枕头，身体略呈倾斜状，以减少不适感。

另外，如果是因胃酸过多、胃酸反流等因素导致的胃痛，胃病患者切忌卧床休息。这时候最好能保持站立的姿势，使胃酸停留在胃部。如果患者马上躺在床上，可能胃痛是暂时得到了缓解，但胃酸会发生反流，侵害上消化道系统。如果睡觉时突然胃酸过多，发生胃痛，则应将枕头加高，或者将床头垫高，这样能有效避免上消化道系统受到侵害，避免胃痛反复发作。

胃痛时不可乱揉肚子

有些患病患者在肚子疼的时候，往往认为是"胃痛"，而不加区别的揉按。其实这种行为是很危险的。因为产生腹痛的原因很多，有可能是消化系统不好，也有可能是妇科、泌尿生殖系统的毛病，随便揉按有可能会导致更严重的后果。

例如胃溃疡、十二指肠溃疡患者，在饮酒过量时可能会导致胃穿孔、血管破裂，出现腹痛情况，这时如果用手去揉，就会导致溃疡面积的扩大。再如急性阑尾炎患者病发时，如果用揉腹部的方法止痛，也会起到反效果。还有其他肠胃方面的疾病，像胆囊炎、肠粘连扭曲等也都不宜用手揉，特别是本身就患有胃病的患者，一旦出现这种情况，更应及时就医诊治。

胃痛不能用热水袋外敷

对于慢性胃炎患者来说，胃疼、胃胀时很痛苦，更有甚者，在胃病发作时，吸一口凉气都会加重胃部疼痛感。因此他们多选择用热水袋外敷在胃部以缓解疼痛。对于这种状况，患者往往把其归结为脾胃虚寒，因此，盲目使用热水袋外敷甚至服用治疗脾胃虚寒的药物，会导致严重后果，加速病情的恶化。

一般情况下，慢性胃炎患者所出现的胃凉、胃痛症状都有一定的病理原因，比如与患者常在阴暗的地方居住，常吃生冷食物有关。另外，天冷时衣着单薄导致的胃部受凉也会出现胃痛现象。经医学研究发现，胃的发病规律多为阳热实证，因此在胃痛时用热水袋外敷是有害无益的。热水袋外敷胃部会使胃黏膜充血。因此，慢性胃炎患者应慎用热水袋外敷胃部，对于一些保健药品，也应该在医生的指导下服用，切忌自己盲目治疗。

解酒催吐法对胃有伤害

现代社会，人们日常生活中的应酬饮酒的场合增多，为了解酒，都习惯性催吐，却没有意识到"抠嗓门"等粗暴解酒方式对胃造成的危害。

人为通过"抠嗓门"来催吐，看似酒精离开了身体，其实并没有达到彻底解酒的作用。酒精进入人体后，少部分是通过呼吸、汗液、尿液排出体外，大部分都是经过肝脏的新陈代谢清除的。人为催吐，只是使得食物反流，胃酸混着食物被呕吐出来。这样的做法打乱了胃部正常的生理消化功能。甚至，因为腹内压的升高，胃部血脉贲张，大量毛细血管充血破裂，会引发胃出血。

解酒宜吃新鲜水果、喝果汁、蜂蜜水等，而不宜选用催吐。并且，催吐过程中胃酸会刺激食管黏膜，引发食管炎、咽喉炎等。同时，呕吐中若不小心有呕吐物误入气管将会带来窒息的危险。

冰箱食物贮存不当易致胃病

炎热的夏季，大多数人习惯直接食用经过冰箱冷藏的食物。殊不知，冰箱使用不当很容易导致冷藏的食物携带大量病菌，一旦这些致病菌随着食物进入胃内，就会引起腹泻、腹痛等胃肠疾病。

营养学专家称，冰箱并不能杀灭食物中的细菌。而是通过低温来抑制食物中细菌的生长速度，以达到延长食物保鲜时间的目的。同时，很多细菌是耐寒喜冷的，在冰箱中长时间的贮存，只会加快这部分细菌对食物的破坏。因此，在使用冰箱贮存、收纳食物的时候，首先要将不同的食物进行隔层包装，避免不同食物中的细菌进行交叉感染。熟食在放入冰箱的时候，一定要密闭保存。

另外，在冰箱使用过程中，一定要定期对冰箱进行清理，这样可以避免冰箱内细菌的滋生和繁衍，使冰箱使用起来更安全。当熟食在放入冰箱冷藏取出食用前，一定要进行10分钟以上的加热。

过度疲劳容易引发胃病

最新的调查研究发现，当人体过度疲劳时容易引发胃病，像司机一类的高强度作业人员，他们常处于过度疲劳状态，不仅睡眠不足，还经常没有规律地吃饭，身体长时间处于饥饿、劳累中。因此，这些人群极易患上胃病，且经常反复发作。

这是因为无论人体是处于过度的脑力疲劳，还是体力疲劳状态，都会造成胃部供血不足。胃部供血不足的情况下，胃的消化、吸收系统失调，胃酸分泌增多，黏液分泌减少，导致胃黏膜受到损伤。长此以往，就会引发胃炎、胃溃疡等胃部疾病。

胃病患者嚼口香糖有好处

最新研究发现，嚼口香糖不但能使口腔清新，同时还能有效缓解胃部不适，减轻胃部消化不良、打嗝、反酸、烧心、胃疼等症状。因此，胃病患者闲暇时不妨多嚼嚼口香糖。

当人体在饭后咀嚼口香糖的时候，口腔会分泌更多的唾液，增加吞咽的次数。大量唾液进入胃部，可以刺激肌肉收缩，促进胃肠蠕动，增加胃酸分泌。但应注意的是，空腹状态下不宜咀嚼口香糖，而应选择在饭后咀嚼口香糖。因为空腹状态下，胃酸分泌过多会灼伤胃壁，引起恶心、反酸等不适，反而会加重胃炎等胃部疾病。

现在市场上有大量品种繁多的口香糖，在挑选的时候，尽量选择含蔗糖较少的口香糖。因为咀嚼口香糖时，大量糖分长时间停留在口腔内不利于牙齿健康。

老年人养胃有方法

随着治疗时间的延长，胃的肌肉层和黏膜层都慢慢萎缩，消化力与抵抗力都日趋降低，更容易导致胃病的发生。怎么样来保护胃，预防胃炎、胃溃疡等疾病呢？

首先，老年人应随气温的变化及时增减衣物。因为老年人比年轻人抵抗力低，腹部、脚部更容易受凉。腹部受凉会使得胃肠功能紊乱，引起腹痛、腹泻、呕吐、反酸、胃痛等，想要保护好胃，就应该先从衣着上入手。

其次，老年人要养成规律合理的饮食习惯，并且三餐要定时定量，使胃处于良好的工作状态。在食物的选择上，也应选择容易消化的养胃食物，比如牛奶、豆腐等高蛋白的食物，不仅容易消化，还可以保护胃黏膜。

再者，老年人的居住环境应该安静、舒适，这样才有益于身心健康。繁杂喧闹的环境容易使老年人心情烦躁不安，引起消化系统问题。

最后，老年人还应注意行，也可以理解为运动。老年人应长期坚持进行一些轻度运动，比如按摩、揉压腹部的运动，以保持胃部健康。

吸烟对胃健康有害

为了胃部健康要少吸烟，这是因为，香烟里含有大量的尼古丁，这种物质是引发胃炎、胃溃疡的元凶。

尼古丁进入胃部后，会作用于迷走神经系统，增强胃酸分泌、抑制前列腺素的合成，使得保护胃黏膜的黏液分泌减少，降低胃黏膜的抗病能力。同时，它还能松弛幽门括约肌、收缩胆囊，使胆汁反流至胃部，灼伤胃黏膜。在尼古丁的破坏下，胃部消化、吸收功能紊乱，胃黏膜长期被伤害，不能正常修复，最终导致胃炎、胃溃疡。

根据调查发现，吸烟者患胃炎、胃溃疡的几率高出不吸烟者数倍。同时，在胃病治愈期间，不戒烟的胃病患者，痊愈率比戒烟者低得多；不戒烟的胃病患者在治愈后仍有高达84%的胃病复发率。

心理因素与胃部不适有关系

有很多胃病患者，长期胃部不适，治疗后却还是反复发作。这个时候，胃病患者可以根据自己的具体情况，尝试接受心理治疗。

心理医生解释说，胃也是有"感情"的。胃的蠕动和胃液的分泌都是由神经系统进行支配而进行工作。情绪好的时候，神经反射良好，胃的蠕动和胃液分泌都处于正常状态，就能保持良好的食欲，正常完成对食物的消化、吸收。如果情绪欠佳，就会影响到神经系统，然后导致胃功能紊乱，引起不适。

绝大部分的胃部长期不适患者，因受病痛折磨，导致情绪萎靡。而情绪萎靡，又使得胃部功能一直处于失调状态，导致药物治疗收效甚微。建议长期被胃部不适的各种症状折磨的患者选择心理治疗。

有些被诊断为慢性浅表性胃炎的胃病患者，经过多次检查并没有发现病情有恶化现象，但他们总是感觉自己胃痛、恶心，甚至呕吐，其实，这是"心病"在作祟。

患者在患病初期，由于对病症缺乏了解，加之担心病情加重，会通过网络等途径收集资料，而容易轻信其中不科学的内容，造成未能及时就诊，最终导致"小胃病"成了"疑难杂症"。

其实，绝大多数的胃病患者，只是普通的症状较轻的胃病，只要遵照医嘱，认真配合专业治疗即可，而胃病恶化为胃癌的可能性是非常低的，患者无需杞人忧天。

性情忧郁、焦虑可加重病情

生活中，有的胃病患者常伴有神经衰弱、失眠、忧郁等健康问题。因胃病而出现忧郁情绪，导致体内的植物性神经功能更加失调，反过来又会通过胃部的血管、分泌系统等影响胃病的治疗，最后形成恶性循环。

长此以往，情绪性的忧郁和生理上的胃病互为"促进"，使得胃病病情更加难以控制。而这类患者大都身体素质较弱，日常运动量不大，不喜欢活动，性格又都有点内向，一旦有病时就会过度重视。而且他们较少接触人群，日常生活面较窄，因此便形成了较为沉重的心理负担。当这类胃病患者出现忧郁等心理不适时应及时调整自己的心态，以积极乐观的态度面对困难。

根据国外的相关报道发现，现在有很多疾病的发病都跟心理因素有关，比如肠胃焦虑症，正是这样一种与心理有关的功能性疾病，表面上看来，好像是肠胃疾病，但是肠胃并没有受到损伤，只是功能紊乱而已。这种功能紊乱，正是因为情绪所引起的。当情绪安宁的时候，症状普遍会得到缓解，甚至彻底消失，而当心情变差的时候，肠胃不适的症状便会加重。

如果在过去三个月中每个月都有至少三天以上肚子痛或者肠胃不适的症状出现，连续三个月都如此的话，患者就需要去医院检查。若是查不出具体的病因，则很有可能是患上了肠胃焦虑症。

对于肠胃焦虑症患者，治疗不当只会加重病情。建议去医院接受专业的心理医生治疗。

情绪紧张易致应激性溃疡

应激性溃疡，是指人体处于紧张状态或者遭受重伤、重病等外界打击时，引发器官病变，产生溃疡。应激性溃疡主要表现为胃糜烂、胃溃疡、十二指肠溃疡等。

精神紧张是应激因素之一。精神紧张时，肾上腺素大量分泌，使得血液中的儿茶酚胺含量增加。而儿茶酚胺正是引起胃黏膜病变，出现胃溃疡和胃出血的因素之一。患上应激性溃疡初期，并没有特别的症状。但是病变已经在人体无所察觉的时候出现，导致胃黏膜慢慢变浅。在五到十天的时候，胃会开始出血，出血是间歇性的，没有固定规律，出血的时候不会疼痛。

建议此类患者在日常生活中，适当调解情绪，不要太过于紧张。同时，遭受重伤、重病时，尤其要提高警惕，以防罹患应激性溃疡，导致胃溃疡、胃出血等胃部疾病。

嫉妒可引发胃溃疡

嫉妒是人们日常生活中常见的心理情绪之一。嫉妒是对他人的优越地位产生的一种不愉快的情感，如果嫉妒心理长期在心里作祟会对身体健康造成严重的后果。嫉妒能使皮质激素、去甲肾上腺素等激素分泌增多，并易引起人体免疫功能紊乱、大脑功能失调、抗病能力减弱。尤其是嫉妒往往还包含着怨恨、沮丧等情绪，而这些情绪会给胃部等人体脏器带来非常大的危害。

人在嫉妒的时候，情绪一直处在处心积虑、愤懑、沮丧等状态。这些状态会导致大脑皮质功能失调，人体各个脏器的功能每况愈下，长期下去就会引起血压不稳，情绪越发低落，最终导致食欲下降，诱发胃溃疡。

惊吓会引发胃溃疡

根据最新的调查研究发现，有一部分人在受到惊吓的时候会引发胃溃疡。研究人员称，当人们在受到惊吓后，交感神经兴奋，血液中的儿茶酚胺水平增高，使得胃黏膜下层的动脉、静脉开放。原本正常经过胃黏膜毛细血管的血液就会分流到黏膜下层，而不再经过胃黏膜。

这样一来，胃黏膜的血流量慢慢减少，就会产生缺血，导致严重的胃黏膜损伤、坏死。同时，在胃蛋白酶和盐酸的作用下，缺血的胃黏膜更容易被腐蚀、消化，形成溃疡。长此以往，交感神经兴奋还会引发全身性的副交感神经兴奋，这将加速胃黏膜的损伤、坏死，最终引发胃溃疡、胃出血和胃穿孔等病症。

04

自然疗法

养胃护胃的推拿按摩疗法

1. 推拿按摩疗法补泻有别

运用推拿按摩疗法养护胃和防治胃病时，其作用有补泻之别。例如，推拿按摩时间短、动作轻柔缓慢、顺时针方向为补；推拿按摩时间长、动作重而疾速、逆时针方向为泻。顺着经络的走向用力为补，逆着经络的走向用力为泻；女性由左向右使用手法为补，由右向左为泻；男性由右向左使用手法为补，由左向右为泻；以肚脐部为界，向上使用手法为泻，向下为补。凡虚证及小儿、产妇、年大体弱者养护胃及防治胃病时，常用补法推拿按摩；凡实热证及中青年体质强壮者，常用泻法推拿按摩。

2. 推拿按摩疗法注意事项

（1）推拿按摩施术者的手要保持清洁，每天修剪指甲，冬季注意保持温暖，坚持使用滑石粉等介质，防止损伤患者皮肤。

（2）推拿按摩施术者要全神贯注，精力集中，以取得较好的推拿按摩效果。

（3）饱餐后、酒后、暴怒后及大运动量后，不可立即推拿按摩，宜休息调整后再进行。

（4）凡急性传染病、骨裂、脊椎脱位、胃及十二指肠穿孔、严重心脏病、肝病、精神病、化脓性关节炎、结核性关节炎、烧烫伤、溃疡性皮肤病、恶性肿瘤、年老体弱的危重症患者，以及妇女月经期、妊娠期等，禁忌使用推拿按摩疗法。

3. 推拿按摩手法

常用于胃养护与胃病防治的手法有推法、拿法、按法、摩法、抚法、捏法、揉法、搓法、擦法、拍法、叩法、掐法和擦法。

（1）推法。按而送之为推。用掌面在胸腹背部及四肢水平推为平推，用掌根在背部推为刨推，用掌侧在脊中凹陷处推为侧推。

（2）拿法。拇指与食指相等用力而合为拿，又分为紧拿、拧拿（拿而辗转）两种。

（3）按法。用手指、手掌（单、双叠）、拳尖、肘尖在穴位上持续按压一定时间为按，分为拇指按、中指按、拳尖按和肘尖按。着力点面积有大有小，用力大小根据患者体质、部位和病情而定。胸腹部及老年人、小儿患者宜轻按，成年人及腰、背、臀部可用力较大；宜逐渐用力按至患者有酸胀感觉而无疼痛时即不再加力。切忌猛然用力，以免按伤患者肌肉和术者手指。

（4）摩法。轻按旋动为摩。用拇指、食指、中指、无名指指腹，手掌鱼际、掌面等在腹部穴位上做轻缓的旋转摩动。双手同时进行时，着力要均匀而协调，动作宜轻柔而有节奏，不可过快，使局部有舒适、轻快和微热感。

（5）抚法。术者用松散的手掌面在患者的全身或局部轻飘飘地由上而下（躯干）或由下而上（从四肢末端开始）抚摸3~5遍，手掌略带弯曲而掌面不完全贴体表。

（6）捏法。拇指和食指对合轻拿捏起皮肤肌肉为捏。用力不可过大，以不感明显疼痛为限，防止挤压伤。

（7）揉法。用手指指腹、掌侧鱼际在穴位上轻轻地揉动，做左右回旋，上下来去等动作。揉时手指不离开皮肤，而是带动皮下组织随手指或掌侧的旋转滑动。揉法往往反复在某个部位上长时间揉动，耐心而轻柔地施力，切忌用蛮力。

（8）搓法。用手掌在体表部位来回急速地摩擦为搓，即交替地揉动，形似搓麻绳动作，随意而均匀用力。

（9）拍法。以手掌面拍打患者某些部位，有单拍、平掌拍、空掌拍之分。其力量的大小视病情需要而定。

（10）㨰法。用掌侧鱼际和中指、无名指、小指掌背部边按边㨰。将各掌指关节略为弯曲，以小指侧的鱼际和中指、无名指、小指的手背部作为㨰压面，紧贴在治疗部位上，以腕为轴，先取手心向下，然后变为手心向上，有节奏地连续摆动腕部，前臂随之旋转，使手掌鱼际和手背的部分一扣一翻地做来回滚动状前进。

（11）叩法。用空拳、空掌叩打肌肉，又分为空拳叩、合掌叩、反掌叩、侧掌叩、空掌叩等。

（12）擦法。在患者皮肤上轻拂为擦。主要有三指擦，即食指、中指、无名指三指并拢，中指凸起，三指面形成凹状，便于固定和操作。

（13）掐法。用钝指甲切按穴位，用力要适中，不要把指甲切入皮肤。

4. 推拿按摩养胃护胃操作

运用推拿按摩疗法养胃护胃时，要根据患者体质状况，选择合适的手法，施以补泻养护。

（1）患者取坐位，以一手（左右均可）叉腰或放在大腿上，取卧位时手的位置不限。以一手手掌贴于肚脐，以肚脐为圆心，用摩法做顺时针方向摩动，即在腹部摩圆圈。摩的范围由小到大，从脐周开始，逐渐增大将上腹、小腹包括在内，共摩20~30圈；一手摩毕，再换另一手摩腹，次数同上。此法具有促进胃平滑肌收缩和胃液分泌，提高胃的抗病和抗过敏的能力，增强消化吸收功能的作用。

（2）以揉法按揉关元穴2分钟，合谷、悬钟穴各1分钟。以双手掌面紧贴在腰部脊柱两侧，用擦法摩擦移动60遍，一上一下为1遍，每日2次，10日为1个疗程。具有调整胃消化吸收功能的作用。

（3）用按法按揉中脘穴，以顺时针方向柔和用力，每次3~5分钟。以一手掌心贴于肚脐，另一手按于其上，用摩法按顺时针方向摩动3~5分钟，用力柔和，动作稍快。用两手小鱼际以擦法在上腹部两侧做上下来回擦动至发热为止；用两手的鱼际紧贴两腋下侧胸壁以擦法做前后擦动至发热为止，每日2次，10日为1个疗程。具有增强胃蠕动和促进消化吸收的功能。

（4）患者仰卧于床，下肢弯曲，腹部放松，用拇指在足三里穴上点掐，每穴3分钟，以感觉酸胀为度。用右手掌面自剑突下沿左肋缘以推法下推，再以拇指背侧指关节上收，如此反复推收直至局部发热为止，每日2次，7~10日为1个疗程。具有促进胃部血液循环，增加胃蠕动，提高胃的生理功能的作用。

养胃护胃的推背疗法

1. 推背疗法的机制

（1）从阴阳学说来看，背为阳，其正中为督脉的循行路线，督脉能统全身阳气，络全身阴气。因此，推背疗法可调理阴阳平衡，用于胃养护和胃病防治。

（2）从经络学说来看，人体背部有许多经络腧穴，是不同脏腑器官和组织输送气血和营养物质的渠道，给予适当的推背刺激可养护相应的脏腑和防治相关器官的疾病。

（3）从解剖学上来看，脊柱是人体的中轴，由颈椎、胸椎、腰椎、骶骨和尾骨构成，椎管内有脊髓，通过31对脊神经与脏腑相连。因此，推背可增强相应脏腑的功能。

2. 推背手法

推背疗法的手法很多，用于胃养护与胃病防治的手法主要有以下几种。

（1）揉法。手握空拳，以屈曲的拇指指间关节点以360°点揉穴位；或手握空拳，用拇指尺侧缘抵住食指指甲，然后以屈曲的食指指间关节点以360°点揉穴位。顺时针方向为补法，逆时针方向为泻法。揉法能顺经补气，逆经泻实，故可用于脏腑的养护及虚实病症的防治。

（2）一指禅推法。患者俯卧，术者以两手拇指或食指推脊柱两侧有关腧穴，上下往返数次约5分钟。

（3）摩法。用掌根部着力于背部皮肤，手指伸直，用肘关节的屈伸运动带动掌面沿经络循行路线做直线往返摩擦。压力不可过大，以皮肤不起皱褶为宜；速度掌握在每分钟100~120次，以深部透热为度。摩法具有温经通络、宽胸理气、调理脾胃、强壮身体的作用。

（4）鱼际擦法。掌指并拢微屈成虚掌，以大鱼际或小鱼际及掌根紧贴皮肤做直线往返摩擦，以透热为度。具有活血通经、消肿止痛的作用。

（5）擦法。以小鱼际部位附着于背部腧穴，通过腕关节屈伸外旋的连续滚动样运动，使力量持续作用于治疗部位。操作时肩臂尽量放松，肘关节微屈至120°左右，小鱼际紧贴皮肤，避免手的跳动而拖来拖去，速度以每分钟120~160次为宜。

（6）拇指平推法。以拇指面着力于背部，其余四指分开助力，用肘关节屈伸带动拇指沿着脊柱方向或经络循行方向做单方向沉缓推进，连续5~15次。具有行气、活血、止痛的作用。

（7）拳平推法。握拳后，以食指、中指、无名指、小指的指间关节凸起处着力于背部皮肤，向一定方向推动，连续操作5~15次。

（8）点法

①剑指点法。食指、中指伸直成剑指，利用腕、肘、肩关节的力量点按穴位。具有阻断邪气、力达穴位的特点。

②中指点法。拇指、食指自然伸直，拇指置于中指掌侧，食指置于中指背侧，夹持中指助力，利用腕、肘、肩关节的力量以中指指端点按穴位，使刺激深入组织深部。

（9）肘平推法。以鹰嘴着力于背部皮肤，向一定方向推动，连续操作5~15次。此法在推法中刺激最强，适用于体质强壮者。

3. 推背注意事项

（1）治疗室要保持空气流通，注意防寒保暖。

（2）术者的指甲要剪短，边缘光滑无破损；手法轻重适宜，蘸适量植物油或清水涂擦推揉部位，以保持滑润，防止刮伤皮肤。

（3）患者以俯卧为宜，以舒适为度，推背的次数根据病情确定。

（4）急性传染病、重症心脏病、高血压、脑中风、背部皮肤损伤或溃烂，以及过饥、过饱、精神恐惧者禁忌推背疗法。

4. 推背操作与功效

运用推背疗法进行胃养护时，要掌握好时间与疗程。单穴推背时，以10~15分钟为宜；多穴推背时，每穴3~5分钟，每日1次，10次为1个疗程。

（1）选穴中枢，用揉法以补法点揉。具有温中理气、养胃降逆功效。

（2）选穴脾俞，用摩法往返摩擦。具有调理脾胃、强壮身体功效。

（3）选穴肾俞、命门、长强，以鱼际擦法分别横向擦之。具有温胃止痛、疏经通络功效。

（4）选腰脊两侧，用擦法自上而下推之。具有健脾温胃、壮腰强肾功效。

（5）选穴膈俞，用一指禅推法推之。具有和胃解痉、行气止痛的功效。

（6）选穴胃俞，用摩法往返摩擦。具有养胃调脾、宽中理气的功效。

（7）选穴厥阴，用点法推之，或用肘平推法推之。具有调理中焦、降逆养胃的功效。

养胃护胃的拔罐疗法

拔罐疗法是一种流传于民间而被广泛应用的自然疗法。其特点是就地取材，操作简单，效果可靠，费用低廉。其原理是运用加热或抽气的方法使罐内的气压低于标准大气压，吸附于体表穴位进行胃的养护与胃病防治。拔罐的器具很多，可谓琳琅满目，如竹罐、玻璃罐、木罐、角罐、陶罐、塑胶罐、金属罐、排气罐、减压治疗器、多功能拔罐器、磁吸罐、哈慈五行针、电热罐、赐福拔罐、红外线罐及各种陶瓷或玻璃罐子、杯子等，可据具体情况选择。

1. 做好拔罐准备

（1）准备润滑剂，如凡士林、液状石蜡、植物油、红花油、松节油、按摩乳等，拔罐前涂在罐口部位，加强与皮肤的结合，保持罐具的吸力，提高拔罐疗效，并保护皮肤。

（2）准备燃料，如95%乙醇、高度白酒、纸片、油料等。乙醇的火力旺，吸力强，清洁卫生，不易烧伤皮肤。

（3）准备黏合剂，如面粉等。拔罐部位凹凸不平时，可以用水调制成手指粗细的面棒，做罐垫以防漏气。

（4）准备三棱针、针灸毫针等，以便必要时使用刺血罐和针罐。

2. 拔罐手法

运用拔罐疗法进行胃的养护与胃病防治时，大都用点火法。

（1）闪火法。用镊子夹持点燃的乙醇棉球或纸片，迅速伸入另一手所持的罐内，沿罐底绕一圈后迅速抽出，同时将火罐扣在吸拔处，棉球大小以能饱吸5ml乙醇为宜。

（2）投火法。用乙醇棉球或软质纸片折叠，点燃后投入罐内，迅速将罐扣在吸拔部位，火罐纵轴应与体表垂直，以防棉球或纸片脱落而烫伤皮肤。

（3）贴棉法。剪1cm见方的脱脂棉1块，不要过厚，将四周拉薄，用乙醇浸湿后，贴在罐底或罐体的中部，点燃后立即罩于所选择的吸拔处，手法要轻柔连贯。棉球吸附的乙醇不宜过多，以免燃烧时滴下而烫伤皮肤。

（4）悬火法。在罐内固定弹簧，罐底端留出1条支杆于罐体中间处，其上固定滴上乙醇或白酒的棉球，点燃后吸罩在吸拔处。

（5）架火法。以铜线或小金属片为底，用线将棉布纳扎成3cm左右的柱状物作灯芯，蘸上乙醇、白酒或植物油后放于吸拔处，点燃后局部产生温热感时将罐罩于其上。

（6）滴酒法。将乙醇或白酒滴入罐内1~2滴，转动罐体使其均匀分布于罐壁上，点燃后迅速扣在吸拔处。其动作要协调，乙醇或白酒的用量不宜过多。

（7）纳片法。选取小于罐口的厚约0.2cm的药饼、面饼、生姜片、胶木瓶盖等放在吸拔处，上置乙醇棉球，点燃后将罐扣于其上。动作要稳，避免烧伤皮肤。

3. 操作要领

拔罐时要保持负压而不伤害皮肤；扣罐时不要用力按压，动作宜轻柔，使火苗被罐肚兜住，不致烧伤皮肤；起罐时一手护住火罐，另一手大拇指选定罐口部位皮肤松软之处向罐内下按，让空气缓缓地进入罐内而使罐脱落，不可硬搬或旋动，以免损伤皮肤；拔罐较多时，可按先上后下的顺序起罐。

4. 拔罐时间

用于胃的养护与胃病防治时，常用留罐、留针罐和挑罐。

（1）留罐。在拔罐部位将罐留置5~10分钟，让皮肤及软组织吸入罐内，当出现潮红或皮下瘀血呈深紫色、黑紫色时取下。留罐的时间一般大罐宜短，小罐宜长；体质虚弱者宜短，体质强壮者宜长；肌肉浅薄处宜短，肌肉丰厚处宜长；病情轻者宜短，病情重者宜长。

（2）留针罐。在选好的穴位上针刺得气后，在针上拔罐，将针罩住，起罐后出针。在腹部、背部、肾区及大血管、神经分布处针刺宜浅，以免伤及深部脏腑。

（3）挑罐。用三棱针等挑破穴位或病理反应点处的皮肤、皮下纤维后，立即拔罐，起罐后注意做好局部消毒。

5. 辨证选穴

（1）选穴心俞、肝俞、胃俞、脾俞、中脘、足三里、阳陵泉、血海。每次取3~4穴，拔罐后留罐，每日1次，10日为1个疗程。适用于因胃中炽热，胃气虚弱，血虚气弱而引起脘腹嘈杂者。

（2）选穴胃俞、肝俞、脾俞、肾俞、关元、足三里、阳陵泉、三阴交。每次取3~4穴，拔罐后留罐，每日1次，7~10日为1个疗程。适用于因胃阴不足，胃气不降而引起恶心欲吐者。

（3）选穴脾俞、胃俞、肝俞、气海、足三里、阴陵泉。每次取3~4穴，拔罐后留罐，每日1次，5~7次为1个疗程。适用于脾胃阳虚、运化失司而引起的食欲缺乏者。

（4）选穴胃俞、脾俞、肾俞、关元、足三里、三阴交。每次取2~3穴，拔罐后留罐，每日1次，10日为1个疗程。适用于胃强脾弱而引起善食易饥者。

养胃护胃的刮痧疗法

刮痧疗法是中医学的宝贵遗产，是从针灸、拔罐、推拿和放血疗法变化而来，具有疗效可靠、适用广泛、简便安全、方法独特等特点，是深受劳动人民喜爱的一种自然疗法，可用于胃的养护与胃病防治。

1. 刮痧器具

可根据实际情况因地制宜、就地取材选用，有特制刮痧板及棉纱线、头发、有机玻璃纽扣、药匙、瓷汤匙、瓷碗、瓷酒杯、铜勺柄、铝质分币、铜质的铜钱和铜板、小蚌壳、八棱麻、苎麻、太极平衡保健笔等。无论选用何种刮痧器具，均应边缘光滑、便于捏拿，以防损伤患者皮肤。

2. 刮痧介质

为了避免擦伤皮肤，增加疗效和减少刮痧时的阻力，实施刮痧时常使用某些介质作为润滑剂，如香油、花生油、豆油、凉开水、温开水、白酒、太极平衡刮痧剂等，可针对具体情况选用。

3. 刮痧方法

包括直接刮痧法、间接刮痧法、撮痧法（抓痧法、捏痧法）、挟痧法（揪痧法）、扯痧法、挤痧法、点揉法、挑痧法、放痧法等。胃的养护常应用直接刮痧法、间接刮痧法和点揉法。

（1）直接刮痧法。先用毛巾擦洗被刮部位皮肤，再均匀地涂上刮痧介质，施术者右手持刮痧工具，直接在皮肤上刮，以刮出紫黑色痧点为止。适用于体质健壮者及中青年人胃的养护。

（2）间接刮痧法。先在刮痧部位铺一块干净的手绢或洁净柔软的薄布，用消毒好的刮痧工具在手绢或布上以每秒钟2次的速度快速刮拭，以皮肤出现暗紫色为止。适用于3岁以下小儿或发热者的胃养护。

（3）点揉法。施术者用拇指或食指、中指指端按压在穴位或某部位上，力发指端，着力于皮肤和穴位上，由轻到重、由表及里，手腕带动手指灵活揉动，每分钟50~100次，持续3~5分钟，以患者感到酸胀和皮肤微红为度。结束时由重到轻、由里及表而缓慢收起。点揉时力量不宜过猛或过大，手指不宜离开皮肤。

4. 刮痧注意事项

（1）运用刮痧疗法进行胃的养护时，大多数采用俯卧位、仰卧位或俯伏卧位等，尽量暴露刮痧部位。

（2）施术者右手持刮痧工具，灵活地运用腕力和臂力，切忌生硬蛮力。

（3）硬质刮具的钝缘与皮肤呈45°为宜，切不可呈削推之势。

（4）用力要均匀适中，由轻渐重，不可忽轻忽重，以能耐受为度，刮拭面尽量拉长。

（5）要顺着一个方向刮，切忌来回刮，以皮下出现微紫红或紫黑色痧点或斑块为度，刮完一处再刮另一处。

（6）刮拭方向原则上按照自上而下、由内向外的顺序进行。

（7）刮完后擦干水渍、油渍，让患者穿好衣服，休息片刻，适量饮用姜汁糖水或白开水。

（8）初次刮痧以能耐受为度，每个部位刮20次左右，每次刮痧时间以20~25分钟为宜。

（9）两次刮痧时间应间隔5~7日或刮痧处无痛感时再进行，直到患处清平无斑时则病痊愈。

（10）连续刮痧7~10次为1个疗程，间隔10日再进行下一个疗程。

刮痧两个疗程无效时，应改用其他疗法。

5. 巧用补泻手法

刺激时间短、作用浅，对皮肤、肌肉、细胞有兴奋作用的手法为补法；刺激时间长、作用深，对皮肤、肌肉、细胞有抑制作用的手法为泻法。凡作用时间较长的轻刺激手法，能活跃脏腑的生理功能为补法；作用时间较短的重刺激手法，能抑制脏腑生理功能为泻法。操作速度较慢的手法为补法，操作速度较快的手法为泻法。介于补法与泻法之间的手法为平补泻法。凡虚证体质、老年人、小儿、产妇的胃养护与胃病防治，宜用补法；凡实证、热证、体质强壮、青壮年的胃养护与胃病防治，宜用泻法；中等体质、寒热虚实兼证者的胃养护与胃病防治，宜用平补平泻法。

6. 刮痧疗法禁忌证

凡急性传染病、重症心脏病、白血病、血小板减少性疾病，以及皮肤溃烂、瘢痕、痈疮、疖肿、传染性皮肤病，不明原因的包块、年老体弱多病、空腹、妊娠妇女的腹部、女性的面部，禁忌实施刮痧疗法。

7. 刮痧养胃穴位及适应证

运用刮痧疗法养护胃时，要针对实际情况选择补泻手法，以确定用直接刮法和间接刮法，以及施刮的顺序等。

（1）直接刮膈俞、肝俞、膻中穴；点揉或间接刮中脘、内关、呃逆穴。适用于胃失和降，胃气上逆而频繁呃逆者。

（2）直接刮肝俞、脾俞、胃俞穴；点揉天突、中脘、内关、公孙穴；直接刮足三里穴。适用于情志不畅、肝气郁滞，横逆犯胃，忧虑伤脾，脾胃失和所致的恶心呕吐者。

（3）直接刮脾俞、胃俞穴；点揉中脘、天枢穴；间接刮足三里、三阴交穴。适用于脾胃消化功能减弱所致消化不良者。

养胃护胃的药浴疗法

药浴疗法是中医学的内病外治法，是经过千百年实践证明行之有效的防治疾病的方法之一。药浴疗法在中医理论指导下，根据辨证选配相应的中草药，经过煎汤取药物浸液后加工制成中药浴液，进行淋、熏、擦、浸、蒸等洗浴全身或局部，以治疗人体相应部位的疾病。药浴疗法具有简单易行，便于推广，使用安全，不良反应少，作用迅速，效果明显等特点，可用于胃的养护与胃病防治。

1. 药浴方法

药浴的方法多种多样，可根据病情等实际情况和需要选择。用于胃的养护与胃病防治时，常用的药浴方法有以下几种：

（1）沐浴法疏通腠理。沐浴法具有洗浴时间长、沐浴范围大的特点，借浴液的温热之力及药物功效达到温经散寒、疏通腠理作用。煎药的方法有以下两种：一是将药物研碎布包，直接煎取浴液或放于热水中浸泡后沐浴；二是将药物煎汤，对入热水中沐浴。每次沐浴20~30分钟，每日1次，10日为1个疗程。沐浴时其浴液温度以能耐受为度，不可过热，以免烫伤；也不可过凉，以免影响疗效。沐浴房间要保暖，洗浴后及时擦干，冬天宜盖被保暖，注意避风。心功能不全、主动脉瘤、高血压、高热大汗等患者忌用。

（2）熏洗法先熏后蒸。熏洗法是用药物煎汤，趁热采取先熏后蒸的方法。其特点是依靠药液的热力及药物效力，促进机体气血流畅，改善局部营养和全身功能，以达到养护胃和防治胃病的目的。每日2次，每次20~30分钟，10日为1个疗程。

（3）擦洗法活血通络。擦洗法是用药物煎汁擦洗胃脘部的一种药浴方法。其特点是借助药力、热力和摩擦力，作用于胃脘部，而发挥对胃的养护与胃病防治作用。擦洗时将药物浓煎去渣，待药汁温热时擦洗，每日2~3次，每次10分钟，10日为1个疗程。

（4）浸洗法由表及里。浸洗法是将药物煎成汤汁，借助药液的药涤之力和药物直接效力，作用于上腹部，以扶正祛邪，通调血脉，由表及里，调节胃的功能而进行胃的养护与胃病防治。浸洗时将药物煎煮后去渣取液，对水调温洗浴胃脘部，每日1~2次，每次30~60分钟，10日为1个疗程。

（5）足浴法调理脏腑。足浴法是将足浸入药液中进行浴洗的方法。药液浸至踝关节附近为低位足浴，可用脚盆，双足在药液中相互揉搓；药液浸至膝关节附近为高位足浴，宜用水桶浸足。每日1次，每次20~30分钟，10日为1个疗程。人体的五脏六腑在足部有相应的反射区，且有足三阴经的起始点和足三阳经的终止点，故可用于胃的养护与胃病防治。

2. 药浴养胃处方

（1）豆蔻、生姜各50g。豆蔻、生姜加水煎煮取汁1500ml，以擦洗法擦洗腹部（特别是胃脘部），以擦热皮肤为度，每日3次。适用于脾胃虚寒而恶心呕吐者。

（2）附子30g，吴茱萸、生姜各15g。附子、吴茱萸、生姜加入清水适量浸泡30分钟，煎沸10分钟，倒入脚盆，待药液温度适宜时，以足浴法浸脚30分钟，每日2~3次。适用于脾胃虚寒而呕吐者。

（3）芦根300g。芦根用布包，放入热水浴池内，10~20分钟后进入药池内以浸洗法浸泡20分钟，每日1次。适用于胃热而恶心呕吐者。

（4）胡椒20g，黄连、干姜各120g，绿豆1把。上述中药加水煎煮20分钟，煎取药液3000ml，对入凉水至40℃左右，以擦洗法擦洗胸腹部，冷后加温再擦。同时，取部分药液以足浴法浸浴双足，每次30~60分钟，每日1~2次。

（5）清半夏、茯苓各20g，生姜、陈皮各15g。寒邪伤胃者，加吴茱萸

15g、淡干姜10g；热邪内蕴者，加川黄连10g；饮食内停者，加枳壳20g；肝气横逆者，加柴胡、白芍各10g；痰湿内阻者，加胆南星10g。将上述中药加入清水适量，煎取药液倒入脚盆内，以足浴法浸洗双足，浸泡20~30分钟，每日1~2次。适用于恶心、呕吐者。

（6）干姜、川黄连、胡椒、生姜、吴茱萸各20g，附子30g：上述诸药共煎20~30分钟，取药液3000ml，对水至药液温度40℃，以沐浴法沐浴胸腹部，冷后加温再洗，并以足浴法浸洗双足，每日1~2次，1次30~60分钟。适用于胃寒而呕吐者。

养胃护胃的敷脐疗法

（1）厚朴、吴茱萸、半夏、干姜各适量。诸药共研细末，取适量，以开水调糊敷于脐孔内，外用纱布、胶布封贴。3日更换1次，3次为1个疗程。适用于寒湿困脾胃型腹胀者。

（2）黄芩、黄连、天花粉、青黛、莱菔子、枳实、芒硝、甘遂各适量。诸药共研细末，取6g以水调糊敷于脐孔内，外用纱布、胶布封贴。2日换药1次，5次为1个疗程。适用于伤热食者。

（3）栀子、当归、炙甘草、升麻、柴胡、党参、陈皮、白术、黄芪各适量。诸药共研细末，炒热后布包熨于肚脐上，外用胶布固定。隔日1次，7~10日为1个疗程。适用于食积发热者。

（4）红花、桃仁、五灵脂、川芎、当归、厚朴各适量。诸药共研细末，以温开水调糊，敷于脐孔内，外用纱布，胶布固定。3日1次，3次为1个疗程。适用于脘腹胀满者。

（5）厚朴、枳实各等分。肝胃不和者加香附；脾胃不和者加生姜汁。诸药共研细末，用60%乙醇提取有效成分，取适量纳入肚脐，外用胶布固定。7日换药1次，3次为1个疗程。适用于腹胀者。

（6）吴茱萸粗粉末适量。手术后30分钟内以酒调糊敷脐，持续外敷，12小时更换1次。适用于腹部手术后胃肠功能恢复者。

（7）枳壳、厚朴各30g，共研细末。将脐孔皮肤用温水洗净，趁湿填入药末至满，外用胶布或伤湿止痛膏封贴。2日更换1次，7~10次为1个疗程。适用于气滞腹胀者。

（8）党参、白术、炙甘草、半夏、干姜、神曲、厚朴、益智仁、砂仁、木香、香附、陈皮各适量。共研细末，取适量在锅内炒热，填满脐孔，胶布固定。2 日 1 次，7~10 次为 1 个疗程。适用于脾胃虚寒型伤食者。

（9）麝香 0.5g，冰片 3g，葱白 1 把，菜油 200g。将麝香、冰片共研细末，纳入脐孔中，盖以薄纸片、棉球，外用胶布封贴，上放热水袋热熨，每次 30~60 分钟，每日 2~3 次。同时将葱白捣烂，拌入菜油，滤渣取油，蒸去腥味，每次 5~10ml，每日 2~3 次，口服。适用于老年腹胀者。

（10）吴茱萸、小茴香各 10g，干姜 8g，胡椒、乌药各 5g。共研细末，取适量以醋调为糊状，以脐孔为中心将药摊开，上盖纱布或塑料布，以热水袋熨之，10 分钟后稍用力按压腹部，协助胃肠蠕动排气，持续 4~6 小时。若此间敷药干燥，可用醋调后再继续使用。每日 1 次，10 日为 1 个疗程。适用于顽固性腹胀者。

（11）法半夏 3g，研末后以姜汁调成膏贴于脐孔，盖以纱布，胶布固定。适用于寒湿中阻、脘腹胀满者。

（12）猪肝半个，鸡内金、香橼各 9g，砂仁、沉香各 3g，生姜 60g，大蒜 3 瓣。共捣碎，制成饼状贴于脐孔。2 日 1 次，5~10 次为 1 个疗程。适用于腹胀者。

（13）大蒜、蜗牛、皂角刺各适量。共捣烂如泥，贴于脐孔，干后换之。10 日为 1 个疗程。适用于腹胀者。

（14）大黄、乌药、莪术、木香、薄荷各 10g，血竭 5g。共研细末，过 100 目筛；将肚脐及周围皮肤用温水洗净，把药末倒入脐孔并高出肚脐平面，外用麝香壮骨膏封贴，隔 6~8 小时以艾炷灸 1 壮。每日 1 次，7~10 日为 1 个疗程。适用于长期卧床的腹胀者。

（15）巴豆霜、广木香、甘遂各等分。上药共研细末，每次取 5~10g，填入脐孔，盖以纱布，胶布固定。每日 1 次，7~10 日为 1 个疗程。适用于腹胀者。

（16）山楂子、莱菔子、香附、紫苏子、白芥子各适量。上药共研细末，填入脐孔，盖以纱布，胶布固定。每日 1 次，7~10 日为 1 个疗程。适用于腹胀者。

（17）小茴香、羌活、木香、丁香、附子、干姜各 12g，食盐适量。将前 6 味药共研细末，取适量以温开水调糊敷于脐孔，盖以纱布，胶布固定；再将食盐炒热布包，趁热敷熨于肚脐上，冷则再炒后再熨，持续 40 分钟。每日 2~3 次，5~10 日为 1 个疗程。适用于寒邪犯胃时频繁呃逆、胃脘不舒者。

（18）沉香、肉桂、丁香各 15g，食盐、麦麸各适量。将前 3 味药共研细末，脐孔用温水洗净后，填满药末，盖以纱布，胶布固定；再将食盐和麦麸炒热布包，趁热熨于肚脐处，冷则炒热后再熨。每日1~2次，5~10日为1个疗程。适用于脾胃阳虚型呃逆者。

（19）大枣（去核）、大蒜各12g，灶心土30g，生姜3片。共捣烂如膏状，敷于脐孔上，用艾条隔药温和灸30分钟；灸后盖以纱布，胶布固定。每日1次，7~10日为1个疗程。适用于脾胃虚弱型泄泻者。

（20）白术、干姜各30g。共研细末，炒热后分为2份布包，趁热熨于肚脐及胃脘处，外用胶布固定。每日1次，7~10日为1个疗程。适用于脾胃虚弱型泄泻者。

（21）乳香、没药各30g，米粉、陈醋各适量。将乳香、没药共研细末，取6g加入米粉、陈醋混合调成膏状，敷于肚脐，盖以纱布，胶布固定，再用热水袋热熨40分钟。每日1次，7~10日为1个疗程。适用于脾胃虚弱型泄泻者。

（22）五倍子30g，艾叶20g，生姜3片，葱白2根。将五倍子、艾叶共研细末，取适量药末加入生姜、葱白共捣烂如膏，敷于脐孔上，盖以纱布，胶布固定。每日1次，7~10日为1个疗程。适用于脾胃虚弱型泄泻者。

（23）马钱子（去壳生用）6个，枯矾、胡椒各20g，大蒜、米饭各适量。将前3味药共研细末，取适量与大蒜、米饭共捣烂如膏，敷于脐孔内，盖以纱布，胶布固定。每日1次，7~10日为1个疗程。适用于脾胃虚弱型泄泻者。

（24）黄丹、白矾、丁香各适量。共研细末，以温开水调糊敷于脐孔，盖以纱布，胶布固定。2~3日1次，5~10次为1个疗程。适用于脾胃虚弱型泄泻者。

（25）丁香、肉桂各等分，米醋适量。共研细末，以米醋调和成膏状，敷于脐孔及中脘穴。每日1次，10日为1个疗程。适用于胃养护。

（26）桂皮、麝香、丁香、沉香、木香、朱砂、雄黄各0.5g。上药共研细末，以人乳调和为丸，填入脐孔，外用伤湿止痛膏固定。每日1次，10日为1个疗程。适用于胃脘隐隐作痛者。

养胃护胃的敷熨疗法

（1）吴茱萸30g，生姜汁适量。选穴中脘、足三里、神门、劳宫。将吴茱萸研末，每次取3g用姜汁调糊，贴敷于上述1~2个穴，每日换药1次，各穴交替使用。若隔药用艾条灸之，其效更佳。适用于肝气犯胃者。

（2）黑附子、小茴香、广木香、羌活、干姜、母丁香、食盐各等分。诸药共为细末，取药粉15g，撒于5cm²的胶布中间，制备3张，分别贴于中脘、阴都、肾俞穴，上盖纱布，用麦麸炒热布包，轮换热敷上述穴位。适用于胃中寒冷不舒者。

（3）生姜12g，半夏10g。共捣烂，炒热后外敷于胃脘穴及脐中处。适用于胃寒呕吐者。

（4）羌活、附子、茴香、木香、干姜、食盐各适量。诸药混匀布包烘热，熨于上腹部。适用于脘腹虚寒、反吐清水者。

（5）腊树根、瓦上霜、路旁茅草、皂角灰、茶叶各适量。诸药共炒，熨贴于胃脘部。适用于经常呕吐清水者。

（6）吴茱萸、干姜、丁香各50g，小茴香75g，肉桂、生硫黄各30g，栀子70g，胡椒5g，荜茇25g。诸药共研细末，每次取25g加等量面粉调成糊状，外敷于上脘、中脘、下脘三穴或脐部，上盖纱布，胶布固定，以热水袋熨之。每次贴敷3~6小时，每日1~2次。适用于胃脘寒冷作痛者。

（7）干姜15g，胡椒5g，川椒4g。共研细末并炒热后布包，热熨于中脘、天枢穴，每日1剂。适用于脘腹虚寒而呕吐者。

（8）生姜500g。捣烂后布包敷于两侧涌泉穴或两侧内关穴，上置热水袋热熨1~2小时，每日1次。适用于脾胃虚寒而经常恶心呕吐者。

（9）生姜、紫苏、山楂各60g。将生姜捣烂，紫苏、山楂研末，共炒后布包热熨于胃脘部。适用于伤食呕吐、嗳气厌食者。

（10）吴茱萸、生姜、大枣各适量。共制粗末炒热布包，趁热熨于胃脘部。适用于脾胃虚寒者。

（11）净土500~1000g，分成2份装入厚布袋内，扎紧袋口。先将一袋放锅内蒸至烫手，取出后再放另一袋。趁热顺时针方向旋熨胃脘部和自上而下热熨背部1小时，每日2次，两袋交替使用。适用于脾胃虚寒、面白少华、倦怠无力者。

（12）丁香7粒，石菖蒲15g，生姜1块，甘草、食盐各30g。诸药共炒热后布包，热熨于胃脘部。适用于胃脘虚寒性隐痛者。

（13）丁香、木香、草果、砂仁、枳实、莱菔子、麸皮、食盐各适量。诸药共研粗末，在锅内炒热后布包，敷熨于上腹部，冷则再炒后再熨，持续40~60分钟。每日熨2~3次，5~7日为1个疗程。适用于伤冷食而症见脘腹痞闷、嗳气吞酸、厌食者。

（14）莱菔子、枳实、麸皮、食盐各适量。将莱菔子、枳实共研粗末，加入麸皮、食盐，炒热后布包，敷熨于上腹部，冷则再炒后再熨，持续40分钟。每日2~3次，7日为1个疗程。适用于因伤食而导致的脘腹痞闷者。

（15）厚朴、黄连、栀子、枳壳、大黄各适量。诸药共研细末，炒热后布包敷熨于胃脘和肚脐两个部位。3日更换1次，5次为1个疗程。适用于湿热壅滞型脘腹胀满不舒者。

（16）苍术、香附、厚朴、半夏、陈皮、枳壳、神曲、麦芽、山楂、生姜、紫苏、莱菔子、食盐各适量。诸药共研细末，炒热后布包，趁热敷熨于上腹部，冷则再炒后再敷，持续40分钟。每日2~3次，7~10日为1个疗程。适用于伤食者。

（17）厚朴、莱菔子、枳壳、乌药、木香各适量。诸药共研细末，炒热后布包敷熨于脘腹部和肚脐。3日更换1次，5次为1个疗程。适用于气滞型脘腹胀满者。

（18）食盐、生姜、紫苏、麦芽、山楂、神曲、莱菔子、枳壳、香附、陈皮、苍术、半夏、槟榔、厚朴、莪术、三棱、大黄各适量。诸药共研粗末，炒热后布包，趁热敷熨于上腹部，冷则再炒后再熨，持续40分钟。每日2~3次，5~7日为1个疗程。适用于伤食者。

（19）三棱、麦芽、厚朴、神曲、党参各适量。诸药共研细末，炒热后布包敷熨于胃脘部和肚脐。3日更换1次，5次为1个疗程。适用于脾虚型腹胀者。

（20）食盐、黄芩、麸皮、黄连、枳实、天花粉、莱菔子、青黛各适量。诸药共研粗末，在锅内微炒至香气溢出，布包后趁热敷熨于胃脘部，外用胶布固定。每日1次，7~10日为1个疗程。适用于伤热食而脘腹痞闷者。

（21）食盐、麸皮、枳实、莱菔子、草果、砂仁、丁香、木香、巴豆、附子各适量。诸药共研粗末，炒热后布包敷熨于胃脘部，冷则再炒后再熨，持续40~60分钟。每日2~3次，7~10日为1个疗程。适用于伤冷食者。

养胃护胃的指压疗法

指压疗法以中医理论为基础，以经络学说为指导，以针灸取穴原则为依据，以手代针，通过对人体一定部位或相应穴位的掐、压、揉等手法所产生的刺激，可收到舒通经络、调和气血、补虚泻实、散瘀解肌、祛邪除病的效果，适用于胃的养护与胃病防治。

1. 指压的手法

指压手法有掐、压、揉、补、泻等。年老体弱、久病虚弱和儿童等宜用压法，属于补法；体质强壮、青壮年和实证者，宜用掐法，属于泻法；虚实兼杂之证而时轻时重者，宜交替使用掐、压法，属于平补平泻法。揉法大都是在治疗操作结束时，配合应用而起到疏理调整作用。

2. 指压手法要求

（1）压法。用拇指或食指屈曲成尖状的第一指关节压在穴位上，不间断地点压而使力达穴位之中，充分发挥补虚的作用。

（2）掐法。用拇指指甲深深地掐在穴位上，略加用力以增加刺激量，充分发挥泻实的作用。

（3）揉法。用指尖或手掌在穴位上轻柔地按揉，充分发挥调整疏理作用。

（4）点压。用拇指指尖在选定的穴位上稍微用力点压，给予轻松而柔和的刺激，对脾胃虚寒等证有养护作用；用拇指或手掌的重力点压穴位，给予较强的刺激，对肝气犯胃等证有养护作用。

3. 指压操作技巧

运用指压疗法，大都以拇指法按压四肢和背部穴位，以其他指法或以掌代指按压腹部穴位。

（1）拇指法。先将前臂自然弯曲，再将拇指充分伸直，后将拇指指腹或指尖压在穴位上，渐渐加重压力。

（2）四指法。用拇指以外的其余四指的指腹或稍向上的部位，置于相应的穴位上轻轻地施力按压。

（3）叠指法。先将一手拇指弯曲并置于选取的穴位上，再将另一手的拇指按于其上进行适当按压，给予中等度刺激。

（4）施掌力。以手掌代替手指，用适当的力量按压选取的穴位。

4. 指压注意事项

（1）选取穴位莫心急。患者取坐位或卧位，充分暴露局部皮肤，选准穴位，一次宜选取1~3个穴位。

（2）指压时间要适宜。指压时间不宜过长，施掐法和泻法时，每个穴位不超过1.5分钟；施压法和补法时，每个穴位不超过30秒钟。其手法要虚证轻实证重，时间要虚证短实证长。

（3）术者注意勤观察。施术中要随时注意观察患者的面部表情和面色变化，及时询问患者的感觉。若出现异常情况时，可调整手法或改换穴位或中止指压。

（4）经常锻炼腕与指。为使操作手法熟练而不断提高疗效，施术者平时要多练习腕力和指力，以便指压时得心应手，运用自如。

（5）指端圆滑经常洗。施术者要注意修剪指甲，不要过长或过短，保持指甲圆滑，以免过长而刺伤皮肤，过短而影响指压效果。手指要洗净，保持温度，冬天先用温水浸泡双手，手温热后再进行指压。

5. 指压疗法禁忌证

在腹部进行指压时，手法和力度要轻柔，以防压伤内脏；急性传染病、高热及皮肤病患者进行胃的养护与胃病防治时，慎用指压疗法，以免加重病情。

6. 指压选穴与操作

（1）选穴胃俞、脾俞、膻中、翳风。用双手拇指法掐压翳风穴1分钟，其力度以能耐受为度；用拇指法按压胃俞、脾俞、膻中穴，力度稍大一点、时间稍长一些。适用于频繁呃逆者。

（2）选穴中脘、下脘、气海、璇玑、合谷、内关、梁丘、足三里、公孙、照海、太冲。用拇指法掐压合谷、内关穴，以感到明显的酸麻胀感为度，一般掐压3~5分钟；用其他指法按压中脘、下脘、气海、璇玑穴。胃脘隐痛者，指压梁丘穴；脘腹闷胀者，用拇指法掐压足三里、公孙、照海、太冲穴，或用两手拇指沿脊柱两侧轻轻揉动1~2分钟。适用于经常作呕者。

（3）选穴涌泉（左侧）、板门（位于手掌大鱼际平面中点）。先用拇指法按顺时针方向点揉左侧涌泉、板门穴，然后自拇指指腹小横纹起向板门穴推按100次，其手法要刚柔相济。以上动作各做100次（儿童60次）为1遍。每日1遍，10遍为1个疗程。适用于隐隐作呕者。

（4）选穴中脘、内关、足三里。用拇指泻法掐压足三里、内关穴，用其他四指补法按压中脘穴。适用于脘腹闷胀者。

（5）选穴中脘。患者呼气时，术者用拇指法用力按压中脘穴6秒钟，反复5次。适用于嗳气反酸者。

（6）选穴中脘、关元、气海、胃俞、脾俞、肾俞、大肠俞、次髎、足三里、阳陵泉穴及腹部。患者仰卧，术者轻轻按揉其腹部15分钟，在按揉过程中，用指尖重点刺激中脘、关元、气海穴；再改俯卧，双手拇指沿脊柱两侧推揉，重点刺激胃俞、脾俞、肾俞、大肠俞穴，每穴1分钟；然后用拇指法掐压次髎、足三里、阳陵泉穴，每穴30秒。适用于因伤食而脘腹闷胀冷痛者。

（7）选穴中脘、大巨、脾俞、胃俞、肝俞、足三里。用四指法按压中脘、大巨穴，做到按中带揉、揉中带按；用掌力按揉胃俞、脾俞、肝俞穴；用叠指法按压足三里穴。每日1~2次，10日为1个疗程。适用于食欲缺乏者。

（8）选穴中脘、太阳、合谷、内关、三阴交、涌泉。拇指法掐压合谷、内关、三阴交、涌泉穴，再按压太阳穴；其他手指法按压中脘穴。适用于胃功能减弱而食欲缺乏者。

（9）选取第六胸椎右侧、第七胸椎左侧。餐前1小时以拇指法指压以上部位，令患者呼气时强压10秒钟，反复30次。适用于胃功能减弱而食欲缺乏者。

（10）选穴膻中、璇玑、神阙、气海。用因指法按压膻中、璇玑、气海穴各1分钟，以感到酸胀为度；用手掌面着力，紧贴神阙穴做逆时针方向旋转揉动2分钟。适用于腹胀明显者。

养胃护胃的手足按揉疗法

1. 手足按揉疗法特点

中医学认为，手掌与内脏的关系密切，手指的指甲、指腹、指纹、鱼际、掌纹、掌线及色泽等，均从不同的角度传递着人体的生理和病理信息，若内脏有异常情况（如胃病），其信息可在手上表现出来，为医师实施防治措施提供了可靠的依据。足底的特定部位与身体内各脏器之间存在着直接联系，具有人体内脏的反射区，且连接着机体12条经脉中的6条（即胃经、脾经、肾经、肝经、胆经和膀胱经），故内脏疾病（如胃病可在反射区上反映出来），按揉反射区可产生较强刺激作用，从而达到养护胃和防治胃病的目的。

2. 手足按揉选穴与操作

对手足的有关穴位施行按揉等刺激，对养胃护养胃有较好的效果。

（1）选手掌中央近腕横纹处的健理三针区，食指近指根处的三间穴，食指第一指关节处的大肠穴，拇指、食指之间的合谷穴。然后进行穴位按揉或睡前用香烟温灸7~10次，可增强胃的消化能力，改善胃的功能。选穴第二足趾前端的厉兑穴，经常进行按揉或香烟温灸，可增强胃肠蠕动，养胃护胃。选穴第二趾趾腹，给予相应地按揉等刺激，可增强胃的功能。

（2）选手掌大鱼际处的胃、脾、大肠区，对其进行按揉等刺激，对因过度疲劳导致的胃功能低下有较好地养护作用。选第二、三足趾，经常对其进行充分地按揉，可用于夏天过度疲劳、食欲差者的胃养护。选手掌中央处的手心穴、脚底中心处的心包区，对其进行按揉，可解除精神压力。

（3）选第二、三掌骨间的胸腹区，中指指背第二指关节处的中魁穴，对其进行较强地按揉刺激或用香烟温灸，每日7~8次，对胃有较好的养护效果。选第三足趾趾根中点的第三厉兑穴，对其进行按揉或温灸，可抑制胃酸分泌而养护胃。选手掌心处的胃肠点，对其施以刺激或温灸，可增加胃酸分泌，促进胃功能。

（4）选无名指指腹第二指关节的肝穴，对其施以刺激，适用于酒后反胃、恶心者的胃养护。选第二足趾的第二厉兑穴，用回形针进行按压，以感到疼痛为度，对胃有养护作用。选食指的商阳、大肠穴，用掐压的方法使刺激慢慢地向里渗透，适用于食物中毒患者的胃养护。选择内庭穴，对其按揉或温灸，可增强胃的功能而养护胃。选择神门穴，施以刺激或温灸，适用于晕车、晕船而恶心的患者。

养胃护胃的拍打疗法

拍打疗法是运用手掌、掌根、指尖、手指、小鱼际、拳背、拳面等不同部位，按照不同的动作和手形，或者运用拍打工具（如磁疗锤、桑枝棒、黄豆袋、盐袋等），有规律地在人体病变部位、经络穴位上拍打，从而对胃产生养护作用和防治胃病的一种独特疗法。拍打疗法疗效显著，治疗范围广，安全可靠，值得推广和应用。近几年来，拍打疗法有了很大发展，其理论与方法日臻完善，逐步形成了独立而完整的体系，在胃的养护与胃病防治和养生保健方面深受人民群众欢迎。

1. 拍打疗法的作用

（1）改善内脏功能。对人体有良性刺激的击打手法，可通过血管、神经末梢、汗腺、皮脂腺和毛囊等产生生理生化反应，直接或间接地由皮肤向深层组织渗透，经过体液和神经的调节，以达到养护胃和防治胃病的目的。

（2）扶正祛邪的作用。长时间轻柔而缓慢地叩打，具有扶正功能；短时间快速而较重的拍打，具有祛邪作用。

（3）"阴平阳秘"的作用。对体表经络和穴位进行有针对性地拍打，可活跃脏腑、振奋机体，维持内环境稳定，增强内脏的功能，调节阴阳平衡而养护胃和防治胃病。

（4）通畅诸脉的作用。辨证施治，对症拍打，可疏通经络、调和气血，以收到"诸脉皆通，通则病除"的效果。

2. 拍打操作手法

拍打的手法多种多样，可针对胃养护与胃病防治的实际需要选择应用，也可在临床医疗实践中不断总结演变出适合自己的独特新奇手法。目前，用于胃养护与胃病防治的拍打手法主要有以下几种：

（1）拍抓法。用虚掌拍打体表后，五指内屈抓体表肌肤。拍与抓要在一个动作内连续完成，拍时力达掌轮，抓时力达五指端，每拍抓一次略有停顿。用于胸、腹、臂、腿等部位的腧穴。

（2）拳击法。手握空拳，用拳心、拳轮捶击体表或伸直腕用拳背平击体表。操作时力点准确，力度适中，发力快速，捶击平稳有节奏。适用于胸、腹、腰、背、头、臀及四肢等部位的腧穴。

（3）抓拧法。手掌屈指向体表抓击后向外或向内拧扭。抓与拧要在一个动作内完成，抓击时五指里扣，扭拧时抓住体表旋转平稳。适用于肌肉丰厚处的腧穴。

（4）叩击法。用五指指尖或指腹轻轻地打击体表。叩击时如雨点下落，动作幅度不宜太大，力度轻而达指端。适用于头、胸、腹、四肢等部位的腧穴。

（5）点击法。用中指指端点击体表穴位。其动作如鸡啄米，干脆而幅度适中，力达指尖。适用于全身各部位的腧穴。

（6）拍推法。用虚掌拍打体表时，掌随即直线向前推。拍掌推掌要在一个动作内完成，拍触体表时稍加下按之劲，前推用力平稳一致。速度缓慢均匀。适用于胸、腹、腰、背、臀及四肢部位的腧穴。

（7）拍旋法。用虚掌拍打体表时，掌随即向内或向外旋转揉动手掌。拍掌旋掌要在一个动作内完成，拍触体表时稍加下按之力，同时旋转揉动手掌。

适用于胸、腹及四肢部位的腧穴。

（8）点旋法。用中指指端点击体表后，中指向内或向外旋拧。点击旋拧要在一个动作内完成，点触皮肤时，指端稍加力旋拧，用力平稳、力透皮肤。适用于全身各部位腧穴。

（9）拍颤法。用虚掌拍打体表时，前臂和手掌的肌肉强力地静止性用力，产生颤动。拍掌与颤动要在一个动作内完成，掌拍触体表时，加力向下按并颤动，颤动的频率尽量高。适用于胸、腹、腰、背、大腿等部位的腧穴。

（10）侧击法。手指自然松开，腕略背屈，用单手或双手小鱼际部击打体表。击打时以肘为支点，带动腕与掌侧做快速剁击。适用于肩、胸、腹、腰及四肢等部位的腧穴。

（11）拍击法。用掌心、掌背、掌根拍打体表。操作时手指自然并拢，掌指关节微屈，手腕、掌、指放松，平稳而有节奏地拍打。适用于头、胸、肩、背、腰及四肢部位的腧穴。

3. 基本要领

（1）拍打的线路要清晰而有规律，自左向右、从上而下、由前往后、先外后内，按经络循行的路线进行，患者的意念会随着拍打而随附。若东拍一下，西击一下，患者会感到零乱而无所适从，影响拍打疗法的效果。

（2）操作者从头至脚整体上自然放松，做到体、肩、臂、腕、指松弛；两脚自然踏地，分开与肩同宽，身体微微前倾，呼吸自然轻松。拍打时放松各部位，可让患者感觉到操作者的手柔软中空而不僵硬实心。

（3）拍打的频率要合适，速度快慢根据患者的体质和部位确定。例如，拍打胸背部的心脏附近时，不能太快或太慢，以免影响心脏的正常节律而导致患者不适。

（4）拍打时手法的弹性随肌肉的弹性操作，不可生硬地击打。

（5）拍打节奏要有艺术性，响声清脆，节奏明快，悦耳动听，使患者身心放松而得到精神上的抚慰。

（6）根据需要选取经络、腧穴或局部拍打，以收到较好的效果。拍打手阳明大肠经、足阳明胃经、足太阴脾经、手厥阴心包经、任脉的腧穴和腹部可养护胃或防治胃病。

4. 注意事项

（1）操作者要修剪指甲，摘去戒指、手表等硬物，以免划伤患者皮肤，并做到勤洗手，保持清洁，防止交叉感染；拍打时力度适宜，由小到大，循序渐进，随时询问患者的感受。若出现烦躁不安、冷汗、面色苍白、脉搏过快等反应时，应立即停止拍打，让患者平卧，饮一些糖水或淡盐水。

（2）治疗室要保持空气流通清新，温度适宜，不可过冷过热，保证冬暖夏凉。

（3）拍打的局部皮肤可适当用一些润滑剂，避免过度刺激。

（4）拍打前患者尽量排空大小便，着宽松、厚薄适宜的棉质衣服，选好体位，保持心理安静，在轻松的状态下接受拍打；聆听轻音乐，以便能坚持较长时间的拍打。

（5）治疗结束后，让患者稍事休息后再站起来，以免突然站立发生头晕目眩而摔倒等。

（6）有出血性疾病、恶性肿瘤、结核病、骨质疏松、骨折、脱臼、皮肤开放性损伤、皮肤局部感染化脓、急性传染病、精神病、高热、心肝肾等重要脏器损伤、过饥过饱、酒后神志不清者，以及孕妇、年老体弱和病后虚弱者禁忌拍打疗法。

5. 选好穴位巧施拍打

（1）选取主穴神堂、膻中至中脘、足三里、内关、大椎、大杼、膏肓俞、公孙。肝气犯胃而呕酸者，加太冲穴；脾胃虚弱，吐涎，畏寒喜暖者，加脾俞、胃俞穴。用拍抓法或抓拧法拍打大椎、大杼、膏肓俞、神堂等腧穴至潮红；用拳击法拍打脾俞、胃俞穴；用拍推法反复拍打膻中至中脘穴；用叩击法拍打足三里穴；用点击法拍打内关、太冲、公孙穴；用拍推法或拍击法拍打背部数次后结束。每个部位2~3分钟，每日或隔日1次，10次为1个疗程。

（2）选取主穴大椎、大杼、神堂、胃俞、膈俞、膏肓俞、缺盆、膻中、内关。胃寒呃逆者，加中脘穴；阴虚者，加太溪穴；肝郁者，加太冲穴；胃热者，加内庭穴；胃虚者，加气海、足三里穴；痰多者，加丰隆穴。用拍旋法或拍颤法拍打大椎、大杼、神堂、膏肓俞、胃俞、膈俞等穴，至微热和微酸胀；用拍推法从上向下拍打背部至潮红发热；用侧击法或叩击法拍打膻中穴；用点旋法拍打缺盆、内关穴；用点击法拍打辨证所取腧穴后结束。每个部位2~3分钟，每日或隔日1次，10次为1个疗程。

养胃护胃的点穴疗法

点穴疗法不用药物和工具，操作者凭双手在患者的体表穴位上运用一定的手法进行点穴，可达到养护胃和防治胃病的目的。点穴疗法是在中医经络、阴阳、五行等理论指导下，通过临床实践而逐渐成为一种疗法。点穴疗法运用手法和经穴相结合，通过气血、营卫的循环，促进脏腑精气的反应，使先天的支配能力和后天的供给过程达到生理平衡而防治疾病。

1. 点穴方法

点穴手法多种多样，用于胃养护和胃病防治的手法主要有平揉法、压放法和震颤法。

（1）平揉法。"平"是指不许偏斜，保持适当水平；"揉"是指按劲与摩劲相结合的动作。此法具有促进气血循环，补虚泻实，调节阴阳平衡，消积除满的作用。

平揉的面积。一般应掌握在揉指周围3mm左右为揉动圆圈的范围，并结合取穴部位、点穴目的等实际情况灵活确定平揉面积。

平揉的方法。术者以中指指端点压在患者体表穴位上，以拇指指端抵中指内侧第一指关节，再以食指与无名指紧压中指第一指关节的两侧，做辅助中指之势；然后用中指指端在穴位上做圆形平揉，揉的指端面应陷入穴位皮肤之下，不脱离皮肤而成平面揉。平揉1圈为1次，一般揉50~100次，速度以每分钟75次为宜，次数的增减针对病情而定。

平揉的动作。根据患者胖瘦、病程长短确定手法的轻重。体质强壮、患病初期手法宜重；体质瘦弱、病程久者手法宜轻。

平揉的感觉。以患者感到穴位内酸麻或酸困为度。

平揉的补泻。较长时间的缓和平揉，轻手法平揉，顺时针方向平揉，随着经络平揉为补法；短时间急速平揉，重手法平揉，逆时针方向平揉，迎着经络平揉为泻法。

（2）压放法。"压"指的是向下压住，"放"指的是向上放开，两者相互对立又相互结合。以中指指端在穴位上向深部下压，使指端在穴位的皮肤之下，压下即放，放后再压，一压一放为1次，一般压放50~100次，并针对病情增减压放次数。压和放要保持适当的快慢速度，使之均匀而有节奏、适中而有协调性。压在深处，劲在穴位表层。根据病情也可把压放过程延长或缩短，但指端不得离开皮肤。要用指端压而不用指甲或指腹压，以穴位为中心，使力与穴位成垂直线，保证其效果。在手三阳经、足三阴经的穴位上压放，其压劲在穴位中微往上为补法，微往下为泻法；在手三阴经、足三阳经的穴位上压放，其压劲在穴位上微往下为补法，微往上为泻法；压劲在穴位中心为平补平泻法。压放的速度，以每分钟压放70~80次为宜。

（3）震颤法。分为穴位震颤法和腹部震颤法。穴位震颤法是用中指点压在穴位上，垂直压穴位的深处，略停后做轻微地摇振动作，如对足三里等穴进行震颤法点压；腹部震颤法是用手掌按在患者的腹部，如中脘等穴区，按着略停顿后，微微震颤几分钟。

2. 注意事项

（1）术者要修剪指甲，防止刺伤患者皮肤；点穴前洗净双手，撒适量滑石粉。

（2）精神紧张或疲劳者，应休息30分钟后再进行。

（3）过饥过饱，惊恐愤怒、严重心脏病、恶性肿瘤患者禁忌点穴。

（4）饭前、饭后不宜使用重手法；饭后不宜立即点穴，应间隔40分钟。

（5）小儿的皮肤娇嫩，不宜用重手法刺激。

（6）对老年人要有尊重之意，对儿童有爱护之心，对女性要有谨慎态度。

3. 辨证选穴

（1）选穴胃俞、脾俞、膈俞、内关、中脘、气海、足三里、公孙、照海、太冲。点胃俞、脾俞、膈俞穴用补法，可扶正祛邪而解胃之满闷；点内关穴用泻法，可清除胃热；点中脘穴用泻法，点气海用补法，可疏通胃内积滞；点足三里穴用补法，可诱导胃气下降；点公孙穴用泻法可以利湿；点太冲穴用泻法，可以防肝气犯胃；点照海穴，阴虚者用补法可以滋阴利便，实证者用泻法可以通大便。每穴以平揉法、压放法各点100~200次，腹部穴位每穴以震颤法加点50~100次。点穴按自上而下的顺序进行，躯干穴位手法略轻且次数逐渐减少，四肢穴位手法略重且次数逐渐增加。每日或隔日1次，10次为1个疗程。

（2）点内关、隐白、足三里、复溜、神阙、命门、脾俞穴，用补法，以平揉法、压放法各50~70次；以震颤法点天枢、内庭、陷谷、厉兑、解溪、中脘、气海、肾俞、胃俞、通谷、束骨、至阴、昆仑、委中穴；肝气犯胃食欲缺乏者，加点期门穴用泻法，肝俞穴用补法，以疏肝解郁、养胃护胃。顺序为自上而下点穴，躯干穴位手法宜轻，四肢穴位手法略重。每日或隔日1次，7~10次为1个疗程。

养胃护胃的梳头疗法

中医学认为，头为"诸阳之会，百脉之宗"；脑为"元神之府"。人体的十二经脉、奇经八脉大都会合于头部，其穴位约占全身的1/4。这些穴位是刺激点和反应点，与相应的内脏器官有着生理学上的联系，与中枢的功能定位相吻合，是人体健康的晴雨表，为梳头疗法提供了科学依据。梳头疗法是针对患者的症状和体征，运用梳具的物理刺激，使内脏器官在头部特定部位的投影区产生生物信息，不断地传递输入到相关脏腑，对其生物信息加以调节。因此，可用于胃的养护和胃病防治。

梳头疗法以经络全息学说和大脑功能定位学说为理论基础。通过对头部经络全息穴区的梳理活动和感传关系，使头部毛孔开泄，邪气外排，运行气血，畅达经络，补氧祛瘀，振奋阳气，调理脏腑，扶正祛邪，增强免疫力，提高抗病能力，促进新陈代谢，从而达到养护胃和防治胃病的目的。梳头疗法乃自然疗法，安全灵验，方便实用，深受人民群众欢迎。

1. 手法

主要有平梳法、厉梳法、摩梳法、振梳法、面梳法、经气法、拍梳法、揉梳法等。用于胃养护与胃病防治的基本手法主要有以下3种。

（1）平梳法。梳理的面积和按压力小，速度慢，上下左右可做长短不等的线条式梳理，以激发人体正气，活血化瘀。适用于年老体弱、久病者的胃养护与胃病防治。

（2）摩梳法。用梳背、梳角或梳棒按于相应穴带上，以前臂和腕关节做环形有节律的盘旋和摩动，按压力量要适度，以按摩部位发热为宜。适用于胃虚证的养护或胃病初期的防治。

（3）厉梳法。梳理的面积和按压力大，速度快，上下左右可做短距离或长线条的梳理，能迅速疏泄病机，恢复功能。适用于青壮年的胃养护和胃病防治。

2. 补梳泻梳操作方法

运用梳头疗法养护胃和防治胃病时，要针对不同的体质和病情，选择补梳、泻梳和平补平泻梳，其手法根据梳理的力量和速度确定。

（1）补梳法。按压力量轻、速度缓慢，能激发人体正气，使低下的功能恢复旺盛。适用于年老体弱及虚证者的胃养护与胃病防治。

（2）泻梳法。按压的力量重、速度快，能疏泄病邪，使亢进的功能恢复正常。适用于体质强壮者的胃养护与胃病防治。

（3）平补平泻梳法。介于补梳与泻梳之间。适用于虚实夹杂证的胃养护与胃病防治，易被患者所接受。

3. 注意事项

（1）选择梳具。梳子是我国民间的传统手工制品，款式五花八门，各具特色，但用于胃养护与胃病防治时，以水牛角梳为最佳。水牛角味辛、咸，性寒，来源丰富，含有对人体有益的胶质蛋白，具有发散行气、清热解毒、活血化瘀的作用，且光滑、耐用、价廉、易于保存，是梳头疗法养护胃与防治胃病的首选梳具。

（2）注意疗程。梳头疗法分为治疗梳头、保健梳头和美容梳头，进行胃养护与胃病防治主要应用治疗梳头。治疗梳头不使用任何油剂，有严格规范和时间制约，在相应的经穴和全息区实施，其时间一般控制在20分钟，每日1次，10次为1个疗程。

（3）注意禁忌。头颅手术部位，头皮感染、创伤、骨折、溃疡，恶性肿瘤患者，以及孕妇、小儿囟门未闭者等，禁用或慎用梳头疗法。

4. 梳头穴位定位

（1）头部全息治疗穴区

①囟会区。以囟会穴为中心，向前延长1寸，向后延长1.5寸，左右旁开1.5寸至足太阳膀胱经之间的方形区。以囟会穴为界分为前后两区，前为囟会1区，后为囟会2区。梳理囟会1区具有清心养胃、宽胸理气、疏通经络和止痛的作用；梳理囟会2区具有和胃清肠、疏肝利胆、疏通经络和止痛的作用。

②百会1区。以百会穴为中心，向前、后、左、右各延长1.5寸的方形区。其又以百会穴为界分为前后两区，前为百会1区。梳理百会1区具有清利胃肠、升阳固脱、疏通经络和止痛的作用。

③本神区。以本神穴为中心，上下各延长0.5寸，左右旁开1.5寸的方形

区。以本神穴为界分为内外两区，内侧为本神1区。梳理本神1区具有调理脾胃、疏肝利胆的作用。

（2）选择配穴。即耳穴治疗点，如神门、耳中、胃、肝、脾。

（3）选择头部全息穴带区

①额中带。额部正中发际内，自神庭穴向下1寸，左右旁开0.25寸的条带，属督脉。

②额旁2带。瞳孔直上入发际，自头临泣穴向下1寸，左右旁开0.25寸的条带，属足少阳胆经。

③额顶带中1/3。从神庭穴于百会穴的连线。左右旁开0.5寸的条带，将此带分为3等份，选择中1/3，属于督脉。

5. 梳棒按摩疗法

（1）选择额中带、额旁2带（双）、百会1区、囟会1区，配穴耳中、胃、神门。持梳呈90°，将梳齿深触操作部位，用平梳法或摩梳法根据实际情况选择合适的补泻手法，上下来回梳刮，每区3分钟，每分钟60次；用梳棒按摩配穴，每穴2分钟，每分钟60次。每日梳治1次，10日为1个疗程。

（2）选择额旁2带（双）、额顶带中1/3、囟会2区、本神1区（双），配穴胃、肝、脾。持梳呈45°，将梳齿深触操作部位，用厉梳法并选择补泻手法，上下来回梳刮，每区3分钟，每分钟120次；用梳棒按摩配穴，每穴2分钟，每分钟60次。每日梳治1次，10日为1个疗程。

养胃护胃的艾灸疗法

1. 艾灸疗法简介

运用艾灸疗法养护胃和防治胃病，是用艾条或艾炷，放在人体某一部位或穴位上，借助艾燃烧发出的特有气味与红外线的刺激，产生温通经络、消瘀散结、行气活血、祛湿散寒、养胃护胃、防治胃病、温补中气、回阳固脱、保健强身、益寿延年的作用。

2. 灸法种类与应用

包括艾炷灸、艾条灸、温针灸、温灸器灸及其他灸法，用于胃的养护和胃病防治时常使用艾炷灸和艾条灸。

（1）艾炷灸方法。将纯净的艾绒放在平板上，用手指搓捏成圆锥状：大者如半截橄榄，中等者如半截枣核，小者如麦粒。应用艾灸疗法养护胃和防治胃病时，每燃烧1枚艾炷即为1壮。艾炷灸分为直接灸和间接灸两种。

①直接灸是将艾炷直接放在皮肤上施灸。针对灸治的作用不同可分为化脓灸（即瘢痕灸）、非化脓灸（即无瘢痕灸）。用于胃的养护和胃病防治时，常用非化脓灸。即将施灸部位涂敷凡士林油以增加黏附度，安放小艾炷点燃，燃剩至2/5，被灸者感到灼热时用镊子夹去，更换艾炷续灸，以局部皮肤充血、红晕为度，灸后局部不留瘢痕。

②间接灸又称间隔灸、隔物灸和药物灸。即在施了灸的皮肤与艾炷之间垫上对机体有不同养生保健和防病治病作用的物质隔开灸治。其名称因间隔的物质不同而异。

隔蓖麻仁灸。将蓖麻仁去壳捣烂如泥，贴敷于腧穴上，上放艾炷灸之。具有固脱补气、消肿排毒、养护胃和防治胃病的作用。

隔甘遂灸。将甘遂研为细末，以醋或水调为饼，中心用针穿数孔，放于腧穴上，以艾炷灸之。具有逐水饮、破积聚的功效。

隔附子饼灸。将附子研为细末，以黄酒调和成饼，直径2~3cm，厚0.3~0.5cm，中间以针刺数孔，置于腧穴上，以艾炷灸之。具有补虚壮阳、除湿止痛、温中散寒的功效。

隔豆豉饼灸。将豆豉研为细末，用黄酒调成厚0.6~0.9cm的豉饼，中间以针穿数孔，置于腧穴上，以大艾炷灸之。具有散泻毒邪、消结除瘀的功效。

隔生姜灸。将鲜生姜切成直径约2cm、厚0.2~0.3cm的薄片，中间以针刺数孔，置于腧穴上，以艾炷灸之。具有发散风寒、温中暖胃、促进消化之功效。

（2）艾条灸的方法。将24g艾绒平铺在长26cm、宽20cm，质地柔软、疏松、坚韧的桑皮纸上，卷成直径1.5cm圆柱形艾条，越紧越好，用胶水封口。若在艾绒中掺入肉桂、丁香、细辛、乳香等药物粉末，称为药条。用于胃的养护与胃病防治的艾条灸主要有：

①雀啄灸。将艾条一端点燃，与施灸部位无固定距离，像麻雀啄食一样上下来回移动，使局部产生温热感觉，至皮肤出现红晕为止。

②温和灸。艾条点燃端对准施灸部位或腧穴2~3cm进行熏烤，使局部有

温热而无灼痛感，每部位3~5分钟，至皮肤稍起红晕为度。

③回旋灸。艾条燃着端对准施灸部位小范围旋转熨熏，温热作用比较集中，至局部红晕为宜，故又称熨灸。

3. 灸法补泻

（1）泻法。将艾点燃后，不断吹火助其尽快燃烧，让艾热迅速传至体内，火力壮而短促，灸后不按压施灸部位，使体内的蕴热之邪随艾火之热迅速发散而起消散作用。艾条雀啄灸、回旋灸，艾炷隔甘遂灸、隔豉饼灸等均属于泻法。泻法具有镇静、止痛、促进正常的抑制作用。适用于胃有实热者的胃养护与胃病防治。

（2）补法。将艾点燃后，使其热慢慢传入体内，缓缓透入深层，待其灸火自灭时迅速按压施灸部位，令真气聚而不散，补其不足而温阳祛寒、补虚起陷。艾条温和灸，艾炷隔附子饼灸、隔蓖麻仁灸等属于补法。补法可调节生理功能，促进正常兴奋，解除过度抑制。适用于脾胃虚寒者的胃养护与胃病防治。

（3）平补平泻。艾灸的泻法和补法交替应用，适用于脾胃虚实寒热嘈杂者的胃养护与胃病防治。

4. 注意事项

（1）注意施灸的体位。施灸体位宜舒适，视情况选择仰卧、俯卧、侧卧、坐位等。多穴多壮施灸时，可在皮肤上用彩笔做标记，切勿移动体位，以防艾炷安放不平，火力不集中，热力不能深透肌肤而影响疗效。

（2）注意施灸量的大小。直接灸以小艾炷或中艾炷为宜，间接灸可用大艾炷或中艾炷；初病及体质强壮者艾炷宜大，壮数宜多；久病体虚、妇幼、老年人艾炷宜小，壮数宜少；头面部、四肢末端皮肉浅薄处宜少灸；臀部及腹部等肌肉丰厚处宜多灸。

（3）注意施灸的顺序。采取从上至下，先头身后四肢，先背后腹的顺序施灸。

（4）注意灸疱的处理。局部出现小疱不要擦破，可任其自行吸收；水疱较大时可用乙醇消毒，细针刺破，放出液体后进行消毒。灸后应注意消毒，有痒感时切勿抓擦，不慎擦破时要消毒包扎，以防感染化脓溃烂；隔物灸时，要防止过量而发生灸疱。

（5）注意施灸的不良反应。施灸过程中出现心慌气短、头晕眼花时，应立即停止，让患者卧床休息，适量饮水，轻掐内关穴，饥饿所致者可给予甜食。神经衰弱及体弱者，施灸的火力宜小，以防发生昏厥。因体位不适，火力过猛，肌肉痉挛而发生岔气疼痛时，可做牵拉其上肢、推压后背等运动，以减轻疼痛。

（6）注意施灸的禁忌证。阴虚发热，咯血，呕血，遗精多梦，心悸怔忡，高热神昏者应谨慎施灸；颜面、心脏、大血管，以及妊娠妇女的腹部、腰部、乳头、会阴等部位不宜施灸；风雨雷电，奇寒酷暑，过度疲劳，饥饿，醉酒，大渴，大汗淋漓及妇女月经期禁忌施灸。

5. 艾灸养胃要注意辨证

运用艾灸疗法对胃进行养护时，要按照中医理论辨证施灸，以增强灸疗养胃的针对性。

（1）泻法施灸养护胃。外邪犯胃者，选穴中脘、内关、足三里。偏寒邪者，加合谷、外关穴；偏热邪者，加大椎、曲池穴。饮食伤胃者，选穴下脘、璇玑、足三里、腹结、内庭。胃火上逆者，选穴天突、足三里、内关、膈俞、合谷、曲池、内庭。肝气犯胃者，选穴足三里、膈俞、内关、天突、太冲、神门。情志所伤者，选穴上脘、足三里、内关、太冲、阳陵泉。艾灸均用泻法，对穴位有较强的刺激。若用艾炷灸，用口吹火，每穴每次2~10壮；若用艾条灸，可用雀啄灸或回旋灸；若用隔物灸，可用隔甘遂灸、隔豉饼灸或隔生姜灸等。每日艾灸2~3次，10~30日为1个疗程。

（2）补法施灸养护胃。寒气犯胃者，选穴内关、足三里、天突、膈俞、中脘、膻中；脾胃虚弱者，选穴足三里、内关、天突、膈俞、中脘、气海、胃俞、脾俞。艾灸均用补法，对穴位的刺激相对较小。若用艾炷灸，任其自然燃烧，每穴每次2~7壮；若用艾条灸，可用温和灸；若用隔物灸，可用隔附子饼灸或隔蓖麻仁灸。每日艾灸1次，10~30日为1个疗程。

（3）平补平泻法施灸养护胃。胃阴亏虚者，选穴膈俞、内关、足三里、天突、三阴交、太溪；忧思伤脾者，选穴天突、中脘、膻中、内关、足三里、三阴交；胃虚弱而气短者，选穴章门、中脘、内关、足三里、丰隆、公孙。艾灸均用平补平泻法，对穴位有一定的刺激感，以产生治疗效果。每日灸1~2次，每穴每次3~10分钟，10~15日为1个疗程。

（4）经验施灸养护胃。胃脘部经常隐隐作痛时，可选择以下经验施灸方法养护胃。

①选穴胃俞、脾俞、中脘、足三里。胃酸过多者，加巨阙、阳陵泉、膈俞穴。艾炷直接灸法，每穴每次5~7壮，隔日1次，10次为1个疗程。

②选穴膏肓俞（双）、厥阴俞（双）、肾俞（双）、足三里（双）、膻中、三间、中脘。将穴位分为2组，每次5穴。艾炷直接灸法，每穴3壮，每日1次，10日为1个疗程。

③选穴神阙、足三里、内关、气海、天枢、中脘。每次选3穴，艾炷直接灸法，每穴每次5~20壮，每日或隔日1次，10次为1个疗程。

④选穴梁门、脾俞、胃俞、足三里、中脘。肝气犯胃者，加太冲穴；瘀血阻络者，加内关穴；便溏者，加天枢穴。艾条温和灸法，每穴每次10~15分钟，每日1次，7日为1个疗程。

⑤选穴胃俞、脾俞、神阙、内关、足三里、天枢、气海、中脘。每次选2~5穴，艾条雀啄灸法或回旋灸法，每穴每次10~20分钟，每日1~2次，5~10次为1个疗程，疗程间隔3~5日。

⑥选穴足三里、中脘、梁门。艾条温和灸法，每穴每次3~5分钟，每日1次，10日为1个疗程。

⑦选穴胃俞、脾俞、中脘、内关、足三里。艾条温和灸法，每穴每次灸3~5分钟，每日1次，10日为1个疗程。

⑧选穴关元、足三里、胃俞、脾俞、神阙、天枢、中脘、上脘。每日选2~4穴，艾条温和灸法，每穴每次灸10~20分钟，每日1次，10日为1个疗程。

⑨选取主穴神阙、足三里、内关、三间、天枢、中脘；配穴上脘、肾俞、肝俞、胃俞、脾俞穴。每次选3~5穴，艾条温和灸法，每穴每次灸10~15分钟，每日1次，5~7次为1个疗程，疗程间隔2~3日。

⑩选取主穴神阙、中脘、天枢、足三里、气海、内关；配穴关元、上脘、胃俞、脾俞。每次选穴2~4个，艾炷隔生姜灸法，每穴每次灸5~7壮，每日1~2次，5~10日为1个疗程。

⑪选穴神阙。施灸时令患者仰卧露腹，细盐经锅炒制后，均匀铺于神阙穴，厚0.3cm、直径2~3cm，上置艾炷点燃拖灸，局部有温热感时，以汤匙压其火，防止艾火过旺，压火时也不可过猛，避免烫伤。此时，脐部温热感向腹中扩散。每次灸1~5壮，每日1次，10日为1个疗程。

养胃护胃的针刺疗法

1. 取穴合理，提高疗效

运用针刺疗法进行胃的养护与胃病防治，必须选择适宜的穴位，组成科学合理的针刺配穴处方，才能取得较好的效果。

（1）循经取穴。指的是某一经上的脏腑发生病变时或对某脏腑进行养护时，循该经路线，取肘、膝以下的腧穴针刺。例如，胃的养护与胃病防治取内庭、足三里穴等。

（2）局部取穴。指的是何处有病在何处取穴，既可治疗局部的体表疾病，又可养护局部深处的脏腑和防治该脏腑疾病。例如，胃的养护与胃病防治取中脘穴等。

（3）对称取穴。指的是在与病变相对称的部位或经脉上取穴。或上病在下取穴、下病在上取穴，前病在后取穴、后病在前取穴。例如，胃的养护与胃病防治取胃俞、太冲穴等。

（4）经验取穴。指的是根据历代名医之心得和经验取穴，其特点是针刺某穴位时有卓效。

（5）邻近取穴。指的是在脏腑或病变部位邻近，或邻近自经或邻近其他经上取穴。例如，胃的养护与胃病防治取气海、关元、天枢等穴。

2. 针刺补泻，掌握技巧

中医学认为："实则泻之，虚则补之。"针刺手法有补法、泻法和平补平泻法。强刺激手法为泻法，可祛除病邪，恢复正常生理状态，适用于体力强壮者的胃养护和胃病属实或气滞血瘀型的患者；轻刺激手法为补法，可使人体的防御功能增强或恢复，适用于体质虚弱者的胃养护和胃病属脾胃虚弱型的患者；平补平泻法手法介于泻法与补法之间，或泻补二法交替使用，适用于中等体质者的胃养护和寒热虚实不明显及寒热夹杂、虚实互见的胃病防治。

（1）捻转补泻法。针刺得气后，将针捻转，拇指偏重向前多捻转为补法，拇指偏重向后多捻转为泻法。

（2）提插补泻法。针刺得气后，将针身上下提插，先浅后深。轻插重提为补法，重插轻提为泻法。

（3）平补平泻法。针刺得气后，用拇、食二指均匀地捻转或上下同等指力提插，这是针刺时最常用的一种手法。针刺施行补、泻手法后大都暂时不起针，使针停留在穴位内一定时间后再起针，叫做留针。

3. 谨慎针刺，不良反应小

（1）对第一次接受针刺治疗的患者，要讲清注意事项，疏导患者的紧张情绪，使其与医师密切配合，防止晕针；对体质虚弱或有晕针史的患者，要采取卧位；针刺过程中患者出现头晕、眼花、出汗时，应按晕针处置。

（2）针对针刺部位让患者选择舒适的体位，使其姿势自然，坚持时间长，防止中途移动体位，避免不良反应。例如，针刺头面部、腹部和四肢的穴位，要采取仰卧位；针刺背部和下肢后面的穴位，要采取俯卧位；针刺大腿内侧的穴位，要采取侧卧位；针刺头面部和四肢的穴位，可采取坐位或仰靠坐位等。

（3）选穴是针刺前的重要程序，因此要选准穴位。要采取"按摩抓切"的方法寻找穴位，即用左手食指或拇指在应刺部位微微按摩抓切，探寻骨隙，并询问患者是否有酸麻胀感，若有则为此穴，然后用指甲在穴位上轻轻划"十"字做标记。

（4）针刺前检查针体有无弯钩、生锈和针尖损伤；若针体完好无损，针尖尖而不挂刺、圆而不钝时，方可使用。

（5）针刺前，医师要洗净双手，用乙醇棉球擦拭手指；针具最好选用一次性针，或专针专用，或高压消毒，或75%乙醇浸泡15分钟，或煮沸20分钟左右；穴位局部用乙醇棉球消毒，防止感染。

（6）小儿宜浅刺不留针，一般刺入6~10mm即可。

（7）针刺部位发生肌肉痉挛和皮肤紧张时，切不可强力刺入，可先进行局部按摩，待缓解后再缓慢针刺，以免发生剧烈疼痛或致弯针。

（8）针刺要穴时要慎重，特别是心、脑、大血管周围的穴位，避免发生意外。

4. 辨证施针，养胃护胃

应用针刺疗法养护胃时，要根据被针刺者的体质强弱和胃功能状况辨证施针，以增强其针对性。

（1）选穴中脘、内关、足三里。嗳气、胃灼热者，加阳陵泉、期门穴；反酸者，加公孙穴；胃脘隐痛者，加胃俞、脾俞、章门穴。常规针刺用平补平泻法，留针15~30分钟，每日1次，7~10日为1个疗程。

（2）选穴内关（男左女右）。毫针针刺，吸气时进针，深达0.5寸，提出0.3寸；然后令患者吸气，再进针0.5寸。如此进退3次，留针10~15分钟，每日1次，7~10次为1个疗程。

（3）选穴阴都、中脘。毫针直刺阴都穴0.3寸、中脘穴0.5寸，用平补平泻手法，留针1~2小时，每日1次，连刺3~5次。

（4）选穴间使（双）、中脘、足三里（双）。毫针刺间使穴，向上方斜进针1寸；直刺中脘穴1寸；向下方斜刺足三里穴1寸，用平补平泻手法，留针40分钟，每日1次，7~10日为1个疗程。

（5）选穴中脘、内关（双）、公孙（双）。毫针直刺3穴各1寸，用捻转、提插泻法，留针30分钟，隔日1次，5次为1个疗程。

（6）选穴胃俞、内关、公孙、阴陵泉。常规针刺用补法，每日1次，5~10日为1个疗程。

（7）选穴中脘、合谷、内庭、足三里。常规针刺用泻法，每日1次，5~10日为1个疗程。

（8）选穴两组。第一组中脘、阳陵泉、内关、足三里；第二组中脘、合谷、足三里、行间。两组穴交替针刺，用泻法，留针20分钟，每日1次，10~15日为1个疗程。适用于肝气犯胃者的胃养护。

（9）选穴两组。第一组胃俞、脾俞、肝俞；第二组中脘、章门、内关、足三里。两组穴交替针刺，用补法，留针30分钟，每日1次，10~15日为1个疗程。

（10）选穴两组。第一组中脘、气海、天枢、足三里；第二组中脘、内关、公孙。两组穴交替针刺，用平补平泻法，留针20~30分钟，每日1次，5~10日为1个疗程。适用于饮食积滞、脘腹闷胀者的胃养护。

（11）选穴合谷、足三里。痛在脐上者，加中脘、梁门穴；痛在脐下者，加中极、关元穴；痛在脐周者，加气海、天枢穴；痛在侧腹者，加阳陵泉穴；时痛时止者，加胃俞、脾俞穴。常规针刺平补平泻法，留针20~30分钟，每日1次，5~10日为1个疗程。

养胃护胃的电针疗法

电针疗法是在中医学理论指导下，将毫针针刺作用与电刺激的生理效应相结合，作用于人体的经络腧穴，以达到养护胃和防治胃病的目的。

1. 电针治疗的注意事项

（1）治疗前要向患者说明通电后会产生肌肉收缩及麻胀和颤抖感，使其有心理准备而配合治疗。

（2）检查电针仪是否正常，治疗后要将输出调节开关等全部退至零位置，随后关闭电源，撤去导线。

（3）电针刺激强度要从小到大逐渐加强，以免发生晕厥、弯针和断针现象。

（4）曾经作为温针使用过的毫针，针柄表面大都氧化而导电不良；有的毫针柄用铝丝绕制，经氧化成金黄色，影响导电性能。这两种毫针最好不用，若使用时可将输出电极夹在针体上。

（5）使用电针仪时，要防止输出线路相重叠而短路；更换电池时正负极不可倒置，防止损坏仪器。

（6）若电针仪输出电流时断时续时，往往是输出部分发生故障或导线根部有断损，应修好后再用。

（7）刺激强度以患者能耐受为度，并注意观察患者的反应，防止晕针。

（8）醉酒、饥饿、过饱、恼怒、疲劳时不宜用电针疗法。

（9）重要脏器、大血管附近不宜用电针，以免刺伤内脏或血管而引起大出血；延髓、心前区附近及胸背部穴位应慎用或禁用电针，以防诱发癫痫、心搏、呼吸骤停。

（10）恶性肿瘤、败血症、安装心脏起搏器者、过于恐惧而有晕针史者、严重心脏病患者，以及孕妇禁用电针，防止发生意外。

将毫针刺入穴位以手法获得针感后，电针仪的输出线正负极要分别接在两根针的针柄或针体上。

①将两个电极连接于两侧同经同名穴位上（如两侧足三里穴），称为异侧接极。

②将输出的电极连接于身体的同侧，这种接极形式多为异经异穴接极，如一极连接右侧足三里穴，一极连接右侧内关穴。在胸背部及延髓部位的穴位上使用电针时，不可将两电极横跨接在脊背两侧，以确保治疗安全。

③若所刺针数较多时，可分为两组，每组针用裸导线并连后再接电极。

2. 电针疗法养胃

运用电针疗法养护胃，主要适用于肝气犯胃、胃失和降、胃阴受损和脾胃虚弱、胃胀等证，具有较好的作用。

（1）选穴内关、中脘、足三里。毫针针刺得气后接电针仪，用疏密波，强度以患者能耐受为度，时间为3~12分钟，每日1次，7~10次为1个疗程。

（2）选穴巨阙透下脘、不容透太乙。用5~6寸毫针，按照巨阙透下脘、不容透太乙的操作方法，以25°刺入穴位皮下，得气后接电针仪，正极接不容穴，负极接巨阙穴，用疏密波，频率为每分钟14~26次，强度以患者能耐受为度。巨阙透下脘穴每日皆针，不容透太乙穴左右交替，每次20~30分钟，10~15次为1个疗程。

（3）选穴内关、间使、中脘、膻中、公孙、太冲，每次选用2~3穴，针刺后接电针仪，用疏密波，中度电刺激，每次10~15分钟，7~10次为1个疗程。

（4）选耳穴主穴为胃、神门、交感、皮质下、耳中，配穴为枕、颈椎、肝、脾。先从胃穴开始找出各主穴的敏感点，配穴随证选1~2穴；针刺后接电针仪，虚证用断续波10~15分钟，实证用连续波30~60分钟，每日或隔日1次，10次为1个疗程。

（5）选体穴内关、足三里、攒竹，耳穴膈、胃。用25mm毫针直刺双耳膈、胃穴，捻转1分钟；内关、足三里、攒竹穴针刺得气后，接电针仪，用连续波刺激以患者舒适为度；同侧内关与足三里穴，双侧攒竹穴各接1对电极，留针30分钟，隔日1次，7~10次为1个疗程。

（6）选穴中渚、内关、中脘、足三里。每次选一侧穴位，交替使用，快速进针后接电针仪，用密波，强度以患者能耐受为度，每次30分钟，每日1次，3~7次为1个疗程。

（7）选穴内关、足三里、四缝。垂直针刺内关、足三里穴，得气后接电针仪，每对电极接于双侧同名穴位上，用连续波低频率刺激，强度以患者能耐受为度，留针30分钟；四缝穴用三棱针点刺一侧，挤出血液或浅黄色黏液。每日1次，3~7次为1个疗程。

（8）选耳穴胃、脾、皮质下、神门、交感、膈。针刺后用低频电流，频率为200Hz，每次30~60分钟，每日1次，7次为1个疗程。

养胃护胃的水针疗法

水针疗法又称"药物穴位注射疗法"，是在腧穴内注入相应药物，利用针刺和药物对经络、腧穴的刺激所产生的效应进行胃养护与胃病防治。水针疗法具有操作方便，所用器具简单，效果明显，经济安全的特点。该疗法能疏通经络，平衡阴阳，调节人体脏腑气血，使病理状态恢复正常。

1. 取穴原则

（1）远部取穴。选取距离疾病所在脏腑较远部位的腧穴，尤其是在四肢肘、膝以下部位的腧穴进行注射，即以经脉循行为依据，在相关经络循行的路线上选取远离病灶处的腧穴，如胃养护与胃病防治时选取足三里、内关等穴。

（2）局部取穴。选取疾病所在部位或邻近部位的腧穴，如胃养护与胃病防治时选取上脘、中脘、下脘等穴。

（3）随证取穴。针对疾病的症状或病因病机选取腧穴，又称经验选穴，如胃养护与胃病防治时取肝俞、脾俞等穴。

2. 药物选择

在临床上，除对组织刺激性很强的药物外，凡能用于肌内注射的药物，均可用于穴位注射。因此，医师应针对患者的病情，结合药物的作用，在没有药物禁忌的情况下选择应用。运用水针疗法养护胃与防治胃病时，常用的药物有以下几种：

（1）维生素 B_1 注射液能维持胃的正常功能，增强胃的消化吸收能力，每次50~100mg，儿童用量按每千克体重计算（下同）。

（2）维生素 B_6 注射液能调节胃肠系统的神经功能，具有解毒止呕作用，每次25~50mg。

（3）维生素 B_2 注射液能维护和营养胃神经，每次50~500μg。

（4）甲氧氯普胺（胃复安）增强胃的运动，促进胃的排空，每次10~20ml。

（5）香丹注射液由丹参、降香提取制成。有理气活血、化瘀通络的功效，每次2~4ml。

（6）丹参注射液由丹参提取制成。能改善局部血液循环，保护细胞组织，每次2~4ml。

（7）生脉注射液由红参、麦冬、五味子提取制成。具有益气养阴的作用，每次2~4ml。

（8）阿托品注射液可解除胃平滑肌痉挛，具有止痛作用，每次0.5mg。

（9）0.25%~0.5%普鲁卡因注射液可增强治疗效果，每次40mg。

（10）山莨菪碱注射液能较好地改善胃的血液循环，每次5~10mg。

（11）异丙嗪注射液具有安定中枢神经的作用，每次12.5~50mg。

（12）5%~10%葡萄糖注射液供给能量，补充液体，每次5~20ml。

（13）生理盐水补充液体，稀释药物，每次5~10ml。

（14）注射用水对穴位有较强的刺激作用，每次0.5~1ml。

3. 操作方法

注射时，要根据注射药物剂量的大小和针刺的深度，选择不同型号的注射器及针头。

（1）注射方法。选择合适的体位，局部常规消毒后，应用无痛快速进针法将针刺入皮下；然后缓慢提插捻转，出现酸、麻、胀等针感后，回抽无回血即可注入药液。注射时以中速为宜，对年大体弱者应缓慢推注给予轻刺激，年轻体壮者应快速推注给予强刺激。出针后用消毒棉签压迫片刻。

（2）进针方向与深度。体形瘦弱或小儿，以及头面、四肢末端和背部等皮肤薄、肌肉少处的腧穴注射宜浅；体强形胖或四肢肘、膝以上部位的腧穴注射宜深。

（3）补泻手法。进针朝向病变所在部位刺入或顺经络方向刺入为补法；进针朝向病变远处方向刺入或逆经络方向刺入为泻法。

（4）药物剂量。头面部腧穴一次注入量为0.1~0.5ml，肌肉丰厚处及四肢的腧穴一次注入量为1~4ml；刺激性较小的药物（如生理盐水等）用量较大，刺激性较大的药物用量较小。

4. 注意事项

（1）注射前应向患者介绍治疗特点和注射后的反应，如局部酸胀感、8小时内可有轻度不适等。

（2）注意药物的性能、药理作用、剂量、配伍禁忌、有效期、药液有无沉淀变质等情况，以免引起不良反应。

（3）严格无菌操作，防止感染。腧穴局部有感染或皮肤病者不宜进行水针疗法。

（4）关节腔内不宜进行水针疗法，以免导致关节红、肿、热、痛等炎性反应。

（5）注射时要避开大血管和神经干。

（6）孕妇的下腹部、腰骶部及三阴交、合谷等腧穴不宜进行水针疗法，以免引起流产；年老体弱者选穴宜少，药量宜小；胸背部腧穴注射不可过深，以防损伤内脏。

5. 选穴组方

（1）选穴中脘、内关、公孙、足三里。胃寒者，加胃俞穴；胃热者，加内庭、曲池穴；痰饮者，加丰隆穴；食滞者，加梁门、天枢穴；肝郁者，加太冲、阳陵泉穴；脾胃虚寒者，加胃俞、脾俞穴。选择维生素 B_1 注射液、维生素 B_6 注射液、维生素 B_{12} 注射液和甲氧氯普胺注射液。每次取穴 3~4 个，每穴注射 0.5~1ml，用补法。每日 1~2 次，10 次为 1 个疗程。

（2）选穴胃俞、中脘、足三里、内关。选择生理盐水、维生素 B_6 注射液、山莨菪碱注射液、甲氧氯普胺注射液、5%~10% 葡萄糖注射液。每穴注射 0.5~2ml，用补法。每日或隔日 1 次，7~10 次为 1 个疗程。

（3）选穴中脘、天突、膻中、内关、足三里、膈俞、胃俞、脾俞。选择维生素 B_1 注射液、维生素 B_6 注射液、山莨菪碱注射液、异丙嗪和普鲁卡因注射液。每次取穴 2~3 个，每穴注射 0.5ml，用补法，每日 1 次，10 次为 1 个疗程。

养胃护胃的耳针疗法

耳针疗法是运用针刺或其他方法刺激耳郭相应穴位，以调理胃肠功能，达到养胃护胃和防治胃病的目的。其特点是操作方便，奏效快，疗效高，不良反应小，经济安全等。

1. 选穴原则

（1）按脏腑辨证取穴。即针对脏腑生理功能和病理反应取穴。

（2）按经络辨证取穴。根据经络循行及症候选穴。

（3）按临床经验取穴。在临床实践中发现，有些耳穴具有特殊功能，或具有治疗本部位以外疾病的作用，如胃养护时针"皮质下"和"肝"穴。

（4）按相应部位取穴。罹患胃病时，在耳郭的相应部位上有敏感点，这是耳针的首选穴位，如胃下垂时的"下垂点"。

（5）按西医学理论取穴。耳穴中的某些穴位是西医学解剖部位或生理功能的对应点，如胃养护时选取耳穴"胃"。

2. 耳穴探查寻找病点

耳针取穴时，应先探查穴位，寻找最敏感的耳针点。

（1）电测法。无病耳穴电阻为5000~10000KΩ；与胃病相关的耳穴电阻在20~500KΩ，此为"良导点"，可作为耳针的治疗点。

（2）观察法。在胃病患者耳穴的相应部位若有变形、变色、丘疹、结节、凹陷、充血或脱屑等阳性反应，即为耳针的治疗点。

（3）按压法。在病变相应部位用探针、火柴头或毫针针尾等物品，用轻、慢、匀的压力寻找压痛点，压痛最明显的点为耳针治疗穴位。痛但能忍受为"+"；痛并出现皱眉、眨眼等表示轻痛反应为"++"；不能忍受的剧痛，躲闪、出汗等表示强痛反应为"+++"，即为养护胃与胃病防治之穴。

3. 针刺方法

耳针的针刺方法有毫针法、刺血法、埋针法、电针法和穴位注射法等。

（1）毫针法。选用0.5~1寸的不锈钢针，施术者的一手拇、食指固定耳郭，中指托住针刺部位的耳背，用另一手进行。其深度应视耳郭局部的厚度需要灵活掌握，一般刺入皮肤抵达耳软骨的表面，毫针能站立不摇晃即可；也可再进针，穿过耳软骨，以不透过对侧皮肤为度。刺入后以局部针感强烈为准，若无针感时应调整针尖方向，留针20~30分钟。胃溃疡、胃下垂患者留针时间可适当延长，小儿及老年人可不留针。留针期间，每隔5~10分钟行针1次；出针后用消毒棉球压迫针孔，以免出血。

（2）刺血法。先用手捏揉耳郭，使之充血，消毒后用一手固定耳郭，另一手持三棱针对准穴位迅速刺入2mm深，挤压周围耳郭，令其出血3~5滴，再用消毒干棉球按压针孔，保持清洁，以防感染。

（3）埋针法。用镊子夹住消毒的皮内针（圆钉形）的针柄，轻轻刺入所选耳穴的皮内，用胶布固定。埋针时间一般为1~5日，最长不超过7日，夏季不超过1日。留针期间，患者每日自行按压埋针处数次；埋针局部不要水洗，以免感染。若局部胀痛不适时，应查明原因；若出现红、肿、热、痛等炎性反应，应中止埋针并进行抗炎处理。

（4）电针法。在毫针针刺的基础上，用电针仪通以电流10~20分钟，最长不超过1小时。其优点是易于掌握刺激量，可出现手捻针柄所达不到的刺激效果。缺点是进针浅，易被导线坠掉，必须将导线绕耳郭1周再接在针柄上。

（5）耳穴注射法。选用易于吸收、无刺激性的药物，如生理盐水、维生素B_1、普鲁卡因等小剂量注入耳穴，以取得养护胃与胃病防治的效果。先常规消毒后，施术者一手固定耳郭并把局部皮肤绷紧，另一手持吸有药液的注射器，将针刺入耳穴的皮肤与软骨之间，不要过深或过浅，防止进入骨膜或皮内；回抽无回血时，缓慢推注药液，每穴0.1~0.2ml，使局部呈一个小皮丘。凡能引起变态反应的药物应先做过敏试验，阴性者方可应用；不良反应大、刺激性强的药物慎用。

4. 注意事项

（1）过度疲劳、严重贫血者及孕妇应慎用或不用耳针。

（2）针具要进行高压或药物浸泡消毒；耳穴皮肤宜先用2%碘酊消毒，再用75%乙醇消毒脱碘，以免引起耳软骨骨膜炎。

（3）埋针期间患者自行按压时，用力不可过猛或过于揉搓，以免损伤皮肤而引起感染。

（4）局部有炎症、破溃、冻疮等应禁用耳针。

5. 养胃护胃针刺耳穴

（1）选取耳穴主穴胃、贲门、神门、交感、皮质下，配穴肝、脾。具有理气和胃、降逆止呕的功效。针刺胃穴时，针尖透向贲门穴；其他穴位用毫针法或用电针法，留针30分钟，中等刺激，每日1次，7~10次为1个疗程。

（2）选取耳穴耳中、胃、神门、耳迷根、皮质下、交感。气郁者，加肝穴；食欲缺乏者，加脾穴；积食者，加幽门、胰、胆穴；肾虚者，加肾穴；心烦者，加心穴。具有和胃降逆、镇静解痉、缓急止呕的功效。用毫针法针刺，留针30分钟，每日1次，5~7次为1个疗程。

养胃护胃的头针疗法

头针疗法是在头部特定的穴线上进行针刺，具有作用迅速而显著，各项生理指标相对平稳，适应人体生理变化规律，不良反应小，经济简便，安全易学等特点。

1. 操作方法

选用长1.5~2.5寸的毫针，常规消毒后，针与头皮呈30°，快速刺入头皮下，针达帽状腱膜下层时，阻力减小，与头皮平行捻转进针，刺入0.5~2寸后运针。

（1）捻针法。用拇指第一节的掌侧面与食指桡侧面夹持针柄，以食指的掌指关节快速连续屈伸，左右旋转捻针，每分钟150~200次，持续1~3分钟，然后留针5~10分钟重复捻转。

（2）抽气法。持毫针与头皮呈15°快速刺入皮下，进入帽状腱膜下层后，将针体平卧，缓缓插1寸左右，然后用爆发力向外速提3次，速提时针体最好不动，或最多提出0.1寸，再缓插至1寸许，如此为运针1次，反复运针直至得气，此为泻法。

（3）添气法。运针时用爆发力速插3次，每次最多插入0.1寸，再提至1寸许，如此为运针1次，反复运针直至得气，此为补法。

（4）起针法。拇、食指夹持针柄轻轻捻转松动针身，若无紧涩感，即可抽拔出针，用消毒干棉球压迫针孔1~3分钟，以防出血。

2. 注意事项

（1）头颅骨缺损、开放性颅脑损伤者禁用，囟门未闭、骨化不全者忌用，过度疲劳、空腹、体质过度虚弱者慎用，高热、心力衰竭、脑出血急性期者，待病情恢复或稳定后再进行头针治疗。

（2）严格消毒以防感染，出针后仔细检查有无出血或血肿并及时处理。

（3）掌握适宜的刺激强度，观察患者面部表情变化，以防晕针。

3. 头穴定位

（1）胃区。以瞳孔直上的发际处为起点，向上引并平行于前后正中线的2cm长的直线。具有止胃痛的功效。

（2）额中线。位于额部正中，前发际上下各0.5寸。具有祛风止痛的功效。

（3）感觉区。运动区（上点在前后正中线中点向后移0.5cm，下点在眉枕线和鬓角发际前缘相交处）向后移1.5cm的平行线。具有止痛消炎的功效。

（4）额旁1线。位于额中线外侧直对目内眦，发际上下各0.5寸。具有宁心安神的功效。

（5）额旁2线。位于额旁1线的外侧，直对瞳孔，发际上下各0.5寸。具有健脾和胃、疏肝理气的功效。

（6）顶中线。位于头顶部正中线上，百会穴至前顶穴之间。具有升阳益气、平肝熄风、疏通经络的功效。

（7）顶旁纵1线。位于顶中线外侧，督脉旁开1.5寸，从膀胱经通天穴向后引一条直线，长1.5寸、具有疏通经络、调理脏腑的功效。

4. 针刺头穴处方

（1）选取主穴双侧额旁2线，配额中线。添气法针刺或电针，留针30分钟，每日1次，10日为1个疗程。具有理气和胃、降逆止呕的作用。

（2）选取主穴顶旁纵1线、顶旁2线，配双侧胃区。捻针法针刺，留针30~60分钟，每日1次，10日为1个疗程。具有和胃降逆、镇静解痉、缓急止呕的作用。

养胃护胃的手针疗法

手针疗法以经络学说为基础，运用针刺等方法刺激手部一些特定的穴位，从而达到养护胃和防治胃病的目的。手与周围的气血、阴阳、经络联系密切，是手三阴、手三阳经脉气血汇合之处。通过经脉的循行、流注和交替的关系，将手与整个经络系统及全身联系在一起。根据十二经脉的理论，手属于"根"和"本"的部位，是经脉之气生发之地，故针刺手穴易于激发经气，调理气血，平衡阴阳，调节脏腑功能，从而达到养护胃与防治胃病的目的。

1. 取穴原则

（1）对症取穴。针对胃病的种类选取有效穴位。

（2）交叉取穴。左右手的穴位交叉选取。

（3）临证时配合取穴。凡主治功能相似的手穴，可对症配穴。

（4）按中医理论取穴，如以脏腑辨证的方法取穴，按体、窍、华的理论选穴。

（5）按疾病的相应部位取穴，如胃养护与胃病防治时选取胃肠痛点。

2. 选取穴位

胃肠痛点，劳宫穴与大陵穴连线的中点；脾穴，拇指指关节横纹中点处；大肠穴，食指第二指关节横纹中点；小肠穴，食指第一指关节横纹中点；肝穴，无名指第一指关节横纹中点；肾穴，小指第二指关节横纹中点。

3. 操作方法

（1）取28~29号0.5~1寸毫针，局部常规消毒后，采用斜刺法或直刺法进针，深度为3~15分。

（2）每次针刺时可对选取的穴位交替使用。

（3）需要持续性刺激的患者，如胃下垂、胃神经官能症等，可用埋针法或电针法刺激，以取得满意疗效。

4. 注意事项

（1）手部血管比较丰富，针刺时手法宜轻柔稳妥，避免刺伤掌中动静脉网而引起手部血肿。

（2）针刺时宜刺入到肌腱与骨膜之间为止，切勿伤及骨膜。

（3）手部穴位非常敏感，刺激感较强，进针前应向患者做好解释工作。

（4）手部的肌肉薄、穴位浅，应严格针具及穴位局部消毒；针后保持清洁，针刺当天勿接触水，以免发生感染。

（5）年老体弱、严重心脏病、高血压患者伴胃病时，慎用手针疗法，以免发生晕针。

5. 手针选穴

（1）选取主穴胃肠痛点，配劳宫穴。毫针针刺，留针30分钟，每日1次，10日为1个疗程。具有理气和胃、降逆止痛的作用。

（2）选取主穴胃肠痛点，配肝、脾穴。毫针针刺，留针20~30分钟，每日1次，7~10日为1个疗程。具有和胃降逆、镇静解痉、缓急止痛的作用。

养胃护胃的足针疗法

足针疗法以中医学的经络理论为基础，通过足与经脉、脏腑、气血的密切关系，用针刺等方法刺激足部的穴位，以达到调理脏腑气血，扶正祛邪而养护胃和防治胃病的目的。在经络系统中，足的三阴经起于足，足的三阳经止于足，故足通过经脉与全身联系在一起，给予一定的刺激可使经气激发，阴阳平衡，从而发挥养护胃和防治胃病的作用。

1. 取穴原则

（1）根据脏象学说取穴。在中医学理论指导下，探索病因，分析病机取穴，辨证施治。

（2）根据疾病症状取穴。针对临床症状取穴，充分发挥治疗作用。

（3）根据病变部位取穴。按照疾病所在的脏腑选取相应的穴位。如胃养护与胃病防治时选取胃穴。

2. 穴位选择

根据生物全息理论，足与整体的关系如同一个胎儿平卧在足底，头部位于足根，臀部朝向足趾，五脏六腑分布在足底中部。在全息和经络理论指导下，用于胃养护与胃病防治的足穴应辨证选取。胃穴，位于足底正中线上，距足跟后缘5寸；胃肠点，位于足背第二、三趾缝端3寸；脾穴，位于胃穴外侧1寸；大肠穴，距足跟后缘6.5寸，足底正中线内侧旁开2寸；小肠穴，距足跟后缘5.5寸，足底正中线旁开1.5寸，左右各1穴；肾穴，位于涌泉穴两旁各1.5寸；肝穴，位于胃穴内侧2寸；心穴，位于足底正中线上，距足跟后缘3.5寸。

3. 注意事项

（1）久病体虚的患者不宜针刺，可改为灸法治疗。

（2）可同时配合其他养护胃和防治胃病的措施，以增强疗效。

（3）沿足骨的边缘针刺时，不要损伤骨膜和血管。

（4）针刺后要保持局部清洁，以免发生感染。

（5）初次针刺和精神紧张者，应采取轻刺激或不留针，以免发生晕针。

（6）足针针刺感应强烈，针刺前应向患者说明，使其有充分的心理准备，以取得配合。

4. 足针选穴

选取主穴胃、胃肠点，配大肠穴。用毫针针刺，留针30分钟，每日1次，10日为1个疗程。具有理气和胃、降逆止痛的作用。

养胃护胃的梅花针疗法

梅花针又称毛刺、杨刺、浮刺、半刺法、皮刺针、皮肤针、丛针和小儿针，具有器材简单，易学易懂，方便及时，安全可靠，经济实惠，治病范围广，无不良反应，疗效高，见效快，痛苦小等优点。梅花针的整体叩刺部位为背部7行，即脊柱及两侧区域的皮肤，其中每侧3行，正中线（脊柱）1行。第1行距脊柱1cm，第2行距脊柱2cm，第3行距脊柱3~4cm。

1. 梅花针种类

（1）现代梅花针。用特制加工的螺丝帽套在筷子细小的一端，圆孔在螺丝帽的前端，针尖穿过圆孔后将螺丝帽拧紧即可使用。

（2）电梅花针，可从医疗器械市场购买后按说明书使用。

2. 梅花针的禁忌证

患者有咯血、呕血、鼻出血、尿血、外伤性大出血时忌用；伴急腹症、难产、外伤、高热、急性传染病、重症贫血、严重心脏病、癌症晚期、血友病、血小板减少性紫癜、过敏性紫癜等疾病禁用；伴骨折、皮肤病、皮肤感染时，不宜在患部叩刺；孕妇慎用梅花针疗法。

3. 梅花针叩刺方法

施术者右手握住针柄的尾端，从无名指和小指将针柄的尾端固定于手掌小鱼际处，针柄尾端露出手掌1~1.5cm，再以中指和拇指扶持针柄，食指固定在针柄的前端中段，使针不向周围摆动，灵活适当地运用手腕的弹力和冲力进行叩刺。叩刺时针垂直于皮肤，平、稳、准地打出一重一轻、均匀而有节奏的叩刺。根据梅花针叩刺时的弹力程度，用于胃养护和胃病防治分为轻刺法、重刺法、正刺法、平刺法、强刺法等。

（1）轻刺法。用梅花针在特定的皮肤部位进行轻微地叩打，使患者感到微痛，表情愉快而舒适。适用于年老体弱者的胃养护与胃病防治。

（2）重刺法。叩打时用力比轻刺法稍重，有明显的痛感和肌肉收缩，患者偶尔有躲闪，面部表情时有变化或出汗。适用于中青年体质强壮者的胃养护与胃病防治。

（3）正刺法。叩打时用力介于轻、重刺法之间，即不轻不重的叩打手法。适用于中等体质者的胃养护与胃病防治。

（4）平刺法。又名划刺法。用针尖轻轻地在皮肤上反复滑行刺激，无痛感，划刺的时间较长，具有调节脏腑功能的作用。适用于对针刺非常敏感者的胃养护与胃病防治。

（5）强刺法。叩刺时疼痛明显，患者几乎不能忍受，并有出汗现象。适用于体质强壮者的胃养护与胃病防治。

4. 梅花针刺疗养护胃

（1）选择胸椎5~10两侧、上腹部、肋肋部，以及内关、胃俞、肝俞、膈俞、膻中、期门、三阴交穴，适用于肝郁气滞者的胃养护。选择胸椎5~12两侧、腰骶部、上腹部，以及胃俞、膈俞、内关、中脘、天枢、合谷、内庭穴，适用于饮食停滞者的胃养护。运用轻刺法或正刺法，体质强壮者用重刺法，每日1次，10日为1个疗程。效果不明显时，加灸内关、膈俞穴，每日1次，10日为1个疗程。

（2）选穴胃俞、脾俞、内关、足三里、公孙，运用正刺法或轻刺法，1~2日1次，10~15次为1个疗程。

（3）选穴中脘、足三里、内关、膈俞、胃俞、攒竹。寒滞胃腑者，加梁门、上脘穴；胃火上逆者，加内庭、商丘、曲池穴；肝气郁滞者，加膻中、期门、太冲穴；脾胃阳虚者，加建里、气海、脾俞穴；胃阴亏损者，加解溪、三阴交、复溜穴。运用轻刺法或正刺法，叩刺至皮肤微红为宜，每日或隔日1次，10次为1个疗程。

（4）选穴胃俞、脾俞、内关。实证者，加内庭、行间穴；虚证者，加足三里、气海、关元穴。运用正刺法或重刺法，在穴区皮肤各叩刺20~30下，效果不明显时可灸疗主穴，每日1次，10日为1个疗程。

（5）选穴中脘、上脘、胃俞、脾俞、天突、内关、期门。运用正刺法在各穴位皮区叩刺20~30下，每日1次，10日为1个疗程。效果不明显时，加灸疗或敷脐疗法。

敷脐方为沉香、丁香、吴茱萸各15g；或用丁香、附子、干姜、木香、羌活、小茴香各等分。上药共研细末，每次取15~30g，撒于脐孔内或以姜汁、蜂蜜各半调敷，盖以纱布，胶布固定。属虚寒型者，再用麦麸或食盐250g，炒热后用布包好，在胶布上面热熨，冷后再炒再熨。

（6）选择脊柱两侧、锁骨上下区、上腹部、脐周围，运用轻刺法，重点刺激第8~12胸椎两侧4遍，叩刺异常变化部位20~30下。运用轻刺法，先叩刺脊柱两侧3行1~2遍，再对锁骨上下区、上腹部、脐周围进行局部刺激，每日1次，10日为1个疗程。效果不明显时，可加灸疗或敷脐疗法。

（7）选择第8~12胸稚及其两侧、上腹部、异常变化部位。运用轻刺法或正刺法，先整体叩刺脊柱两侧3行1~2遍，重点叩刺第8~12胸椎及其两侧各4遍，异常变化部位20~30下，局部刺激上腹部，每日2~3次，7~10日为1个疗程。

（8）一组选穴风池、天柱、胃俞、太冲、内关，二组选穴幽门、上脘、曲泽、通里、内庭。呕吐者加大陵穴。两组穴交替使用，运用正刺法，在穴区皮肤各叩刺20~30下。呕吐时运用重刺法叩刺大陵穴，叩至微出血为度，每日1次，10日为1个疗程。

（9）选择脊柱两侧、上腹部。运用轻刺法，先叩刺脊柱两侧3行1~2遍，再重点刺激第5~8胸椎及其两侧3遍，然后对上腹部进行局部刺激。效果不明显时，叩刺后艾灸中脘、神阙穴各3~5壮，每日1次，10日为1个疗程。

（10）选穴胃俞、肝俞、脾俞、三焦俞、上脘、中脘、下脘、不容、梁门、足三里。运用轻刺法，先在穴区皮肤各叩刺10~15下，然后以艾条灸之，每穴3~5壮，每日1次，10日为1个疗程。

养胃护胃的耳穴贴压疗法

1. 耳穴贴压理论基础

耳穴贴压疗法是在针灸学和耳针疗法理论基础上产生和发展起来的一种无痛疗法，深受广大群众欢迎。贴压疗法养护胃和防治胃病的机制和依据如下。

（1）脏腑学说。耳郭与脏腑之间具有密切的联系，胃病可在耳郭上的相应穴位反映出来，故耳穴贴压可有效地养护胃和防治胃病。

（2）全息生物学说。耳穴贴压时会"损伤"耳穴，其信息传至中枢后，中枢便将修复或调整的信息进行生化物质组合。由于穴位与相应疾病部位的生物学特性相似，故修复和调整穴位的同时，胃得到养护，胃病也得到防治。

（3）经络学说。人体是一个有机整体，经络在生理上具有运行气血、感应传导和调节功能平衡的作用，在病理上是传递病邪和反应证候的途径。因此，胃病可通过经络在耳郭的相应穴位上反映出来，出现低电阻、低痛阈和体表颜色、形态的异常变化，故耳穴贴压的刺激可推动和驱散病灶中瘀滞的气血和病气，使阴阳恢复平衡，达到养护胃和防治胃病的目的。

（4）神经学说。神经是人体的传导系统，支配调节各组织器官之间的协调统一。耳郭通过神经与全身各脏腑构成一个完整的有机体，耳穴贴压时使之"得气"，可养护胃和防治胃病。

（5）体液学说。耳穴贴压通过丘脑—垂体系统影响体液中激素的动态平衡，激发机体内非特异性防御反应和免疫效应，调动机体主动抵御病邪而养护胃和防治胃病。

2. 耳穴贴压的特点

（1）耳穴贴压疗法即将刺激物固定在耳穴上，每日进行按压刺激，效应持久而稳定。

（2）易学易懂，简单便捷。耳穴贴压疗法操作简单，容易掌握，方便患者。

（3）经济实用，不良反应小。耳穴贴压疗法成本低，不花钱或少花钱便可治病，不影响工作和学习，实用价值高，不良反应小。

（4）应用广泛，疗效可靠。耳穴贴压疗法安全有效，可长期应用于胃养护和胃病防治。

（5）取材方便，易于推广。耳穴贴压材料来源广泛，取之不尽，用之不竭，不受条件限制，可因地制宜选用。

3. 贴压材料

（1）中药类材料，如王不留行、补骨脂、菟丝子、蔓荆子、莱菔子、决明子、酸枣仁、白芥子、冰片等，以王不留行最常用。

（2）蔬菜、粮食种子类材料，如黍米、高粱、油菜籽、绿豆等。

（3）中成药类材料，如六神丸、仁丹、牛黄消炎丸、喉症丸、磁珠丸等。

（4）其他类材料，如圆珠笔芯、大头针、火柴棒、棉签、塑料丸等。

4. 耳穴贴压操作方法

（1）对压法。施术者用拇指、食指的指腹分别置于患者耳郭的正面和背面，压迫贴于耳穴的小丸，至患者耳郭出现沉、重、胀、痛、热、酸等感觉后，两指可左右移动施压或做画圆移动。按压时要注意寻找痛胀明显的敏感点，持续对压20~30秒钟。为了加大刺激量，可在耳郭正面和背面各贴压1粒小丸对压，并嘱患者每日按此法自行对压数次。

（2）直压法。有些穴位，如交感、大肠等穴位难以用对压法，可采取直压法。施术者指尖按于耳穴上的小丸，垂直按压至患者产生胀、痛感，持续20~30秒，间隔数秒，再重复按压，每穴按压4~6次，然后嘱患者每日自行按压。

（3）点压法。施术者用指尖按于耳穴的小丸上，一压一松地按压，每次间隔0.5秒左右。点压法不可用力过猛，以患者感到胀或略觉刺痛为度。也可按九阳之数每次按压27下。

（4）旋压法。用指腹轻轻地按压在耳穴固定的小丸上，然后顺时针方向旋转，以患者有酸、胀、痛或轻微刺痛为度，每穴轻揉27转。

（5）补泻方法。施补法多用点压法，刺激弱，具有补虚功效，适用于年老体弱和儿童的胃养护与胃病防治；施泻法多用对压法和直压法，刺激大，具有泻实功效，适用于体质强壮的中青年人的胃养护与胃病防治；平补平泻法多用旋压法，力量适中，中等刺激，以耳郭发热、发胀为度，适用于中等体质的胃养护与胃病防治。

5. 注意事项

（1）严重心脏病、水肿、高度贫血、耳郭处皮肤病及孕妇慎用或禁用耳穴贴压疗法。

（2）患者自行按压时，切勿揉搓和用力过度，以防损伤皮肤；复诊时应取去胶布，清洗耳郭，干后再贴压。

（3）要坚持定时按压，夏天多汗时贴压时间不宜过长，一般2日更换1次；贴压的穴位不宜过多，侧卧时贴压处疼痛，可将胶布适当松解。

（4）贴压用的中草药籽或粮食种子，要用沸水洗涤2分钟后晒干，储于玻璃瓶中备用。

（5）要防止贴压的胶布潮湿，以防贴敷张力降低和皮肤感染。

6. 耳穴贴压的各种反应

运用耳穴贴压疗法养护胃和防治胃病时，由于对小丸的按压，必然产生一些耳郭局部和全身的反应：

（1）耳穴贴压疗法的正常反应

快速反应。按压耳穴时，有的患者会感到机体内部或内脏有按下电钮，接通电源的感觉，故称为"闪电反应"。

延续反应。施压停止后，其效应仍起作用，症状继续改善和好转，故称为"后续作用效应"。

连锁反应。施行耳穴按压时，其他疾病同时得到缓解或痊愈，故称为"连锁反应"。

患部反应。耳穴按压时，上腹部出现热流舒适之感。

全身反应。全身反应可使患者免疫功能提高，血液细胞成分和某些生物电改变，可收到较好的胃养护和胃病防治效果。

循经反应。施压时沿着经络方向出现"得气"的感传现象，施术者应指导患者用意念引导感传的发生，以提高疗效。

局部反应。施压时耳郭有刺痛感或酸、麻、胀、热等刺激反应，说明已准确地刺激到相应耳穴。当刺激数分钟后，耳郭局部或整个耳郭逐渐出现发热充血的"即刻效应"。

（2）耳穴贴压的异常反应

逆效反应。施压时原有症状加重，大都因取穴过多、刺激强度过大、手法不当或精神紧张而引起，属于暂时性反射性变化，稍加调整即可好转，不影响继续治疗。若出现持续性逆效反应时，应停止耳穴贴压疗法。

迟钝反应。施压时无"得气"反应，出现感觉迟钝现象，此类患者不适宜耳穴贴压疗法。

耐受反应。随着施压次数的增加，有的患者发生"耳穴疲劳"性耐受反应，此类患者应分疗程进行，疗程之间应休息数日。

迟缓反应。患者机体的反应能力差，经络瘀阻，病情重或刺激量不够，施压感觉差，需多次施压后才能改善，故必须持续治疗和加大刺激量。

7. 耳穴贴压取穴与操作方法

（1）选穴胃、肝、脾、胰、胆。睡眠差者，加神门、肾、心、皮质下穴；腹胀者，加艇中、小肠穴；便秘者，加大肠穴；伴慢性咳嗽者，加气管、肺穴。将粘有王不留行的胶布贴于耳穴，用点压法或旋压法施压2~3分钟，每日3~5次，两耳交替使用，隔日更换1次，10次为1个疗程。

（2）选穴神门、胃、交感、大肠，取双侧耳穴贴压。每日用对压法或直压法按压3~4下，每次3分钟，以有酸胀感为度，3日更换1次，10次为1个疗程。

（3）选穴肝、脾、胃、交感、神门、皮质下。王不留行贴压于耳穴上，以点压法或旋压法按压，每日数次，5日更换1次，6次为1个疗程。

（4）选穴肝、脾、胃。将王不留行贴压于耳穴上，每日早、中、晚以旋压法或点压法轻轻按压，以局部微痛为宜，两耳交替使用，1周更换1次，5次为1个疗程。

（5）选穴膈、胃、脾、肝。将王不留行贴压于耳穴上，每日以对压法或直压按压3次，每次100下，两耳交替使用，5日更换1次，5次为1个疗程。

（6）选穴胃。将王不留行贴压于耳穴上，用对压法按压5~10分钟，以患者感到疼痛伴有耳部发热、发烫为最佳。

（7）选穴胃、膈、神门。将王不留行贴压于耳穴上，用对压法由轻到重地按压，以患者感觉酸、麻、痛为度，每穴5~10秒，每日2~3次。两耳交替使用，2~3日更换1次，5~7次为1个疗程。

05

运动疗法

胃病患者需要适当运动

很多患有胃病的患者都认为胃部不适不适合运动。其实这种看法是很片面的，运动具有增强胃部消化、吸收功能的作用。因此，对患有胃病的患者，适当运动则有助于胃病的治疗。

在运动过程中，呼吸的频率和深度都会发生改变，使膈肌和腹肌大幅度活动。而膈肌和腹肌在活动过程中可以对胃肠起到按摩的作用，并且能有效改善胃部血液循环，增强胃部抵抗力及自我修复力。

需要注意的是，胃病患者在刚刚开始运动的时候，宜选择运动强度比较小的运动项目。每天运动半个小时，对改善胃部不适、增快胃液分泌、增强胃蠕动有很好的治疗作用。

另外，急性肠胃炎、胃出血、胃痛的患者不宜运动，对这类患者来说，可等病情恢复后再进行适当的运动。而胃病患者在选择运动项目的时候，可以根据个体的不同情况选择气功、太极拳、步行、乒乓球等。

胃溃疡患者步行的运动方法和注意事项

最新研究表明，胃溃疡患者每日步行两公里，可以促进胃溃疡的溃疡创面愈合。这是由于散步的时候身体内的各个脏器都会轻轻颤动，加之配合有节奏的呼吸，使腹部肌肉前后收缩，引起横膈肌上下运动，从而使胃部得到有利的按摩。

同时，散步还可以调节中枢神经，改善胃部消化、吸收功能，消除腹胀，促进胃溃疡的愈合。需要注意的是，散步并不是快走，而是缓慢行走。也可以走走停停的，欣赏一下路边美丽的风景，再从容地行走。每次散步，时间和路程的长短要根据个人的状态而定。只要达到气粗不喘、微见薄汗的状态，就可以停止散步而开始休息。

胃溃疡患者可以采取运动疗法进行辅助治疗，这是因为适当的运动有助于神经系统、内脏器官功能的改善，以增强患者的体质。但是，胃溃疡患者在采取运动疗法前，还需要注意以下事项：

首先，是需要根据每个患者不同的体质和病情，对运动方案进行相应的调整，确定下来方案后，患者须长期坚持下去，这样才有效果。

其次，是要把握运动量，患者一开始不宜进行过度的锻炼，否则很可能起到相反的效果，待身体有所好转后，方可逐渐加大运动量，延长运动时间。

再者，是在每天的饭前饭后不应安排运动事项，过饿或者过饱时运动都会对胃不利，更会影响胃溃疡的治疗。

最后，有以下情况的胃溃疡患者不适合采取运动疗法：当胃溃疡患者有穿孔、出血或癌变可能时；胃溃疡患者有明显幽门梗阻时；胃溃疡处于活动期的患者；胃溃疡患者伴有严重器官功能衰竭。

改善消化不良症状的运动

消化不良是日常生活中常见的胃部不适症。它的主要症状表现为胸闷、嗳气、上腹部疼痛、食欲不振。同时，消化不良还极易降低人的睡眠质量，影响人体的正常休息。

对消化不良症状，除了采用药物治疗外，还可以选择适合的运动进行辅助治疗。有些运动方法是可改善消化功能的。

摩腹运动。患者仰卧在床上，双手交叉叠放在肚脐处，手指指腹按顺时针方向缓慢而均匀地按摩脐部，每次按摩30下左右，每天按摩2次。值得注意的是，饭后，不宜立刻做此运动，以免影响胃肠道的消化及吸收。

呼吸运动。早晨醒后，先不要急着起床，平躺在床上，双腿并紧伸直，双手轻贴在胸腹部，采用腹式呼吸法，呼气时腹部向下凹陷，吸气时腹部向上鼓起。呼吸应缓慢、均匀。

转腰运动。早上起床后，先不要急着下床，双腿跪坐于床上，背挺直，臀部稍稍向后翘起，双手叉扶在腰部由左向右慢慢转动。转约20次即可。

防治胃胀症状的运动

很多人都偶尔有胃痛、胃胀等胃部不适症状，若对此不予重视，则很容易埋下胃病隐患。通过适当的运动，可有效促进血液循环，提高胃蠕动，增强胃的抵抗力，从而减轻或预防胃部不适。下面就为大家介绍几种防治胃部不适的运动。

首先，患者应跪在地板上，上半身保持直立，两只手呈自然下垂的姿势。双腿从膝盖到脚趾都要触及地面，然后缓慢地坐下。使体重完全压在脚踝上，再将双手改放到膝盖上。保持正常的呼吸，坚持半分钟后，放松身体肌肉，将上半身前倾。重复做这个动作，可以有效强化大腿肌肉，帮助消除胃胀气、胃痉挛、腹泻等症。

还有一种运动也可以有效消除胃胀，就是身体放松，前额贴地，俯卧在地板上。双腿伸直，双手弯曲与肩膀平放，掌心向下，手肘靠近身体。双手支撑，抬起头和胸部，这个时候，双腿仍然接触地面，只是完全将胸腹展开，脱离地面的紧贴。坚持这样的姿势10秒钟，然后再反复做上几次即可。

适宜健胃养胃的体操

许多人都处于亚健康状态，食欲不振、消化不良、积食难消等病症也经常困扰着人们。下面就介绍几种养胃操，让患者在锻炼身体的时候，也能够健胃。

站如松。双脚并立，身体站直，根据自己的感觉，将小部分体重放在脚跟上，大部分体重放在脚尖部位，抬头挺胸，站立20分钟左右，以不感到疲惫为宜。

坐如钟。双脚脚跟靠拢并在一起，臀部坐在脚跟上，挺直腰背，上身保持直立动作约20分钟，以不感到疲惫、疼痛为宜。若中途双脚感觉麻木，可慢慢放松身体，休息一会儿再继续此动作。

屈胸扭背。跪坐在床上，将左手扶在右膝处，右手贴在左胯间，深呼一口气，然后头由左向右转动，当感觉到颈椎得到充分扭转时，保持这个动作，停顿1分钟左右，再慢慢还原。然后换相反的方向再做一遍此动作。这个动作可使胸、腹、腰、颈部得到充分的拉伸，并在吸气、呼气间使腹肌得到锻炼。

挺腹操。坐在地上或较硬的木板床上，先缓缓吸气，再慢慢呼气，呼气的同时上半身向后仰倒，使两个胳膊肘慢慢抵放在地面上。肘部抵住地面后，双手放在腹部不动，双肘则继续向两边伸展，直到整个上半身平躺在地面上为宜，保持此动作2分钟左右后，双腿再慢慢并拢伸直，全身放松，保持约1分钟。

全身放松操。平躺在床上，双腿微微分开，双臂自然放在身体两侧，闭上双眼，从头部开始，依次往下逐渐将全身放松，保持5分钟左右。这样做，可以有效消除紧张情绪，使全身上下各脏器得到短暂的休息及放松。另外，身体充分放松，还会使患者慢慢感到腹部及四肢逐渐发热，起到暖胃的作用。

屈体操。坐好之后，先深呼吸几次，待呼吸均匀平稳后，双臂平举，引导上半身向前屈。此操可锻炼腹部肌肉，对胃下垂患者也有一定的治疗效果。

防治胃下垂的运动操

胃下垂是胃壁平滑肌和周围韧带松弛，胃因重力作用向下延伸位移的结果，是消化道的一种慢性非炎症性疾病。轻度胃下垂一般症状不明显，而中度以上胃下垂的主要症状为胸闷腹胀、腹痛难忍、厌食乏力、恶心、呕吐等，但临床上却没有特效药对其进行治疗。因此，医生建议胃下垂患者应积极参加运动，以防止胃继续下垂，病情恶化。

1. 饭前可以适当进行腹部运动

具体方法为：根据呼吸的节奏，缓慢地收缩腹部肌肉，需要注意的是，腹部肌肉张缩的时候一定要轻缓，具体次数可以根据身体状况而定。开始练习的时候，每顿饭前只需要做上十几次即可，时日久了以后，可以逐渐增加次数。

2. 每次吃饭前进行高抬腿运动

具体方法为：原地站立，两条腿轮流高抬。注意抬起时，膝关节弯曲，大腿和身体要呈90°直角。短暂抬起后再放下，换另一条腿。好似原地踏步一样，反复抬腿即可。这个动作与前边提到的腹部运动一样，锻炼次数根据个人体质而定。如果做上几十次就开始喘粗气，则可以停下进行休息。

3. 仰卧起坐是预防胃下垂的好办法

具体做法为：仰卧在床上，将两只手放松地安置在身体两侧。头向上抬，用腹部肌肉的力量驱使身体坐起来，然后再躺下去。开始做仰卧起坐的时候，不用手容易坐不起来，可以适当借助手的帮助。在早上起床或晚上睡觉前，反复做上15次仰卧起坐即可。

仰卧在床上，两条腿并拢，然后直直地抬起。双腿悬在空中，约莫离床20cm处停止不动，坚持10秒钟后将腿放下稍稍休息，再重复做一次抬腿。如此早晚坚持，每次反复做上15下即可。

4. 仰卧抬头运动

人体呈放松姿态仰卧在床上，两只手放到脑后，扶住后脑勺。头尽量抬起，悬在空中坚持两秒钟后落下，然后重新抬起。每次坚持做15下抬头运动即可。

5. 仰卧挺胸运动

人体呈放松姿态仰卧在床上，两只手平放在身侧。用头和腿支持住身体，用力将胸腹部挺起，坚持几秒钟后落下，然后再次挺起。这个动作开始做的时候会比较难，可以只做几次，之后可慢慢增加次数。

6. 仰卧抬臀运动

人体呈放松姿态仰卧在床上，两只手平放在身侧。两条腿弯曲，用脚掌蹬在床面上。将臀部尽量向上抬，坚持几秒钟后放下，休息一秒钟后再次抬起臀部。如此反复，每次抬臀十次即可。

7. 多做提肛运动

提肛运动简单易学，安全有效，坐、卧和站立时均可进行。一般来说，在睡觉或起床前，大小便后或干重体力活时均可做提肛运动。

具体的练习方法是收腹，慢慢呼气，同时有意识地向上收提肛门，当肺中的空气尽量呼出后，屏住呼吸并保持收提肛门一会儿，然后全身放松，让空气自然进入肺中。重复上述动作。每天数次，每次数分钟即可。

适合养胃护胃的球类运动

1. 乒乓球

是我国普及较广的体育运动项目，也是竞技性与娱乐性相结合的锻炼项目。乒乓球运动需要精力集中，脚步灵活，反应敏捷，心手双畅才能完成，能对胃起到按摩作用，使生理功能发生一系列适应性反应而养护胃。乒乓球的运动量可大可小，不易造成运动损伤，是胃养护的安全体疗活动。

因乒乓球锻炼可增强体力、耐力和腹部肌肉的力量，改善消化道功能，加强胃的蠕动而养护胃，对人体健康很有益处。老年人打乒乓球，感觉疲劳时要注意休息；锻炼前最好做一次体格检查，请医师给予医学指导。

2. 健身球

是一项趣味性、娱乐性、运动性和健身性相结合的器械锻炼，经常操练具有养胃护胃、安静胃肠和祛病延年之效。手部有三阴三阳六条经络通过，与五脏六腑有着千丝万缕的联系，故操练健身球可调和气血、增强胃肠功能。

3. 羽毛球

羽毛球锻炼具有运动器材简单、携带方便、技术容易掌握、运动量可以控制等特点，双方隔网相持击球，人与人不发生相互碰撞，避免机体受伤害，且室内外均可进行。因此，它是养护胃的良好运动锻炼项目。羽毛球锻炼活动量较大，可增强腹部肌肉的力量，使胃肠得到按摩，改善消化系统功能的协调性。

4. 门球

是适合中老年人养护胃的一种运动锻炼项目。门球锻炼时聚精会神、专心致志，友谊第一、比赛第二，赛出友情、赛出风格。来回奔走于门球场上，可疏通胃肠，促进胃肠运动，加速消化道排泄，协调胃肠功能。

5. 台球

是一种室内娱乐健身活动，集智力与体力，运动与娱乐，防病与治病为一体。具有运动不激烈，思维不伤神，动中求静，静中求急，急中求稳，稳中求轻，轻中求重，重中求轻的特点，既有一定的竞技性，又安静文雅、身心愉悦，是养护胃的良好运动项目。打一局台球能围绕球桌来回走近千步，且手、足、眼、脑等并用，故可增强胃肠功能、促进消化吸收。

6. 网球

网球运动是一项文明、健康、高雅优美的活动，可锻炼人的耐力、力量和机体的柔韧性等，能使胃肠得到较大幅度的运动锻炼，促进胃肠蠕动，加快胃肠排泄而养护胃。若欣赏激动人心的网球比赛，会使人精神放松，忘却烦恼，消除疲劳。

日常养胃护胃的简易运动

1. 广播体操

广播体操是深受人们喜爱的运动锻炼项目。其特点是动作简单易学，不同年龄、性别和健康状况的人均可操练，不受场地条件限制；其动作组成科学地按照人体的生理运动规律设计，通过屈伸、举振、转体、跳跃等各种动作，使身体得到锻炼而起到养胃护胃的作用。

（1）消除紧张。广播体操具有调节神经功能的作用，不同时间操练可产生不同的效果。早上操练，能使人由抑制状态很快进入兴奋状态，促进胃的蠕动；工间或课间操练，可解除疲劳和精神紧张，增强胃的功能；晚上操练，可使神经由兴奋状态逐渐转向抑制，镇静催眠，以加强消化功能。

（2）刚柔相济。广播体操的锻炼不能流于形式，每个动作都要认真做到位，培养节奏感，使操练刚中有柔，柔中有刚，刚柔相济，充分发挥音乐的感染力。讲究细节的力度，注意姿势和动作的准确性、连贯性，节与节连接自然，全套动作一气呵成，这样才能真正体现广播体操的真谛。

2. 骑自行车

骑自行车锻炼可改善胃的消化吸收功能，加强胃的蠕动，促进胃的排空和机体的新陈代谢，有利于胃养护。骑自行车锻炼的时间和速度要因人、因时、因地而异。开始的速度不宜过快，时间不宜过长，根据具体情况逐渐增加，以自己能够承受和自我感觉良好为主，并注意安全。家庭购买器械自行车安装在室内，作为室外运动的补充，亦可达到骑自行车锻炼的效果。

3. 倒步行走

倒步行走即倒退行走，能强化腹部肌肉和胃平滑肌的张力，促进胃蠕动，调整消化器官的平衡状态而养护胃。倒步行走锻炼的方法是立正、挺胸、抬头、两眼平视、双手叉腰、拇指向后按压在腰部的肾俞穴位上，其余手指向前；膝盖不要弯曲；走时从左脚开始，左大腿尽量后抬，左脚向后迈出，身体重心移至左腿；再换右脚交替进行。在行走过程中，头可不间断地向后转而左顾右盼，但要观看行走路线是否有障碍等，以防发生意外。倒步行走要选择地势平坦的广场、公园或草坪，地面无障碍物和车辆来往，人员较少，以免影响锻炼。身体虚弱、腿脚不太灵活、反应不够灵敏者不宜进行倒步行走锻炼。

4. 放风筝

闲暇之际到郊野踏青放风筝，令人乐而忘忧，趣而忘返，神情自然，疏理胃肠。放风筝可舒体爽气，使人保持良好的心理状态，调理胃肠功能。放风筝时，抛筝、放线、观赏和收线，对耳、目、脑是一种良性刺激，对指、掌、腕、肘、肩和腹部肌肉是一种全方位的锻炼。追逐风筝犹如慢跑，可加强胃肠蠕动而养护胃。

5. 划船

划船锻炼寓平衡心理、强健机体、融健身娱乐于一体，故驾一轻舟荡桨湖上，可荡涤紧张情绪，调理胃肠功能。

（1）拓展心胸。荡舟于江河湖海，碧波荡漾，层纹涌涌，广阔无垠的水域滩头，让人进入忘我的境地、驰骋于天地间而产生豪迈心理、舒畅心胸。

（2）强健筋骨。摇橹荡桨之时，沐浴着温煦的阳光，送桨时吸气、回划时呼气，动作舒缓柔和，连绵不断，伸展优美，似行云流水、如光风雾月，对腹部具有推拿作用，按摩胃腑。

（3）增强呼吸功能。划船时呼吸加快，可呼吸大量负氧离子；加速血液循环，保持血管弹性；消除大脑的紧张状态，让人轻松愉快；增加热能消耗，防止内热壅滞；促进胃的蠕动，强化胃的功能。

6. 游泳

游泳是身体在水中活动和游进的健身运动，身体借助水的浮力，使全身得到锻炼、放松。游泳能增强腹肌的力量，特别是水对腹部的压力、拍打和振动，可对胃起到按摩作用。露天游泳时，空气、阳光、环境等共同作用于人体，增强了体能，提高了耐力，使胃肠也得到了锻炼。游泳可增强胃平滑肌的张力，促进胃蠕动；强化血管弹性，促进胃的血液供应，改善胃的功能而养护胃。游泳锻炼时要明确注意事项，如进行体格检查，搞好医学监护；落实安全措施，不单独游泳，以防止意外；做好准备活动，一般5分钟左右，先用凉水拍洗前胸和后背，增强机体的适应性和关节的灵活性，处于应激状态时再下水；水温不低于20℃，勿猛然跳水，注意呼吸与游泳动作的配合；加大呼吸深度，增加水对人体的浮力作用；动作宜缓慢，勿过于疲劳，注意劳逸结合；在江河湖海游泳时，不可进入急流和漩涡；在海水中游泳应到海水浴场，以防发生意外；游泳时皮肤发红、有温热感时应上岸，以防失热过多而寒战或静脉血液滞留；游泳结束后，及时擦干身体，穿好衣服，避免阳光暴晒或受凉感冒；佩戴有色眼镜，以防阳光对眼睛的刺激。

7. 跳绳

跳绳是一项简单易行，不需要特殊场地和设备，自己可以控制的运动，男女老少均适宜。跳绳对神经系统具有良好的调节作用，可增强肠道神经的反射功能。

（1）振荡运动养护胃。跳绳时腹部肌肉配合提腿跳动，腹内脏器随腿的不断跳动而产生振荡运动，使腹肌、胃肠平滑肌等普遍得到锻炼，促进胃的蠕动。

（2）弹跳运足养护胃。足底是人体经络的汇集之处，跳绳时的不断弹跳，可对胃肠脏器在足底的相应反射区产生刺激和按摩作用，疏通经络，调理气血，强化胃肠功能。

（3）掌握适度养护胃。开始跳绳时可慢一些，跳一会儿休息一会儿，经过一段时间的锻炼，每分钟可跳120次，共跳5分钟，然后做放松运动如散步等。

8. 登高

登高是人体克服自身重量而向上的一种锻炼方式，如爬山、登楼梯和登坡等。登高对腹部肌肉和胃肠平滑肌是一个很好的锻炼，可增强消化系统功能。登高望远，既锻炼身体，调理胃肠，又欣赏了自然风光，呼吸了新鲜空气，令人赏心悦目，心胸开阔而养护胃。登高时要做到量力而行，感到疲劳时应稍事休息；速度徐缓，步伐稳健，身体自然放松，以减少疲劳；注意力集中，呼吸与动作协调，适时进行深呼吸，以防发生气促而影响呼吸效率。

养胃健胃的锻炼方法

1. 光脚走路健胃法

这是和散步相似的一种健胃养胃方法，不同的是患者需光着脚，在一段铺有鹅卵石的小径上走路。这种方法能有效地按摩患者的足底，促进全身尤其是胃部的健康。

这是因为脚底有人的胃部对应反射区，对其进行按摩，能起到养胃健胃的作用。同时，脚底的涌泉穴是足少阴肾经的终点，对其进行按摩会对肾脏起到良好的刺激。

另外，如果将这种运动和倒行健身结合起来，则会对胃部健康起到更大的促进作用。这是因为倒走时需腰身挺直或略后仰，腹肌绷紧，这样脊椎、腰背肌、腹肌都承受了比平时更大的重力和运动力，使脊椎、背肌和腹肌受到锻炼，可调节气血，促进胃肠蠕动和胃液分泌。

2. 活动脚趾健胃法

中医认为，胃经会在脚趾的第二趾和第三趾之间通过，而对脾胃有辅助治疗作用的内庭穴也在这一部位。因此，人在站立时若脚趾抓地很牢固，则说明此人肠胃功能很强。可见，对于胃功能较弱的人来说，经常锻炼脚趾也能养胃健胃。

锻炼脚趾的方法很简单，既可以站立，也可以坐着活动脚趾。站立时会使脚部的经络受到一定的压力，在此基础上，练习脚趾的抓地和放松对经脉会有松紧交替的刺激作用，从而增强肠胃功能。在坐着办公、看书的时候，也能有意识地锻炼脚趾。只要持之以恒，对胃病患者的肠胃功能恢复就会有较好的辅助治疗作用。

另外，人的小腿上分布着很多消化系统的穴位，因此，经常按摩小腿对消化器官也会有很明显的效果，起到健脾养胃的作用。需要注意的是，在活动脚趾时力度不宜过大，以能够承受、且活动时感觉舒服为宜；儿童还处于成长发育之中，其穴位也和成人略有不同，故不宜选择此种方法来健脾养胃。

3. 慢跑健胃法

对许多胃病患者来说，慢跑是一个不错的选择。

慢跑时，应两手微握拳，上臂和前臂弯曲成近直角，两臂自然前后摆动，上体略向前倾，尽量放松全身肌肉。

两脚落地要轻，前脚掌先着地。跑步时，最好用鼻呼吸，避免用口呼吸，防止因空气直接刺激咽喉、气管，而引起咳嗽、恶心、呕吐，甚至发生气管炎。慢跑时的呼吸一般是两步一吸，两步一呼，也可以三步一吸，三步一呼。

慢跑结束时，要逐渐减慢速度，及时擦干汗水，增加衣服，过一段时间后再洗脸洗澡。

4. 转腰划圆养胃法

这种方法对胃病养护效果较佳，具体做法是两脚间距与肩同宽，两腿微曲，左手放在胸前不远处，掌心向下，右手伸到左手下面，掌心向上，两手之间像是夹着一本书一样，在两手的带动下，患者转动腰及以上部位，两腿不动。

需要注意的是，在划圆的时候，患者可以不单单平行去划，还可以在两手的带动下上下左右做不规则的运动，以更好地带动腰腹部运动。

5. 捧气灌顶健胃法

这种方法来自于传统武术中的"捧气灌顶"招数，省去了对意念等不容易掌握的部分，比较简单易学，能帮助胃病患者放松精神，调理肠胃等内脏器官，有助于排毒，恢复胃健康。

其方法是这样的：两脚分开站与肩同宽，双膝微屈，松腰松膝，眼微闭，舌舐上腭。两臂在胸前作抱球状，平心静气，大脑进入冥想状态，站立一刻钟。然后，将两臂从胸前上提，举过头顶，手背朝天，两手心照着百会穴，稍停一会儿后，两手从头顶经两耳侧徐徐沿体两侧而下，反复数次。

6. 凤摆头健胃法

站立平稳，两脚与肩同宽，调整呼吸，然后向前伸出右脚，左手从体前移至印堂穴，同时右手向身后移，身体向右转腰直至极点，使左手掌心对着额头印堂穴约两拳的距离，右手掌心在身后正对腰椎，距离也差不多有两拳即可。然后，上身向右转回正前方，左手向前下方划去，左手转到身体的右侧，迈左脚，换成右手对着额头印堂穴，左手对着后腰尾椎部位。反复练习，直到纯熟为止。

7. 扩胸运动治胃病

以扩胸运动为主的锻炼方法，既可配合治疗胃病，还可以锻炼胸肌，能增加肺活量，一举多得。

站立，两臂抬起，肘部半屈，双手握拳，手心向下，挺胸，同时两臂用力后拉。恢复原来姿势。然后再做1次。

接着，两臂伸直，用力后拉，手心相对朝前，同时挺胸，两臂向下。活动时胸部要用力挺起。双臂展开做扩胸动作，每次舒展胸廓数分钟。

同时，活动颈部，耸双肩，左右转体，并进行深长呼吸，捶打按摩腰部肌肉。一般每伏案工作两个小时，即应做一次。

8. 跳跃运动养胃法

轻度的跳跃运动可提高身体功能水平，帮助胃部做运动。但胃病患者不宜饭后立即做跳跃运动，也不宜过量做此动作。直立，左脚向侧一步成开立姿势，两脚距离应稍宽于肩，同时两臂前举，立掌。上体前屈90度，两臂侧举，同时抬头看前方。两臂上举于手腕处交叉，五指分开，掌心向前，眼望手掌。

收左腿恢复直立姿势，同时两臂胸前屈，拳心向后。屈伸腿一次，同时两臂伸直，且两手由拳变掌经前、下向后绕至上举，掌心向前。直腿体前屈一次，手指触地，再次还原成直立姿势。

两腿开立，半蹲两臂胸前平屈，双手握拳。向上跳起同时两臂侧举，双手握拳。跳成半蹲开立，同时两臂上举至头上击掌一次。向上跳起同时两臂侧举。左弓步跳，同时两臂前举，两手互握。向上跳起同时两臂胸前悬肘。向左转90° 左弓步跳，同时两手叉腰。向上跳起落地时两腿并立站定。

9. 体侧运动养胃法

直立。左脚向侧一步成开立，同时两臂侧举。重心移至左腿，右腿后屈，同时右臂上举，左手触右脚跟，眼看左手。身体向右侧屈，同时左臂上举，右臂屈肘于体后。还原成直立。

左脚向侧一步成开立，左手叉腰，右臂上举，同时身体向左侧屈一次。还原成直立。身体向左侧屈。上体还原成直立，同时左臂伸至上举，右臂下拉至肩侧屈。还原成直立。

左脚向侧一步成开立，同时两臂屈肘经腰推至左肩前举，右臂上举。上体左转90°，同时左臂侧屈，手背贴于后腰，右臂胸前平屈，指触左肩。上

127

体右转180°，同时两臂经水平向右摆动至左手胸前平屈，右臂侧举，目视右手，还原成站立姿式。

左脚向前一步，同时两臂胸前屈。右腿并左腿，同时前臂向内绕至前举。屈腿，同时上体右转90°，左臂前举，右臂胸前平屈后振，目视右手，还原成站立姿式。左脚向侧一步成开立，同时上体左转90°，两臂经侧至侧上举，还原成站立姿式。

10. 倒立放松健胃法

倒立是很多青年人喜欢的一种健身娱乐活动，其实它对健胃也有相当大的帮助。身体素质较好的胃病患者，可以考虑采用这种方法帮助自己的胃恢复健康。在生活中，我们都是站立活动的。身体的骨骼、内脏和血液循环系统在地球引力的作用下，会产生下坠的负重作用，则很容易导致胃下垂等胃部疾病的发生。而倒立时，身体各关节、各器官所承受的压力发生了改变，胃部肌肉的紧张度也发生了变化，这对胃健康有较大的帮助。

倒立具体的做法是：身体直立，左脚向前迈出约60cm，膝盖自然弯曲。双手着地，右脚跟腱要充分伸展；头顶着地，左腿向后伸直使两腿并拢；用脚尖慢慢地向前移动，到达定位时，腰部向前提高再放下，这套动作可重复做。需要注意的是，头和手要始终固定在同一位置上；饭后2小时内或喝水过多时不宜做；做完动作后不宜立刻休息，最好稍事活动后再休息。

11. 扭腰叩穴护胃法

这种方法是通过叩击腰腹部，由外而内地对肠胃进行挤压和调理的健胃方法。经常练习能帮助消化，增强肠胃的工作功能，减轻胃病的发作程度。

具体方法是：全身放松，两脚分开与肩齐，两手掌微微握成拳。腰肩放松，从左向右扭腰旋转18圈，再从右向左扭腰旋转18圈。在转动的时候，上身应尽量向左右的极限位置靠拢，以锻炼内脏器官和腰腹的肌肉。在扭腰的同时，别忘了用虚拳捶打腹部和腰部，要从上到下，从左到右，随着身体的转动有次序地捶打，力度要适中。

最后，停止的时候要化拳为掌，两手分别在腹部和腰部左右揉按，以逐渐缓和血液流通速度。需要注意的是，这种方法在早晨练习效果较佳，早晨起床上过厕所后，喝点温开水补充水分就可以练习了，而吃过饭后是不能练习的，最少要饭后一个小时才能开始练习。

12. 叩穴健胃步行法

这种方法是在步行的基础上增加了叩击、轻捶身体穴位、经络的一种健胃方法。具体方法是：在走路时每走一步就轻捶打腿上的承山、足三里、三阴交穴位中的一个。

刚开始时，患者可能不习惯这种健身方法，总觉得别扭。但是这种散步和自我按摩结合的健胃方法疗效还是比较显著的，只要患者在迈步时将自己的腿抬高，拳头及时轻击上面的穴位即可。

13. 冥想养胃法

冥想能帮助胃病患者将注意力集中在呼吸上，而冥想呼吸是配合自然呼吸、腹式呼吸等方法进行的。在调理脾胃的呼吸方法中，意念部位主要有脐中、丹田、足三里等穴位。

具体方法是：患者采取舒适的体位，两手搓热后叠放于腹部，意念部位集中在脐中、丹田、足三里等穴位，以鼻吸气而以口呼气，呼气时发出轻声。意想在自己的呼吸中，天地灵气通过这三个穴位进入到身体中，滋润着胃部，消灭胃部的病菌，使胃病加快速度恢复，体内毒素随着呼吸被排除体外。这种练习，每日一到两次，每次练习十多分钟即可。

适宜健脾养胃的气功

1. 增强消化内养功

内养功是我国传统健身方法之一，具有安神补元，调理各个内脏组织的作用。专家指出，内养功对各种慢性胃病有一定的治疗作用。

内养功是通过默念字句、控制呼吸，配合意守，并通过大脑神经刺激胃部，增强胃部消化、吸收功能。内养功的主要内容在于腹式呼吸，随着呼吸的动作，腹部缓慢形成运动，从而有效帮助胃部进行按摩，达到健胃作用。

练功时，可使用坐、卧等自然舒适的姿势，集中思想，排除杂念，让意识到达丹田。每次半个小时，每天坚持一次。也可以随着练功时间的增长而逐渐加长每次的练功时间。长期坚持练习内养功，可达到意气相和的效果。

2. 健脾养胃功

胃病患者双脚站立，两脚与肩同宽，两臂松垂，掌心贴近大腿外侧，头项端正，舌抵上腭，身体重心放在两脚之间。意念内守，全身放松后，右手放在下腹部，手心向内，指尖向左，手掌张开放平。

左手拇指、无名指、小指屈曲，食指、中指伸直，指尖向下，沿右手大拇指尖、合谷、食指划弧，约一拳的距离，划数十圈。再换成左手放在上腹部，左手食指、中指在右手合谷上划数十圈。如此动作，每天可根据情况做三五次。

3. 呼吸保胃功

呼吸保胃功的锻炼特点在于腹式深呼吸能增加胃的活动范围，使胃壁的弹性得到锻炼，因此对于松弛变形、伸缩功能下降的胃壁有较好的疗效。

胃病患者仰卧在床上，全身放松，右手掌放在小腹部，拇指正对肚脐。左手拇指放在右手拇指与食指之间，其余四指放在右手四指之上，盖住气海穴和关元穴。手指轻贴小腹部，可随小腹上下活动。头部垫枕的高度稍高于一般睡眠时的枕高，口唇微闭，舌轻舐上腭，双目微闭。

采用自然腹式呼吸，吸气时胸腔不扩张，小腹部自然鼓起，呼气时小腹自然恢复。在呼吸时，意念集中在小腹部。练习完成后，慢慢恢复成自然呼吸，静待片刻后，两手搓热，擦摩面部和头部，再下床全身活动。全套做下来一般需要半小时左右，每天一次即可。

4. 暖胃和气瑜珈

胃病患者中有很大一部分患有脾虚胃寒症状，只要胃部受一点凉，便会产生不适，甚至感到胃痛或伴有反酸现象。这类患者其实只需每天起床时和临睡前，坐在床上进行简单的瑜珈动作，便能达到强身健体、暖胃和气的作用。

具体的动作十分简单，胃病患者首先跪坐在床上，两手伸展，伸几下懒腰，伸懒腰的同时要深呼吸。然后慢慢坐在足跟处，两手握拳分别抵在左右脚的脚心上。准备工作做好后，便可以使劲向前挺胸、挺腹，下巴慢慢仰起，双眼微闭。维持这个姿态2分钟左右，当感到胸腹部有发热感后，待呼吸平稳后，练习结束。

这种瑜珈方法，主要是通过固定身体姿势，起到呼吸畅通、调动体内潜能的目的。即使是初练者，只要动作到位，也会慢慢感觉到胸腹部位渐渐有种发热感，胃部也慢慢变得温暖。

5. 促进胃蠕动的太极拳

太极拳是我国传统的武术健身项目，具有强壮筋骨的作用，因此广受人们喜爱。胃病患者在治疗期间，可以搭配练习太极拳，以帮助治疗。

打太极拳的时候，要用意念引导动作，以便帮助松弛身体血管，让身体自动进入一个修复状态。另外，在打太极拳的时候，腹腔的血液循环加快，可以帮助促进胃蠕动。

长期练习太极拳，可以帮助胃病患者舒缓紧绷的压力，获得身心的舒畅。神经舒缓下来，胃肠也不再处于紧张状态，可以使胃病引起的各种不适症逐渐消失。

练习养胃功应注意的问题

胃病患者在吃饭前不宜马上进行健身功的练习。这是因为，在吃饭前人体内的血糖相对很低。若在这个时候进行锻炼，则会引起恶心等胃部不适症，而并不利于身体健康。

也许有人认为，既然饭前不宜，那就饭后吧。其实饭后也不宜马上进行健身气功的练习。因为在饭后，人体的血液大量集中在胃部进行食物的消化、吸收。这个时候进行锻炼，会让原本聚集在胃部的血液转移到身体别的地方，造成胃部消化、吸收系统紊乱，从而引发消化不良等症。长此以往，更会导致慢性胃炎、胃溃疡等胃部疾病。

一般说来，练习健身功，可以选择在饭前一小时或者是饭后一小时。中老年人在空腹锻炼前，最好喝一杯牛奶或者糖水，在提高身体内的血糖含量后，再进行锻炼。

强胃导引功的锻炼方法

（1）胃病患者自然站立，双手重叠，大指下方的鱼际穴放在肚脐上，手心劳宫穴正对丹田，然后呼气。呼气时，舌尖从上牙龈移至下牙龈，发嘘音，同时双手轻按腹部，并屈膝下蹲，臀略后坐，下蹲至双膝略超过趾尖停止。

嘘气后勿起，双手抬起，恢复舌舐上牙龈，并用鼻吸气，吸气后，从下蹲式起立，并进行自由呼吸。如此重复数遍，接着双手在丹田处变为双手拇指相对，手指向前，手掌沿丹田水平线八字形外开，至离胯半尺处停止。翻掌使两手心相对，向中心线内合，合到两掌指相接后停止，如此开合数次。

（2）胃病患者先出左脚，脚跟着地，左脚逐渐落平。右手手心朝下，从体前升起至右耳上方翻掌向上，呈虎爪状，意如摘物。同时左掌在左胯旁，亦呈虎爪，意如抓一坛口，两掌上下相分。

然后，右手向上，意似摘桃，只是意念向上摘取，并无形体动作。摘一次未够着，再摘一次又未够着，再摘一次。摘数次的同时，身体向右转，小腹随摘桃动作而内收，以达到活跃脾胃的作用，身体重心逐渐前移。右手翻掌向下，劳宫穴对着百会穴。左手翻掌向上，与右手掌心遥相对应，形成两掌相合之势。

右手随之向下导引，离面部和身体近些，好似捋髯。右手至膻中穴时，体重向前移动，左手开始向上启动，手心朝下，从体前慢慢升起。右手至丹田时，体重完全移至右脚。然后上左脚，左手上举呈摘物状，右手在右胯外呈抓坛状。配合两手一升一降的姿势及两脚一虚一实地慢慢行走，头腰随之左右自然转动。

固本护胃功的锻炼方法

（1）胃病患者两脚分开站立，与肩同宽。两臂微屈，手指自然分开，缓慢上提至前平举，掌心向下，吸气；两腿徐徐弯屈，身体挺直向下蹲，同时两臂下按，沉肩垂肘，呼气；两臂继续下按，两腿逐渐伸直，再还原成最初的姿势。手腿动作要连贯，配合，手臂上提时以肩、上臂发力，带动前臂和手。

然后，两臂前平屈于胸前，掌心向下，手指相对。两臂用力向后拉开，两肘向下屈于体侧，同时两掌变拳，拳心向下，挺胸，头向左转，眼视左拳，吸气。还原成预备姿势，呼气。重复上述动作，但方向相反。转头、挺胸、握拳同时进行；两手可上下重叠，以增加活动幅度。

立正后，患者双手手指交叉于上腹部，掌心向上。双臂上举至脸前翻掌上托，掌心向上，吸气。双臂经体侧下落成预备姿势，呼气。上托时手臂伸直，不要挺腹。

（2）胃病患者立正，两臂于上腹部屈肘，掌心向上，指尖相对。左手翻掌上托，掌心向上，手指向内，同时右手翻掌下按，掌心向下，手指向前，吸气。还原成最初姿势，呼气。重复上述动作，但左右手的动作相反。上托下按时手臂伸直，以掌根用力，下肢放松，呼吸配合动作。

然后，两脚开立，身体前屈，屈膝，同时右手扶左膝，左臂随身体左转而举至侧后上方，回头，目视左手背。重复上述动作，但方向相反。扶膝转体时重心不要前后移动，以身体转动带动手臂，向后上方上举。

胃病患者站立好后，双手叉腰，四指朝下或向后。双眼目视前方，骨盆沿顺时针方向旋转1周。再沿逆时针方向旋转1周。上身可随腰的转动而向反方向微动，骨盆旋转幅度应尽量大。

上述动作做完后，患者两手握拳于腰部，拳心向上。身体左转45°，两拳变掌向前伸，两手前平举，掌心向上，同时两腿成弓步，呼气。两手内旋，手心向外，两臂向两侧分开后再收回至腰部，掌心向上，同时重心随之后移到右腿屈膝，左腿伸直，脚跟着地，吸气。重复上述动作，但方向相反。两臂向两侧分开时做较大的弧形划动，身体须始终保持正直，不可前俯后仰。

（3）胃病患者立正后，双手体前交叉上举，抬头挺胸，两手分开经体侧下落，掌心向下，同时上体前屈，两手触脚。双手扶膝全蹲，自然调整呼吸。身体前屈手触脚时，两腿伸直。扶膝下蹲时，尽量做到大腿小腿胸部紧靠。

恢复最初姿势后，低头含胸，双手握拳于腰侧，同时屈膝提左腿，身体呈弓形，呼气。左脚向后蹬直，脚跟用力，两拳变掌向前斜上插掌，掌心相对，身体挺胸抬头，吸气。两臂经体侧下落，掌心向下，抱左膝于体前，上半身保持正直，呼气。还原成最初姿势，吸气。重复上述动作，但要换右腿做。头、手臂、腿的动作互相配合。

丁字步站立后，右手叉腰，四指朝前。左手掌沿外侧上举，抬头挺胸。上体右转前屈，并屈两膝，同时左臂沿外侧下落，手掌心向上绕，经右膝过左膝外侧还原成预备姿势。重复上述动作，整个动作连贯，匀速。眼始终注视掌心，手经膝下时，不要过分低头。

胃病患者两脚开立，两臂在腹前交叉上举。两臂经体侧下落至侧平举，掌心向上。翻掌两臂内收，同时两腿缓慢屈膝，两手经膝下抱起至脸前。两手翻掌上托。掌心向上，眼视虎口圆圈。重复上述动作，最后一拍还原成最初姿势。两虎口成圆圈后，双目始终从圈中远望。两手分开时吸气，两手合收时呼气。

养胃八段锦功的锻炼方法

（1）胃病患者立正，两臂自然下垂，眼看前方，舌尖轻抵上颚。用鼻子呼吸，全身关节放松，躯体自然正直。然后两脚平行开立，距离与肩同宽。足心涌泉穴上提，如此站立片刻。两手徐徐自左右侧方上举至头顶，两手手指相叉，翻掌，掌心朝上托起，如托天状，深吸气，头向上仰起，眼睛看手背，同时两脚跟提起离地。

两手手指松开，两臂从左右两侧徐徐降下，深呼气，两足跟仍提起，待两臂垂至大腿外侧，两足跟再轻轻落地，还原成预备式。左脚向左踏出一步，两腿弯曲成骑马式，大腿尽可能与地面平行，身体挺直。两臂在胸前交叉，右臂在外，左臂在内，眼看左手，左手握拳，拇指伸直，食指翘起向上，成"八"字撑开。

左拳缓缓向左推出，直至左臂伸直。同时右手握拳，屈臂用力向右平拉，作拉弓状。肘尖向右侧挺出，两眼注视左手食指。左拳五指张开，从左侧收回到胸前。同时右拳五指也张开，从右侧收回到胸前，两臂十字交叉，左臂在外，右臂在内，头随之右转。右手握拳，拇指、食指成"八"字撑开，向右推出；左手握拳、屈臂向左平拉，成拉弓状，两眼注视右手食指。

（2）胃病患者立正或两脚平行站立，距离与肩同宽，两臂自然松垂于身体两侧。右手翻掌从右侧上举，五指并紧，右臂用力挺直，掌心向上，指尖向左。同时左手向下，用力下按，指尖向前。稍作停顿。右手从右侧落下，掌心下按，指尖向前。同时左手翻掌从左侧上举，五指并紧，左臂用力挺直，掌心向上，指尖向右。

挺胸，两肩稍向后引，头慢慢向左，眼随之向左后方瞧。头、肩还原至预备姿势，眼向前平视。挺胸，头慢慢向右转，眼随之向右后方瞧，吸气。复原，呼气。反复多次。

两腿分开，比肩略宽，屈膝成骑马式，两手扶大腿前部，虎口向身，上身挺直。向右前方前俯深屈，头随之垂下，并向右前方尽量做弧形，自右向左摇头，同时臀部相应右摆，右腿及右臂适当伸展，以辅助摇摆。摇转停止后，复原至预备姿势。

（3）胃病患者上体缓缓前屈，两膝保持挺直。同时两臂垂下，两手触摸足趾或攀住足踝，头略抬起，然后复原。两手放到背后，以手背抵住腰骶部，上体缓缓向后仰。

两腿开立，屈膝成骑马式，两手握拳放在腰旁，拳心向上。右拳向前方缓缓用力击出，臂随之伸直，同时左拳用力紧握，左肘向后挺，两眼睁大，向前虎视。右拳收回腰旁，复原。左拳向前方缓缓用力击出，臂随之伸直，同时右拳用力紧握，右肘向后挺，两眼睁大，向前虎视。

立正，挺胸，膝绷直，头用力向上顶，颈正直，同时两脚跟提起，尽量离地。两脚跟放下着地，复原。可反复多次，脚跟提起时吸气，放下时呼气。

坐式养胃功的锻炼方法

（1）此法应采取盘膝坐式，然后两手轻握，置于小腹前；闭目宁心，意守丹田，由自然呼吸逐步过渡到腹式呼吸，凝神静坐数分钟。叩齿数十次，两手抱头部。

上下牙齿叩击数十次；两手交叉慢慢抬起，经头顶向脑后落于枕骨处，用两掌心紧贴枕骨向前用力按压，同时枕部向后用力；再放松，再用力，如此重复数次。配合呼吸练习时，紧抱用力时吸气，放松时呼气。

两手前移，掩住两耳，两食指相对贴于头后两侧的玉枕穴，随即将食指搭于中指上，然后将食指迅速有力地滑下弹叩玉枕穴，使两耳有咚咚之声，左右各叩击数十下，再松开掩耳的两手掌。两手交叉，手心向上，放置于小腹前的大腿跟部。头部轻微左右摆动数十次；然后搅动舌头，鼓漱数十下，待唾液满口时，即分次咽下，意守片刻。

（2）胃病患者应身体端坐，用鼻深吸气，使气沉丹田，停闭片刻，待小腹部有温热感时，即将两手搓热，用两手掌快速摩腰两侧肾俞穴，共做数十次。要以意领气，意气相随，以加速腰部的温热感，然后慢慢用鼻呼气。

如果温热感太强，可将意念放松些，或配合呼吸以减轻之。两腿伸直平坐，两手如摇"辘轳"状置于身前，手指自然分开、微屈，自后向前做环形运动，共数十次；再反转数十次。注意两膝不要弯曲，上体随摇转动做前俯后仰的协调动作，幅度不宜过大。

　　将两手指互相交叉，翻掌心向下，自脚前向上划弧，托举到头顶上方，用力上托数次。稍停片刻后，两手分开，随体前屈攀握两脚趾，共做屈体握指数次。随后，将平伸的双腿收回，成盘坐姿势。闭目端坐，等待口中津液自生，再鼓漱吞津，每口分数次咽下，然后摆肩与身数十次；接着意宁丹田，以意引气，自丹田沿任脉下行至会阴穴，交督脉，沿脊柱上行至督脉终结，再循行任脉。

06

饮食疗法

胃酸过多患者要注意的饮食

（1）避免吃冰冷和过热的饮食。饮食的温度应适中，过热的茶、汤和冷饮均不宜饮用。

（2）避免过量吃含味精过多、过咸，以及酸、辣的食物。饮食应以清淡为主，味重则会刺激胃酸分泌。但食用少量的生姜和胡椒，可起到暖胃和增强胃黏膜的保护作用，切忌过量。

（3）避免吃太荤、太油腻和煎炸食物。饮食应以易消化的食物为主，肉类一定要烹调熟，蔬菜也不可半生吃。

（4）避免饮食无节制。胃酸过多患者宜少吃多餐，避免胃部出现饥饿性疼痛。若胃痛时，可吃一两块苏打饼干。

（5）避免饮酒和咖啡。酒类和咖啡对胃部刺激性较大，尤其是酒，会使溃疡恶化。

高盐食品会对胃造成伤害

医学研究表明，长期摄入高盐食品的人，患胃癌的概率要高于摄低盐食品人群的5倍。这是因为高盐食物进入人体后，会破坏胃黏膜屏障，增加致癌物质在胃内的合成，使胃黏膜受到致癌物质的侵袭而引发疾病。对于患萎缩性胃炎并伴有肠化生的患者，更应坚持食用低盐食品。

食油炸、熏制、腌制食品对胃都有伤害

油炸食品不易被人体消化，会影响胃部消化功能的恢复，不利于病灶的清除。对于胃病患者来说，应避免食用此类食物。至于长期食用熏制食品，则可诱发癌症。因为在熏制食品中含有相当高的多环烃类化合物，这是一种高致癌物质，长期食用易导致消化道癌症的发生。而腌制食品在腌制过程中，

所含的硝酸盐可能被微生物还原成亚硝酸盐，亚硝酸盐在人体内遇到胺类物质时可生成亚硝胺——一种致癌物质。所以，应少食或不食此类食物。

经常不吃早餐有害处

不吃早餐对人体有害无益。这是因为人体的胃酸在夜间分泌较多，而白天分泌较少。早上起床后不吃早餐，就没有食物与胃酸进行中和，胃酸过多就会损伤胃黏膜。长期如此，就会引发各种胃病。对于胃病患者，必须每天吃早餐，并以高热量、高营养为宜。如果溃疡病患者不吃早餐，则会使无法被中和的胃酸刺激溃疡面，不利于溃疡的愈合。

胃病患者不可偏食、挑食

每个人的口味不同，对食物有不同的偏好，这是正常现象。不过，对于胃病患者而言，由于自身消化功能已处在较为敏感与脆弱的状态，此时，患者若过于偏食、挑食，只会对胃黏膜造成更大的伤害。比如，吃糖过多，会引起胃酸增多，从而加重了反酸及疼痛症状。食用油脂过多，如肥肉、肉汤、鸡汤、油炸食物，会刺激胆囊收缩素的分泌，使胃排空减慢，增加食物在胃中滞留的时间，引起胃酸分泌增加。所以，胃病患者不宜偏食、挑食。

食用辣椒过量对胃有伤害

食用适量的辣椒，可起到增加胃黏膜血流量的作用，对胃具有一定的保护作用。此外，辣椒还可刺激胃黏膜的合成，促进前列腺素的释放，保护胃黏膜细胞。不过，如果经常过量进食辛辣食物，会刺激胃黏膜充血，长期如此，则会导致慢性胃病。对于胃溃疡患者而言，吃辣椒以略有辣味为宜，太少了不起作用，太多了就会对胃造成损伤。在胃溃疡没有发作时可以吃辣椒，而在发作期则不宜吃辣椒，以免刺激胃肠道。

胃病患者不可经常食用快餐面

随着人们生活节奏的加快，很多人会选择方便快捷的快餐面来解决饮食。长期如此，快餐面也会给人们带来胃病的困扰。这是因为，在快餐面的制作过程中，会经过油炸，并且为了保存和运输方便，还会在面块及调料中加入防腐剂。胃病患者本身就不宜食用油炸食品，而防腐剂更是对人体有害无益。所以，对于快餐面，胃病患者应少吃或不吃。

胃溃疡患者饮食的误区

1. 常饮牛奶

胃溃疡患者经常饮用牛奶，对于胃溃疡的愈合并没有特殊功效。因为牛奶中所富含的蛋白质和钙质，都有促进胃酸分泌的作用，妨碍溃疡的愈合。

2. 少吃多餐

有的患者采用少吃多餐原则来减轻胃痛。这种做法虽可止痛，但是不会减轻溃疡病的症状，反而会加重病情。因为当食物进入胃部时，虽然可以中和一部分胃酸，但同时也会刺激胃酸的分泌。少吃多餐的方式只会促使溃疡面不断受到胃酸侵蚀，不利于溃疡的愈合。所以，一旦溃疡症状得到控制，宜改为正常的一日三餐。

3. 只吃细软食物

其实，食物中纤维素不足也是引起溃疡病的原因之一。经研究表明，如果患者的饮食中富含纤维素，其胃溃疡的复发率为45%，而饮食过于细软，则胃溃疡的复发率为80%。在进食细软的食物时，会减少食物在口腔中的咀嚼时间，这就使唾液无法充分分泌。而唾液具有帮助消化、中和胃酸、提高胃黏膜屏障的作用，它的减少不利于胃部对食物的消化、吸收。所以胃溃疡患者只要病情稳定，可以适当食用普通饮食。

4. 不吃辛辣食物

辣椒能增加胃黏膜的血流量，并能刺激胃黏膜合成和释放前列腺素，可有效阻止有害物质对胃黏膜的损伤，对胃具有保护作用。大蒜能杀灭胃内的可导致消化性溃疡的幽门螺杆菌。因此，胃溃疡患者可以根据自己的饮食习惯食用辣椒、大蒜等辛辣食物，但须注意不要过量。

胃溃疡出血时进食的要求及需要注意的问题

消化道出血是胃溃疡的常见并发症，能否进食要根据具体的病情而定。对于病情较轻、出血量小的患者而言，不需要禁食。但进食的种类应以流质或半流质为宜，且食物不能过热。比如牛奶、豆浆、稀米汤、面条等食物对胃肠黏膜的刺激性较小，可以食用。如果患者出现的是大出血、幽门梗阻、呕吐频繁，甚至出现失血性休克，则应立即禁食。在止血的同时，还应注意血容量、热量、电解质的补充。当患者的症状得到缓解，没有活动性大量出血后，才可以进食流质饮食，并逐步过渡到流食、软食。

吃水果不伤胃的方法

水果虽然富含多种维生素，对人体有益，但也不可随意滥吃，否则会引发或加重各种胃病。比如溃疡病不宜吃酸性水果，如杨梅、李子等，否则会加重刺激胃酸的分泌；脾胃虚弱者不宜吃寒性的水果，如梨子、柚子，食之过多则伤阳气；空腹时不能吃番茄、橘子、山楂、香蕉、杏仁等。空腹吃番茄会使胃内压力升高，从而引起胀痛；空腹食橘子易产生胃胀、反酸；空腹食山楂会产生胃中嘈杂如饥甚至疼痛。此外，胃寒体弱和胃虚的人不适宜吃香蕉。

胃病患者不可饮浓茶和咖啡

茶叶与咖啡中含有茶碱、咖啡因，具有兴奋人体中枢神经、兴奋心肌、松弛平滑肌及利尿作用，而对于胃病患者却不宜饮用。医学研究表明，咖啡因类物质能刺激胃的腺体，促进胃酸及胃蛋白酶等消化液的分泌。当胃部出现各种病变，如胃炎、胃溃疡时，饮用浓茶、浓咖啡就会使胃酸的分泌增多，直接加重胃病，降低胃药的疗效，不利于胃病的康复。

胃病患者不能饮高度酒

中医学认为，酒性属火，多饮久服会伤津耗液，损胃扰神。西医学研究表明，长期饮酒或一次大量摄入酒精，会引发急性胃黏膜炎症。酒精会破坏胃黏膜的保护层，使胃液中的氢离子反弥散入胃黏膜，引起胃黏膜充血、水肿，甚至出血、糜烂，高浓度酒尤为明显。所以，少量饮用低度酒如黄酒，对慢性胃病有益。而大量饮酒或酗酒，则对人体有害无益。

慢性胃炎患者不可大量喝啤酒

医学研究表明，大量饮用啤酒可以引起慢性胃炎，并会使已经患有慢性胃炎的患者的病情加重或反复。这是由于啤酒能抑制或减少胃黏膜合成前列腺素E，而前列腺素E能抑制胃酸分泌，保护胃黏膜。所以，即使啤酒的酒精含量很低，大量饮用也会抑制或减少前列腺素E，对胃黏膜造成一定的损伤，因此，患有慢性胃炎的人不宜大量饮用啤酒。

日常饮食中急性胃炎患者要注意的事项

急性胃炎多是因食用带菌的不洁食物或是某些毒素而使胃黏膜发生病变所致。其症状除恶心、呕吐、腹痛外，通常还伴有消化功能紊乱。在进行饮食调理时应遵循以下原则：

（1）患者会因在急性期的呕吐、腹泻使体内失水过多，因此，可在饮食上补充大量液体，如鲜果汁、鸡蛋汤、藕粉、米汤等流质食物，以缓解脱水症状，并起到加速排毒的作用。

（2）症状缓解后，可进食少渣的半流食，并逐步过渡到少渣的软饭。饮食应无刺激性、不含高纤维。可食用米粥、蛋花粥、面条、面片汤等，并可适量食用面包干、苏打饼干等。

（3）可通过进食瘦肉、鱼类等来适当补充体内流失的蛋白质，以增强机体的抗病能力。

（4）进食以少食多餐为宜，一日以5~6餐为宜。饭菜的做法以蒸、煮、烩为主，以利于胃肠道的消化吸收。

日常饮食中慢性胃炎患者要注意的事项

慢性胃炎是中老年人的常见病，其病症经常会因进食冷食、硬食、辛辣或其他刺激性食物而引发或加重，所以饮食调理对于慢性胃炎患者非常必要。

1. 进食宜少而精

少是指不能等到过于饥饿的时候再进食，而进餐时一次也不可吃得过饱。不宜在极渴时才饮水，一次饮水也不宜过多，晚饭不宜多吃。精是指少吃粗糙和富含粗纤维的食物。对于消化不良的患者，食物更要精致，并富含营养。

2. 进食注意温热、清洁

温热是指胃病患者不宜饮食过冷的食物和饮品，但也不能因为怕凉而吃过于热烫的食物，这同样会对食管和胃造成损伤。清洁是指防止进食的食物受到各种污染，并要注意餐具的卫生。

3. 食物宜鲜淡

鲜是指进食适量的新鲜蔬菜和水果，同时也指进食新鲜的食物，不吃腐烂变质的食物。淡是指进食清淡的素食。中医学认为，清淡素食既有利于消化吸收，也有利于胃病的恢复。新鲜的蔬菜、五谷都是健胃佳品，但不可过量食用。

4. 食物宜软，进餐宜缓

软是指饭食、蔬菜、鱼肉等宜软烂，不宜食用油煎、油炸、半熟之品及坚硬食物。否则既不利于消化，还会对胃部造成伤害。缓是指进餐时应细嚼慢咽，通过充分地咀嚼，使唾液大量分泌，则既有利于食物的消化吸收，又有防癌的效果。

日常饮食中消化性溃疡患者要注意的事项

消化性溃疡与饮食的关系密切，在患溃疡时期，患者进食量的多少、食物的性质都会影响疼痛发作的时间和严重程度。针对溃疡病不同的发作时期，可按相应的饮食原则对患者进行护理。

1. 急性发作期

应严格限制对胃黏膜有刺激性的食物，如生、硬、冷、辛辣的食物，同时应避免服用易导致溃疡的化学药物。饮食中可适量添加蛋白质和碳水化合物，脂肪量可稍高，适当补充各种维生素。可以食用对胃液分泌的刺激作用较弱的食物和不含植物纤维的食物，如大米粥、蛋花汤、藕粉、蜂蜜、杏仁露、果汁等。限量饮用肉汤、鸡汤、鱼汤，因为这些富含氮的饮食会强烈刺激胃液的分泌，增加胃的代谢负担。饮食宜清淡，有利于消化。每日进餐6~7次。每隔2小时进餐一次，使食物常与胃酸结合，以缓解症状，促进溃疡愈合。一旦症状得到控制，应尽快改为一日3餐。

2. 愈合期

进餐主食宜以烤馒头片、面包干、大米粥、细面条、面片等为主，可适当增加对蛋白质、糖、脂肪量和盐的摄入量。此时可每日进餐5~6次。

3. 恢复期

饮食以清淡、易消化为主，忌食煎炸厚味及辛辣、刺激性的食物。避免饮用对胃液分泌有促进作用的饮品，如酒、咖啡、汽水等，忌食会增加胃部负担的豆类、动物内脏等。每日进餐4~5次。

日常饮食中十二指肠溃疡患者要注意的事项

十二指肠溃疡患者宜采用少食多餐的饮食原则。避免饥饿痛，疼痛时可吃一两块苏打饼干。忌饮酒、浓茶和咖啡。特别是酒，对胃刺激过大，会使溃疡恶化。酒精在体内产生的乙醛对胃黏膜有直接的损害作用，长期酗酒会削弱胃黏膜的屏障作用。提倡细嚼慢咽，因为咀嚼可以增加唾液分泌，而唾液入胃后不仅能中和胃酸、保护胃黏膜，而且其所含表皮生长因子可抑制胃酸分泌和促进胃黏膜再生；注意进食情绪，避免精神紧张和情绪抑郁，保持思想松弛、精神愉快，否则会引起胃功能紊乱，不利于溃疡愈合；暴饮暴食会破坏胃酸分泌的节律性。

宜食用易消化、清淡并富含高蛋白质、低脂肪、低糖类的食物。可以每1~2小时饮用1次牛奶或豆浆，避免食用刺激性食物，以防增加胃酸的分泌。面食是患者较为理想的选择，因为面食可以稀释胃酸，其所含的碱质还可中和胃酸。如果不习惯吃面食，可用米饭或米粥代替，尽量不食用油煎食物。总之，患者的饮食不应受某种特定的限制，关键是进餐要有规律性。

日常饮食中浅表性胃炎患者要注意的事项

慢性浅表性胃炎患者一经确诊通常要及时治疗，但是很多患者会忽略合理的饮食规律。其实合理的饮食对于浅表性胃炎的治疗肯定是有好处的，可以缩短治疗的时间，但需要患者的合理配合，才能有更佳的治疗效果。

（1）养成良好的饮食规律，定时定量，不暴饮暴食，养成良好的饮食习惯，减轻胃部负担。三次正餐食量较少可于餐间定时加餐。注意食物搭配，最好有干有稀，有蛋白质食品也有少量主食。就餐应定时定量，避免暴饮暴食。

（2）避免各种刺激性食物、过于浓烈的食物，如烈性酒、浓缩咖啡、生蒜芥末等对胃黏膜有损伤的食物。同时避免吃过硬、过酸、过辣、过冷、过热和过分粗糙的食物。可选用易于消化食品并注意少用油炸、油煎等烹调方法。食物宜清淡软烂。进食易消化的半流质饮食或少渣软饭。保证机体内各种营养素的充足，防止贫血和营养不良，常吃瘦肉、鸡、鱼、动物肝、肾等内脏以及绿叶蔬菜、番茄、茄子、红枣等，每餐最好吃2~3个新鲜山楂，以刺激胃液的分泌。多吃富含植物蛋白质、维生素的食物，如豆腐、胡萝卜等。豆浆、牛奶具有保护胃黏膜的作用，可常饮。

（3）去除致病因素，应去除各种可能的致病因素或加重病情的因素，如戒烟酒，减少食盐摄入；养成细嚼慢咽的习惯，以达到易于消化、减轻对胃刺激的目的。少吃盐渍、烟熏、不新鲜食物；停服某些刺激胃黏膜的药物，特别是阿斯匹林等非甾体类消炎药；有鼻腔和咽部慢性感染病灶应予以清除、慢性支气管炎者应避免将痰液咽下。

（4）忌空腹食用柿子、西红柿、香蕉，柿子、西红柿含有较多的果胶、单宁酸，空腹食用会与胃酸发生化学反应生成难以溶解的凝胶块，易形成胃结石。

日常饮食中萎缩性胃炎患者要注意的事项

除了可以参照浅表性胃炎患者要注意的事项进行养护外，还要注意以下几点：

（1）少食多餐。每天可进餐6次，食物应易于消化，并可适当增加些醋，以起到调味并助消化的作用。

（2）应选择富含优质蛋白质及铁的食物，食用新鲜的绿叶蔬菜，可适当进食肉汁及浓肉汤，以促进胃液的分泌。

（3）限制食用含碱较多的食物，如面条、馒头、奶油、黄油等，防止其中和胃酸。

日常饮食中胃下垂患者要注意的事项

1. 少食多餐

每天进餐4~6次为宜。进餐的食物中主餐宜少，水果、蔬菜宜多。禁止暴饮暴食，进餐后可平卧一段时间。

2. 细嚼慢咽

进餐速度要尽量缓慢些，细嚼慢咽有利于食物的消化和吸收，并可增强胃蠕动和促进排空的速度，缓解腹胀等不适现象。

3. 食物细软

食物应以细软、清淡、易消化为主，加工宜精细。避免食用干硬或质地偏硬的食物，以防影响胃部消化，并可能损伤胃黏膜。

4. 营养均衡

食物应在少食多餐的基础上力求使膳食营养均衡，使摄取的糖类、脂肪、蛋白质比例适宜。可进食高蛋白质、高热量、高糖饮食，脂肪的摄取比例可适当偏低。

5. 减少刺激

避免食用刺激性强的食物，如辣椒、酒、咖啡、可乐、浓茶等。

日常饮食中胃出血患者要注意的事项

胃出血是溃疡病常见的并发症。一般而言，胃出血时只要没有出现呕血，都可以进食，出现呕血的患者一定要禁食，以防造成窒息。通常在停止呕血12小时后，不管是否还有黑便都可考虑恢复进食。如果再次出现呕血，则应再次禁食。胃出血患者的饮食原则为：

开始应进食流质食品，如米汤、藕粉，牛奶则要适量。不宜饮用过于酸甜的食物，因为这些食物可促进胃酸的分泌。食用温热的饮食，过热的食物则可能使胃黏膜的血管扩张，不利于止血。避免饮用浓茶、浓咖啡。如果食物过于清淡，可加入少量的食盐。出血停止后，可逐步增加食物的品种与数量。

日常饮食中功能性消化不良患者要注意的事项

（1）采取少食多餐的原则，进食速度应缓慢，避免暴饮暴食。

（2）饮食以清淡少盐为宜，避免食用油腻、辛辣、生冷等刺激性食物。

（3）禁食芋头、红薯、可乐等易胀气的食物。反酸的患者还应禁食浓厚的肉汤及酸性食物，以免刺激胃酸的分泌。

日常饮食中胃癌患者要注意的事项

（1）饮食多样化。患者的饭菜应多样化，注意调整饭菜的品种及荤素搭配，通过色、香、味来促进患者的食欲。

（2）食用抗癌食品。此类食品有灵芝、猴头菇、人参、蜂蜜、无花果、紫菜、大蒜、海参等。

（3）多食新鲜食物。多吃新鲜蔬菜、水果等，增加优质蛋白质的摄入量。少吃酸菜及盐腌、烟熏的食物，不吃霉变食物。避免食用油煎、炸食物，也不宜吃过咸、过硬、过烫的食物。

（4）多食易消化、清淡的食物。胃癌患者多出现胃脘部饱胀、疼痛等食积不消的症状，应多食易消化类的食物。而经常出现恶心、呕吐、食欲不振等症状，则宜食开胃降逆的清淡食物。

（5）晚期胃癌患者由于多处于全身衰竭状态，进食困难，可适量进食鲜石榴、鲜乌梅、鲜山楂。出现恶病质状态的患者还应多补充蛋白质食品，如牛奶、鸡蛋、鹅肉、猪瘦肉、牛肉、菠菜、蘑菇等。

胃癌患者术后的饮食调养原则

胃癌患者术后的体质比较虚弱，在进食后会出现消化不良、腹胀、腹泻等症状，会使身体功能更加下降。所以，术后的饮食直接关系到身体的康复。

1. 要预防胃癌术后的倾倒综合征

倾倒综合征主要是指进食过甜、过咸的食品，片刻后会感到上腹部不适、腹部胀痛、恶心等症状，甚至会导致虚脱。该综合征可通过饮食调节控制。症状较重和反复发作者，应进食高蛋白质、高脂肪、低糖类（碳水化合物）的易消化食物，进餐时避免饮用流质等液体食物，餐后最好能平卧30分钟。

2. 要预防低血糖综合征

术后低血糖综合征的主要表现是进食后2~4小时出现心慌、出汗、无力、眩晕等症状。原因是食物过快地排入空肠，葡萄糖被较快地吸收，使血糖呈现一过性增高，刺激胰腺分泌过多的胰岛素，从而引起反应性低血糖。饮食的调节方法是少食多餐，进食高蛋白质、高脂肪与低糖类食物，避免过甜、过热的流质饮食。餐后应平卧10~20分钟。

3. 饮食结构应合理

应食用高营养、高脂肪、高蛋白质、少刺激性的食物。主食以患者的日常喜好为宜，也可食用各种粥品，如薏苡仁粥、糯米粥（粥必须煮烂）。副食以新鲜的肉类、蛋类、蔬菜和水果为宜。术后患者可每日进食3~5次，饭量应逐渐增加。

4. 饮食应科学搭配

食物搭配上要做到科学、合理，不能仅限于某几种食物，应适当变换食物种类，以保证患者能摄取多种营养，增强体质。

具有健胃养胃作用的粮食类食物

1. 小米

性凉，味甘、咸。具有益气、补脾、和胃之功效。《本草纲目》云：小米"降胃火，故脾胃之病宜食之"。小米煮粥食之，适用于胃热炽盛者。

2. 玉米

性平，味甘、淡。具有健脾开胃之功效。《本草推陈》云：玉米"为健胃剂"。制作主食或稀粥食之均可。适用于脾胃气虚者。

3. 粳米

性平，味甘。具有补中益气、健脾养胃之功效。《随息居饮食谱》云："粳米宜煮粥食，为世间第一补人之物。"适用于脾胃虚弱者。

4. 糯米

性温，味甘。具有补中益气、健胃养胃之功效。《医药六书药性总义》云："粳米粥为温养胃气之妙品。"适用于胃气虚弱者。

5. 高粱

性温，味甘、涩。具有补气、健脾、养胃之功效。唐代药王孙思邈称高粱为脾胃之谷。可用于制作主食或煮粥食之。适用于脾胃气虚者。

6. 荞麦

性凉，味甘。具有健胃、消积之功效。唐代孟诜曰："实肠胃，益气力，续精神。"《随息居饮食谱》云：荞麦"开胃宽肠，益气力，磨积滞"。可煮食或制作主食食之。适用于肠胃积滞者。

7. 谷芽

性温，味甘。具有健脾开胃、和中消食之功效。《本草纲目》云："快脾开胃，和中下气，消食化积。"《中国医学大辞典》云："消食，健脾，开胃，和中。"浸泡或蒸露代茶饮。适用于宿食不化、伤食胃胀者。

8. 米糠

性平，味甘、苦。具有开胃、下气、消积之功效。《本经逢原》云："消磨胃之陈积也。"与面粉共同制作主食食之。

9. 青稞

性平，味咸。具有补脾养胃之功效。《本草纲目拾遗》云："下气宽中。"制作主食食之。适用于脾胃气虚者的胃养护。

10. 红薯

性平，味甘。具有健脾胃、补中气之功效。《随息居饮食谱》云："煮食补脾胃，益气力。"煮熟后宜趁热食之。适用于脾胃气虚者。胃酸过多者宜少食。

具有健胃养胃作用的肉类食物

1. 牛肚

性温，味甘。具有补虚、益脾胃之功效。《本草纲目》云："补中益气，养脾胃。"煮食或炒食均可。适用于脾胃薄弱者。

2. 羊肚

性温，味甘。具有补虚、健脾胃之功效。《随息居饮食谱》云："补胃，益气。"煮食或炒食均可。适用于胃气虚弱者。

3. 猪肚

性温，味甘。具有补虚损、健脾胃之功效。《本草经疏》云："为补脾胃之要品。"《随息居饮食谱》云："补胃益气。"煮食或炒食均可。适用于脾胃虚弱者。

4. 火腿

性温，味甘、咸。具有健脾开胃之功效。《药性考》云："补脾开胃。"炒食或做菜食之。适用于胃口不开者。

5. 鸡肉

性温，味甘。具有益五脏、健脾胃之功效。《别录》云："补益五脏。"煮食或炖汤食之。适用于脾胃虚弱者。

6. 鸭肉

性凉，味甘。具有补虚、养胃之功效。《本经逢原》云："温中补虚。"煮食、烤食或炖汤食之均可。适用于热病初愈者。

7. 鹌鹑蛋

性平，味甘。具有补益五脏的功效。唐朝孟诜曰："补五脏，益中气。"煮食或炒食均可。

具有健胃养胃作用的鱼类食物

1. 青鱼

性平，味甘。具有补气、健脾、养胃之功效。《随息居饮食谱》云："青鱼，补气、养胃。"炖食或煎食均可。适用于脾胃虚弱者。

2. 黄鱼

性平，味甘。具有健脾、益气、开胃之功效。《开宝本草》云："和莼菜作羹，开胃益气。"《本草经疏》云："能开胃，胃气开则饮食增。"炖食或煎食均可。适用于久病胃虚者。

3. 鲂鱼

性温，味甘。具有补虚、益脾、健胃之功效。《食疗本草》云："利五脏，去胃风，助脾气。"炖食或做羹食均可。适用于体质虚弱而不思饮食者。

4. 白鱼

性平，味甘。具有开胃、健脾、消食之功效。《开宝本草》云："主胃气，开胃下食。"炖食或煎食均可。适用于病后体虚者。

5. 银鱼

性平，味甘。具有补虚、养胃健脾、益气之功效。《日用本草》云："宽中健胃。"炖食或炸食均可。适用于体质虚弱者。

6. 鲦鱼

性温，味甘。具有暖胃、补虚之功效。《本草纲目》云："煮食解忧，暖胃。"以炖食为佳。适用于体虚胃弱者。

7. 鲳鱼

性平，味甘。具有补血、健胃、益气之功效。《随息居饮食谱》云："补胃，益气。"以炖食为佳。适用于脾胃气虚者。

8. 梭鱼

性平，味甘、咸。具有补虚弱、健脾胃之功效。《开宝本草》云："主开胃，通利五脏。"以炖食为佳。适用于脾胃气虚者。

9. 鳙鱼

性温，味甘。具有补虚弱、暖脾胃之功效。《本草求原》云："暖胃，去头眩。"以炖食为佳。适用于脾胃虚寒者。

10. 鳟鱼

性温，味甘。具有补虚弱、暖脾胃之功效。《本草纲目》云："暖胃和中。"蒸食或炖食。适用于脾胃虚寒者。

11. 鳜鱼

性平，味甘。具有补气血、益脾胃之功效。《随息居饮食谱》云："益脾胃，养血，补虚劳。"蒸食或炖食。适用于脾胃气虚者。

12. 白鲞

性平，味甘。具有开胃消食、健脾补虚之功效。《本草汇音》云："利肠胃，为肠胃虚弱之人必用之。"蒸食或炖食。适用于脾胃气虚者。

具有健胃养胃作用的蔬菜

1. 山药

性平，味甘。具有健脾胃、滋养强壮之功效。《本草正》云："健脾补虚。"煮、蒸、炖、炒食均可。适用于脾胃气虚者。

2. 葱

性温，味辛。具有散寒、健胃之功效。生食为佳，亦可作调味品食之。适用于胃寒而食欲缺乏胃口不开者。

3. 大蒜

性温，味辛。具有散寒、杀菌、健胃之功效。生食或用作调味。适用于胃酸缺乏者。胃溃疡及胃酸增多的患者慎食。

4. 番茄

性微寒，味甘酸。具有生津止渴、健胃消食之功效。制作菜肴食之。适用于食欲缺乏者。

5. 萝卜

生者性凉，味甘、辛；熟者性温，味甘。具有健胃消食、顺气抗癌之功效。《日用本草》云："止咳宽中。"以生食为佳。适用于胃满腹胀、食积不消、嗳气吞酸者。

6. 萝卜叶

性平，味辛、苦。具有消食理气之功效。《食经》云："消食和中。"生食或制作菜肴食之。适用于饮食过饱、胸膈痞满者。

7. 芫荽

性温，味辛。具有消食下气健胃之功效。《日用本草》云："消谷化气。"

生食、炒食或作调味品食之均可。适用于食欲缺乏、胃呆腹胀者。

8. 胡萝卜

性平，味甘。具有健脾补血、助消化功效。胡萝卜含有大量脂溶性维生素，故宜用油炒食。适用于脾胃气虚者。

9. 辣椒

性热，味辛。具有温中散寒、开胃进食之功效。《食物本草》云："消宿食，开胃。"制作菜肴食之。适用于食欲缺乏者。

10. 大白菜

性平，味甘。具有养胃气之功效。《随息居饮食谱》云："甘平养胃，荤素皆宜。"制作菜肴食之或生食。适用于脾胃气虚者。

11. 菠菜

性凉，味甘。具有通肠胃、开胸膈之功效。《随息居饮食谱》云："开胸膈，通肠胃。"开水烫后制作菜肴食之。适用于习惯性便秘者。

12. 香椿芽

性温，味甘、辛。具有健脾开胃、增进食欲之功效。《陆川本草》云："健胃止血。"制作菜肴食之。适用于饮食不香，不思纳谷者。

13. 豆腐

性凉，味甘。具有宽中益气、和脾胃之功效。制作菜肴食之。适用于身体虚弱，营养不良者。平素脾胃虚寒，经常便溏者忌食。

14. 豆豉

性平，味咸。具有和胃之功效。《随息居饮食谱》云："和胃，不仅为素肴佳味也。"随意食之。适用于胸膈满闷者。

15. 豇豆

性平，味甘。具有健脾、益气、养胃之功效。《四川中药志》云："健脾胃，消食，治食积腹胀。"制作菜肴食之。适用于脾胃虚弱者。

16. 土豆

性平，味甘。具有补气、健脾、养胃之功效。煮、炖、炒食均可。用于脾胃气虚行之有效。

具有健胃养胃作用的水果

1. 苹果

性凉，味甘。具有健胃生津之功效。《随息居饮食谱》云："生津开胃。"适用于胃养护。

2. 橘子

性凉，味甘、酸。具有理气开胃之功效。适用于脾胃气滞，脘腹胀满，消化不良，食欲缺乏者。

3. 柿子

性寒，味甘、涩。具有补虚健胃之功效。《别录》云："压胃间热。"《随息居饮食谱》云："养肺胃之阴，宜于火燥津枯之体。"适用于大便干结者。脾胃虚寒、腹泻便溏者忌食。

4. 荔枝

性温，味甘、酸。具有理气止痛之功效。适用于胃寒疼痛者。

5. 佛手柑

性温，味辛、苦、酸。具有芳香理气、健胃止呕之功效。适用于消化不良，胸闷气胀，呕吐，肝胃气痛者。

6. 柠檬

性微温，味甘、酸。具有开胃消食之功效。适用于消化不良，胃呆呃逆者。

7. 杨梅

性温，味甘、酸。具有和胃消食之功效。《现代实用中药》云："对心胃气痛有效。"适用于胃气痛者。

8. 樱桃

性热，味甘。具有益气、健脾、和胃之功效。适用于消化不良，饮食不香者。

9. 无花果

性平，味甘。具有健胃润肠之功效。适用于消化不良，食欲缺乏者。

10. 芒果

性凉，味甘、酸。具有益胃止呕之功效。《本草拾遗》云："益胃气。"

11. 木瓜

性温，味甘、酸。具有和胃之功效。适用于消化不良者。

12. 乌梅

性平，味酸。具有开胃涩肠之功效。适用于胃呆纳少，胃酸缺乏，消化不良者。

13. 荸荠

性寒，味甘。具有消食、开胃之功效。《本草逢原》云："治肺胃湿热。"适用于消化不良者。

14. 沙枣

性平，味甘、酸。具有健脾养胃之功效。《新疆中草药手册》云："健胃，治胃痛。"适用于脾胃气虚，胃脘疼痛，消化不良者。

科学饮水才能养胃护胃

1. 清晨一杯温开水

人在夜间睡眠时，因排尿、呼吸、出汗等代谢，胃黏膜细胞处于缺水状态，故清晨起床后饮1杯（200~250ml）温开水，可补充夜间的水分消耗，轻度刺激胃黏膜，促进胃的蠕动和分泌，有利于增强消化功能。若饮水后做适量运动，水在胃腔内来回震荡，可冲刷胃腔，保持胃内清洁。

2. 餐前一杯温开水

午、晚餐前1小时饮1杯（150~200ml）温开水，可补充体内的水分，促进胃液分泌，改善胃的功能，为进餐后的消化吸收做好准备。

3. 睡前一杯温开水

晚上入睡前饮1杯（200~250ml）温开水，可避免夜间体内缺水，保持胃黏膜的滑润状态，防止胃排空后胃壁蠕动时损伤胃黏膜。

4. 夜半一杯温开水

入睡至半夜后，体内处于缺水状态，胃肠道的水分也相应减少，半夜醒来饮1杯（100~150ml）温开水，可滋润胃黏膜。

5. 少量勤饮温开水

不要到口渴时才饮水，因为口渴的生理反应与机体的缺水状态不同，当感到口渴时，机体已处于脱水状态，此时饮水为时已晚。口渴时饮水为被动饮水，长期如此不利于胃养护。因此，要主动饮水，少量勤饮温开水。

不利于养胃护胃的饮用水

1. 千滚水

煮沸很长时间或在饮水机中反复煮沸的水，亚硝酸盐和重金属含量增加，会干扰胃的功能，导致腹胀、嗳气等。

2. 生水

生水中可能存在氯气、细菌、病毒、虫卵和残留的有机物等，特别是河水、井水、水库水等，可不同程度地遭受工厂废液、生活污水、农药残余等污染，饮用时可诱发急性胃炎。

3. 蒸锅水

蒸馒头等剩锅水，特别是经过反复使用的蒸锅水，亚硝酸盐浓度很高，饮用这种水可损伤胃的功能，诱发胃病。

4. 老化水

长时间储存不动的水，水的活性降低，有毒物质增加，常饮此水可引起胃癌发病。

5. 未沸水

自来水大都经过氯化消毒灭菌处理，水中往往含有氯仿等致癌物质，但水温达到100℃时则大量减少，继续煮沸3分钟则饮用安全。因此，未煮开的水不能饮用，以免增加胃癌的发病概率。

6. 陈水

在空气中暴露4小时以上的白开水，容易被细菌和灰尘污染，水的生物活性丧失70%以上；在室温中存放3天的水，以及将暖瓶中剩余的温水重新煮开，都会使亚硝酸盐含量增加；水垢中含有铅、砷、镉等有害物质，可损伤胃的功能。

胃病患者饮茶应注意的事项

茶叶被誉为世界三大饮品之一。我国是世界上产茶、制茶和饮茶最早的国家，已有5000多年的历史。陆羽曾于公元758年著《茶经》一卷，详细介绍了饮茶的好处。慢性胃病患者进行胃养护时，以饮白开水为佳，若已养成饮茶的习惯，要注意5个方面的问题。

1. 饮茶适量

每日所饮纯茶叶不超过30g，茶水总量不超过1500ml。饮浓茶时，茶中的茶碱可刺激胃黏膜，使胃酸及胃蛋白酶分泌增加，引起胃黏膜损伤，加重胃溃疡和慢性肥厚性胃炎的病情。饮茶水过多，可增加胃的受纳负担，影响胃的养护。

2. 饮茶适时

早饭后1小时可泡茶1杯，陆续加水饮用，以清爽胃腔养护胃；下午宜饮淡茶，保持胃的安静；餐前1小时停止饮茶，以免冲淡胃液而影响胃的消化功能。

3. 饮茶适度

泡煮过久的茶，茶中的鞣酸溶出过多，会使胃黏膜收缩而影响食欲，不利于胃的养护。

4. 饮茶适宜

睡前、空腹不宜饮茶，餐后不宜马上饮茶，服用补品、滋补药期间避免饮茶，切勿用茶水送服药物，不可饮隔夜茶，以免影响胃的养护。

5. 饮茶适季

春季宜饮花茶，以升发胃气养护胃；夏季宜饮绿茶，以淡化胃气养护胃；秋季宜饮菊花茶，以清理胃气养护胃；冬季宜饮红茶，以厚暖胃气养护胃。

具有健胃养胃作用的醋方

1. 苦酒止逆汤

苦酒（食醋）150~200ml，加温后顿服。可宽膈和胃，降逆调气。适用于呃逆呕吐者。

2. 消积散

麦芽、大黄、莱菔子、芒硝各10g，木香、藿香各6g，食醋适量。诸药共研细末，每次取6g以食醋调糊，加温后贴敷于脐部，外用纱布固定，24小时更换1次，3~5次为1个疗程。可温中和胃，消食除积。适用于中焦停滞、积而不化所致脾胃受损者。

3. 醋调吴茱萸

吴茱萸末、食醋各适量。调成糊状后涂于涌泉穴，每日1次，5~7日为1个疗程。可温胃止痛，引气下行。适用于呕吐者。

4. 糖醋饮

白糖20g，食醋20ml。将白糖加入食醋中溶解后即饮，每日3次，10日为1个疗程。可助消化，止呃逆。适用于胃酸缺乏所致的消化不良和胃火所致呃逆者。

5. 醋椒丸

胡椒、食醋各适量。将胡椒置于醋中浸泡，3日后取出晒干，再泡后又晒干，反复7次后研为细末，加酒调糊为丸如梧桐子大，每服30~40丸，每日1

次，醋汤送服，7日为1个疗程。可温中散寒，行气止呕。适用于外感风寒所致胃痛、呕吐者。

6. 千金消食丸

大黄80g，硝石60g，甘草、人参各30g，陈醋1000ml。诸药各研细末；将陈醋置于毛竹筒中，隔水蒸煮，先纳入大黄搅至微沸，煮30分钟左右下其他3味药，继续微火熬膏，制丸如梧桐子大，每服15~30粒，每日1次，7~10日为1个疗程。可通腑消食，健中益胃。适用于食积者。

7. 姜醋煎

生姜末3g，食醋适量。将生姜末加水适量煎煮后，加入食醋，趁热服用。可温胃、散寒、止呕。适用于过食鱼腥、生冷瓜果而伤胃者。

8. 呕停敷剂

炒吴茱萸30g，玄明粉、法半夏各18g，食醋适量。胃寒者，加丁香12g、肉桂9g；胃热者，加黄连9g、大黄6g。上药共研细末，用食醋调成糊状，填敷于肚脐及其周围，外用纱布和胶布固定，每日换药1次，5日为1个疗程，一般连用2~3个疗程。可调理中焦气化功能，使脾升胃降而气机通调。适用于神经性呕吐者。

9. 葱白熨

大葱白2000g，好醋备足。将葱白切成细丝后加醋炒至极热，然后分为2包，趁热熨于上腹部，凉则互换，不可间断；用完后再加醋少许炒热熨之，连续3次。加醋量以布包后无汤渗出为度。可行气通腑，温胃止呕。适用于胃气冲逆者。

10. 姜醋蛤煎

生姜汁50ml，蛤粉6g，食醋适量。将蛤粉加食醋、姜汁内调匀后顿服，每日1次，5~7日为1个疗程。可暖胃，下气，止呕。适用于呕吐者。

具有健胃养胃作用的蜂产品

（1）鲜蜂王浆每次5~10g，每日2次，早晚空腹时服用，舌下含服效果尤佳。适用于脾胃虚弱、消化不良者。

（2）鲜蜂王浆100g，蜂蜜500g。先将蜂王浆加少许温开水细细研磨，然后加入到蜂蜜中，搅拌均匀后装瓶，放入冰箱保鲜层或阴凉处保存，每日2次，每次30g，每日早晚空腹时服用。适用于脾胃虚弱者。

（3）浅色蜂蜜50g，番茄250g。将番茄洗净切成片，加入蜂蜜拌匀后食用，每日1次。适用于食欲缺乏者。

（4）蜂蜡10g，鸡蛋1个。先将蜂蜡放入小铜勺内，加热融化后，将要着火时，将鸡蛋打碎入勺内搅拌，煎至鸡蛋熟后食用，每日1剂。适用于消化不良者。

（5）蜂胶液每次6~10滴口服，每日2次。适用于脾胃虚弱，食欲缺乏者。

（6）鲜雄蜂蛹20g，鲜牛奶1杯，蜂蜜适量。将雄蜂蛹洗净，沥水后研成泥状，加入到已煮沸过的温牛奶中拌匀，再加入蜂蜜调味，每日1次，每次1杯，1周后见效。适用于食欲缺乏者。

（7）蜂蜜100g，山楂、甜梨各2500g。将山楂、甜梨去核捣汁，加入蜂蜜熬成膏，每次20g，每日3次，开水送服。适用于食积纳滞、消化不良者。

（8）蜂蜜100g，莲根汁、梨汁各200ml。将莲根汁、梨汁混合煎至膏状，加入蜂蜜，文火煎沸，每次30g，每日3次口服。适用于胃火旺而不纳食者。

（9）蜂王幼虫适量。炒熟，每次8~10只，每日2~3次，饭后1小时温开水送服。适用于体质虚弱、食欲缺乏者。

（10）蜂蜜、白糖各1000g，金橘500g。将金橘洗净切片，与蜂蜜共放入白糖中，密封2个月，每次15~20g，每日2次，口服。适用于胃呆食滞、食欲缺乏者。

（11）蜂蜜50g，鲜橘皮20g，生姜10g，大枣10枚。将橘皮切成细丝，生姜切碎，大枣劈开，用沸水冲泡，待温度降至50℃~60℃时，加入蜂蜜代茶饮用，早晚各1次。适用于脘腹胀满、不思饮食者。

（12）蜂蜜30g，榛子、粳米各60g。将榛子泡发去皮，水磨取浆，与淘净的米共入锅内煮成粥后，加入蜂蜜调匀，每日1剂，分数次食用。适用于脾胃虚弱者。

（13）蜂蜜15g，苹果1个，梅酒10ml。将苹果洗净，去皮后榨汁，与梅酒、蜂蜜混匀，每日1剂，早晚分服。适用于消化不良、不思饮食者。

（14）蜂花粉每次3~5g，每日2~3次，温开水冲服。适用于食欲缺乏、胃的消化功能下降者。

（15）蜂蜜30g，白萝卜汁60ml，浓茶1杯。将蜂蜜、白萝卜汁、浓茶调匀后，加热随意服用。适用于胃脘胀满、消化不良者。

（16）蜂蜜300g，党参、山药、生姜各250g。将生姜捣碎取汁，党参、山药研末，与蜂蜜一起搅匀，慢慢煎煮成膏，每次1匙，每日3次，热粥送服，连服数日。适用于脾胃虚弱型厌食者。

（17）党参花粉每次15g，每日3次，温蜂蜜水送服。适用于脾胃虚弱者。

（18）鲜蜂王浆500g，杂花蜜200g，混合拌匀装瓶，每次10g，每日2次，温开水送服。适用于消化不良、食欲缺乏者。

（19）橙子花粉每次5~10g，每日2次，温开水送服。适用于脾胃虚弱者。

（20）蜂蜜25g，鲜李子150g，绿茶2g。将鲜李子加水320ml煮10分钟后，加入绿茶、蜂蜜，每日1剂，分3次服完。适用于食欲缺乏者。

（21）蜂蜜30g，菠萝肉120g。将菠萝加水适量煎煮至熟，加入蜂蜜后服用，每日1剂。适用于消化不良者。

（22）蜂蜜50g，酥油100g，柿饼300g。将蜂蜜、酥油煎匀后加入柿饼煮沸10余次后停火，每日晨起空腹时服3~5个柿饼。适用于脾胃虚弱者。

（23）蜂蜜30~50g，新鲜青色圆白菜100g。将青色圆白菜洗净捣烂，用消毒纱布绞其汁后，加入蜂蜜口服，每次1剂，每日2次，连服15日为1个疗程。

日常调养脾胃虚弱的粥、汤、羹及饮品食谱

豆蔻粥

［用料］肉豆蔻5g，生姜2g，粳米50g。

［制法］把肉豆蔻、生姜、粳米同煮成粥即可。

［功用］健脾益胃。适用于脾胃虚寒、腹胀食少、呕吐者。

里脊粥

［用料］猪里脊肉100g，粳米100g，香油、精盐、鸡精各适量。

［制法］把猪里脊肉洗净后切碎，与粳米同煮。粥成时加入精盐、香油，稍煮后加入鸡精调匀即可。

[功用] 益胃健脾。适用于脾胃虚弱、食欲不振、肢软乏力者。

花生粥

[用料] 花生50g，粳米100g，冰糖适量。

[制法] 把花生与粳米同煮成粥，加入少许冰糖即可。

[功用] 润肺和胃，补脾。适用于脾胃虚弱者。

荷叶芡实粥

[用料] 荷叶（干）半张，芡实50g，粳米100g。

[制法] 把荷叶切成丝，装入袋中。芡实、粳米洗净后，与荷叶袋一同放入锅中，加入适量的清水。用武火煮开后转用文火煨30分钟，取出药袋煨至粥成即可。

[功用] 开胃益气。适用于脾胃虚弱者。

玉米粥

[用料] 玉米50g，精盐适量。

[制法] 把玉米碾成碎粒，放入锅中，加入适量的清水，煮成粥后加入少许精盐即可。

[功用] 健胃宽肠。适用于胃肠不和引起的消化不良。

二白枳壳粥

[用料] 白芍、白术、枳壳各10g，粟米100g。

[制法] 把白芍、白术、枳壳分别洗净，装入布袋中，与粟米一同放入砂锅中，加入适量的清水，用武火煮沸，转用文火煨30分钟，取出药袋，煨至粟米烂熟即可。

[功用] 暖胃消食。适用于胃隐痛，并伴有气滞、纳食者。

萝卜山楂排骨汤

[用料] 白萝卜150g，山楂50g，排骨100g。

[制法] 把排骨洗净，剁成块。白萝卜洗净后切成块。排骨放入锅中，加入适量的水，煮熟后放入山楂、白萝卜，煮至熟烂即可。

[功用] 健脾胃。适用于食欲不振、腹胀、嗳气者。

芫荽白饭鱼汤

［用料］鲜芫荽30g，白饭鱼150g；姜片、食用油、调料各适量。

［制法］芫荽洗净，切成段。把白饭鱼清理干净，放入油锅中，下入姜片爆至微黄，加入适量的清水，用武火煮沸，转用中火继续煲30分钟，放入芫荽段略煮，加入调料即可。

［功用］健脾理气，温胃散寒。适用于脾胃虚寒者。

人参莲子汤

［用料］白人参10g，莲子肉10枚，冰糖30g。

［制法］把白人参、莲子肉与冰糖一同放入容器中，隔水蒸熟即可。

［功用］消食开胃。适用于脾胃虚弱者。

萝卜鲜蘑汤

［用料］白萝卜300g，鲜蘑100g，冬笋片50g，葱丝、姜末、食用油、鲜汤、精盐、鸡精、香油各适量。

［制法］把白萝卜、鲜蘑、冬笋片分别洗净，鲜蘑、冬笋切成丝，白萝卜切成片。锅内注油烧热，下入葱丝、姜末爆香，入萝卜片，之后下入鲜汤、鲜蘑、冬笋丝，用武火煮沸。转用中火煨至萝卜酥烂，用精盐、鸡精调味，淋入香油即可。

［功用］益脾开胃。适用于腹胀、消化不良者。

山楂红枣汤

［用料］山楂30g，红枣10枚。

［制法］把山楂洗净，切片。红枣洗净，去核。山楂、红枣一同放入锅中，加入适量的水。用武火煮沸后，转用中火煮半小时即可。

［功用］促消化，止嗳气。适用于消化不良者。

山参鹌鹑汤

［用料］山药20g，党参20g，净鹌鹑1只，精盐适量。

［制法］把鹌鹑清理干净，切成块，放入砂锅中，加入山药、党参、精盐，加入适量的清水，用中火炖至鹌鹑肉熟即可。

［功用］健脾益胃，强壮身体。适用于体质虚弱及脾胃气虚引起的食欲

不振、短气乏力者。

山药鱼片汤

［用料］山药20g，鱼肉250g，海带丝、豆腐各50g，葱花、胡椒粉、精盐各适量。

［制法］山药研成末。鱼肉洗净，切成片。豆腐切成块。锅内加入适量的水，放入山药粉、海带丝，煮开后加入豆腐块、鱼片、精盐。待鱼肉烂熟时，加入胡椒粉、葱花即可。

［功用］健脾开胃，强身益体。适用于脾胃虚弱引起的消化不良，病后无力者。

砂仁鲫鱼汤

［用料］鲫鱼1条，砂仁3g，葱段、姜末、精盐各适量。

［制法］鲫鱼清理干净，把砂仁洗净后放入鱼腹中。鱼放入锅中，加入适量的水，用武火烧沸后，转用中火炖至鱼肉烂熟，加入葱段、姜末、精盐，稍炖片刻即可。

［功用］健脾燥湿，行气利水。适用于脾胃虚弱引起的食少腹胀、腹痛等症。

草果萝卜羊肉汤

［用料］羊肉500g，青萝卜200g，草果5g，豌豆60g，姜末、香菜、精盐、醋、胡椒粉各适量。

［制法］把羊肉、青萝卜洗净，均切成丁。香菜洗净，切成末。把羊肉丁、萝卜丁、草果、豌豆均放入锅中，加入适量的清水，用武火烧沸，加入姜末，转用中火，煮至羊肉烂熟，加入精盐、醋、香菜末、胡椒粉，调匀即可。

［功用］暖胃健脾。适用于脘腹受寒、消化不良者。

山楂麦芽饮

［用料］山楂25g，炒麦芽15g。

［制法］把山楂洗净，去核，切片，与炒麦芽一同放入杯中，用沸水冲泡。

［功用］健胃消食。适用于消化不良、宿食停滞者。

六和茶

[用料] 川朴、党参各30g, 藿香、杏仁、木瓜、苍术各45g, 半夏、茯苓、扁豆各60g, 砂仁、甘草各15g, 绿茶120g。

[制法] 把上述原料均烘干, 研成末, 每日取10g, 用姜枣汤(干姜10g、剖开的红枣30g用水煎15分钟, 加30g红糖化开即成)送服。

[功用] 理气化湿。适用于脾胃久虚、腹胀、恶心、呕吐者。

橘花神曲茶

[用料] 橘花3g, 神曲6g, 红茶3g。

[制法] 把橘花、神曲、红茶放入杯中, 用沸水冲泡。每日1剂, 代茶饮。

[功用] 和胃理气。适用于食积不化、嗳气呕吐者。

半夏人参酒

[用料] 半夏30g, 黄芩30g, 干姜20g, 人参20g, 炙甘草20g, 黄连6g, 大枣10g, 白酒700ml。

[制法] 把上述7种药材一同捣碎, 用布包好, 泡于酒中。25天后, 加入凉沸水500ml, 调匀, 去渣装瓶即成。每次饮20ml, 温热饮用, 每日早晚各1次。

[功用] 和胃降逆, 开结散痞。适用于胃气不和, 寒热互结, 呕恶上逆, 不思饮食者。

茱萸酒

[用料] 吴茱萸(色绿, 饱满者为佳)50g, 黄酒1000ml。

[制法] 把吴茱萸研成末, 放入瓶中, 加入黄酒浸泡, 并密封。3~5天后开启, 过滤去渣后即可饮用。每次饮10ml, 每日3次, 空腹服用。阴虚火旺者忌服用此酒。

[功用] 温中止痛, 理气燥湿。适用于脏寒吐泻、脘腹胀痛等症患者。

人参茯苓酒

[用料] 人参30g, 生地黄30g, 茯苓30g, 白术30g, 白芍30g, 当归30g, 川芎15g, 红曲面30g, 桂圆肉120g, 冰糖250g, 高粱白酒2000ml。

[制法] 把上述9种药材(除冰糖外)一同研成粗碎末, 装入布袋中, 扎

口，放入干净的容器中，用高粱白酒浸泡4~5天，去渣加入冰糖，装瓶备用。每日取适量慢慢服下。

　　［功用］补气血，益脾胃。适用于气血亏损、脾胃虚弱、形体消瘦者。

日常调养脾胃虚弱的菜谱

香菇扁豆烩冬笋

　　［用料］鲜扁豆100g，香菇30g，冬笋片30g，葱花、姜末、食用油、鲜汤、精盐、鸡精、淀粉各适量。

　　［制法］

　　①把香菇用温水泡开，洗净后切成片。冬笋洗净切成丝。鲜扁豆择好，入沸水锅中焯后捞出，晾凉。

　　②锅内注油烧热，下入葱花、姜末爆香，加入冬笋片、扁豆、香菇炒至熟，加入鲜汤、精盐、鸡精，用淀粉勾芡即可。

　　［功用］健脾开胃。适用于胃胀、食欲不振者。

木耳炒肚片

　　［用料］猪肚250g，水发木耳50g，青蒜50g，姜末、食用油、精盐、鸡精、料酒、白糖、酱油、醋、湿淀粉各适量。

　　［制法］

　　①把猪肚用醋和精盐反复搓洗，再用清水冲洗净，入沸水中煮至八成熟捞出，用刀斜切成薄片。青蒜洗净切成斜片。

　　②锅内注油烧热，放入姜末爆香，加入青蒜片、木耳、肚片翻炒，调入料酒、精盐、白糖、酱油和适量的水，待烧沸后用湿淀粉勾芡，加入鸡精调匀即可。

　　［功用］补虚损，健脾胃。适用于脾胃虚弱者。

红烧栗子鸡

　　［用料］嫩鸡1只，生板栗250g，精盐、鸡精、白糖、淀粉、酱油、料酒、高汤、食用油各适量。

[制法]

①把鸡清理干净，剁成小块，漂洗，控干水分。板栗均一分为二，入沸水中煮至壳与肉能剥开，捞出。把栗子剥去壳、衣。

②锅内注油烧热，下入鸡肉块过油，待鸡皮呈金黄色时捞出，倒去余油。

③把栗子、鸡肉块下入锅中，加入料酒、酱油、精盐、白糖和适量高汤，用武火煮沸，转用文火焖酥，加入鸡精，用武火稍煮，待汤汁收浓后用淀粉勾芡，翻炒片刻即可。

[功用]健脾益胃。适用于消化不良者。

醋熘白菜

[用料]白菜帮500g，热水300g，精制油500ml（实耗100ml），酱油、白糖、醋、水淀粉、精盐、鸡精各适量。

[制法]

①将白菜帮除去菜叶，洗净后切成2.5cm宽的条状，然后用斜刀法逐条切成4cm长的菱形块备用。

②锅置旺火上，注油烧至三成热，下入白菜块，用炒勺略加翻炒，待白菜块在油中翻滚时捞出，沥油。

③锅留少许热油，加入300g热水，再加入白糖、酱油，待水沸后加入醋和水淀粉，搅拌成浓稠的糖醋卤汁，再把白菜块倒进锅里，加精盐、鸡精调味，翻炒均匀后出锅装盘。

[功用]通肠养胃。适用于脾胃虚弱者。

山楂菜心

[用料]白菜心250g，山楂糕250g，白糖50g。

[制法]将白菜心洗净，顶刀切成半圆形的细丝。山楂糕切成细丝。将白菜丝放入盘中，把山楂丝放在白菜丝上，加入白糖，拌匀即可食用。

[功用]消食化积。适用于脾胃虚弱引起的内积食滞、腹痛泄泻。

素炒土豆丝

[用料]土豆400g，胡萝卜100g，葱末、姜丝、蒜末、植物油、精盐、鸡精、醋各适量。

[制法]

①将土豆去皮洗净，用擦菜器擦成均匀的细丝，放入冷水中，泡出淀粉后捞出控水备用。胡萝卜去皮洗净，擦成和土豆相同的丝备用。

②锅置火上，注油烧热，用葱、姜丝爆锅，将土豆丝和胡萝卜丝一同下入锅中翻炒，加入醋。待土豆丝将熟时，用精盐、鸡精、醋调好口味，撒入蒜末即可。

［功用］健脾和胃。适用于脾胃虚弱引起的食欲不振。

青苹果焖排骨

［用料］猪排骨300g，青苹果1个，胡萝卜50g，姜片、葱段、精盐、白糖、料酒、植物油、高汤各适量。

［制法］

①将排骨洗净切成块状，控干水分。将青苹果洗净，去核，切成块状。将胡萝卜洗净，切成块状。

②将锅置火上，注油烧热，用葱段、姜片放入锅中爆锅，放入排骨，加入料酒稍炒，放入胡萝卜块、精盐和白糖，注入高汤焖熟，放入苹果块拌匀即可。

［功用］补中益气，润肠。适用于脾胃虚弱者。

清炖鲫鱼

［用料］新鲜活鲫鱼1000g（最好每条在100g左右），香菜25g，精盐、鸡精、胡椒粉、花椒、大料、葱丝、姜丝、料酒、香油、骨汤各适量。

［制法］

①将活鲫鱼收拾干净，控干水分。香菜去根洗净，切成段。把鲫鱼下入沸水锅中，稍焯一下，捞出控干水分。

②锅置旺火上，下入骨汤、料酒、葱丝、姜丝、花椒、大料、精盐，烧沸后，把鱼整齐地码在锅中，用文火将汤慢慢烧沸，炖至鱼汤呈乳白色时，拣出花椒、大料，淋入香油，撒上胡椒粉、香菜段、鸡精，连汤倒入备好的汤碗中即成。

［功用］温胃散寒。适用于脾胃虚弱引起的食欲不振者。

冬瓜炖鲤鱼

［用料］鲤鱼500g，冬瓜400g，葱段、姜片、精盐、鸡精、胡椒粉、料

酒、香油、花生油各适量。

[制法]

①将鱼收拾干净后晾干。将冬瓜去皮、籽,洗净后切成厚片。

②往锅内倒入花生油,烧至六成热时,下入鲤鱼,煎至鱼身呈金黄色,加入葱段、姜片、适量水、冬瓜、精盐、料酒,炖熟后拣出葱姜,加入鸡精、胡椒粉,浇上香油即可。

[功用]健胃下气,开胃消食。适用于脾胃虚弱引起的食积不消,脘腹胀满者。

银丝鲜虾

[用料]大虾300g,萝卜100g,粉丝50g,香菜、精盐、料酒、胡椒粉、香油、高汤各适量。

[制法]

①把大虾去沙包、沙线、须,洗净。萝卜洗净,切成细丝。粉丝用温水泡软。香菜择洗干净,切成段。

②锅内注油烧热,加入大虾略煎,下入萝卜丝、粉丝、料酒和适量高汤,用中火烧至汤汁浓稠时,下入精盐、胡椒粉、香菜,炒匀,淋入香油即成。

[功用]补益脾胃。适用于脾胃虚弱者。

番茄牛腩

[用料]牛腩200g,番茄300g,山药150g,酱油、白糖、料酒各适量。

[制法]

①把牛腩洗净,入沸水中焯去血水,捞出晾凉后切块。山药去皮洗净,切成块。番茄去蒂洗净,入沸水中焯后捞出,投入冷水中泡凉,去外皮,切成块。

②锅内加入适量的水,放入牛腩块,加入调料,煮熟后,下入山药块和番茄块,待山药熟时即可。

[功用]促食欲,益脾胃。适用于脾胃虚弱者。

葱爆羊肉

[用料]羊三岔肉300g,洋葱300g,鸡蛋1个(取蛋清),香菜、姜末、精盐、鸡精、酱油、醋、料酒、香油各适量。

[制法]

①把羊三岔肉洗净，控干水，顶刀切成薄片，放入碗中，加入蛋清，用手抓匀。洋葱剥去皮，用刀切成条。香菜择洗净，切成段。

②锅置火上，加入香油，待油热时，下入肉片、姜末，用旺火煸炒至肉片呈白色时，放入酱油、醋、料酒、精盐、鸡精、洋葱条急速翻炒，再放入香菜段，颠翻几下即可。

[功用]温补气血，开胃健脾。适用于脾胃虚寒者。

青蒜羊肉

[用料]羊肉300g，青蒜70g，大甜椒50g，姜丝、食用油、鸡精、酱油、豆瓣酱、水淀粉、高汤各适量。

[制法]

①将羊肉洗净，置冰箱内稍冻后取出，切成丝。青蒜洗净切成丝。大甜椒去蒂、籽，洗净切成丝。将高汤、水淀粉、酱油和鸡精调成芡汁。

②锅置火上，注油烧热，下入甜椒丝炒至断生，装入盘中。

③锅内加油烧热，下入羊肉丝煸炒，加入豆瓣酱炒出香味，下入青蒜丝、姜丝和甜椒丝，略炒后浇入芡汁，翻炒至熟即可。

[功用]助消化，暖中驱寒。适用于食欲不振者。

韭菜炒羊肉

[用料]羊肉300g，韭菜50g，冬笋100g，水发黄花菜30g，水发黑木耳20g，姜末、蒜末、食用油、精盐各适量。

[制法]

①羊肉洗净，稍冻后切成薄片。韭菜择洗干净，切成5cm的段。黄花菜洗净切成段。木耳撕成小朵。冬笋洗净切成薄片。

②锅内注油烧热，下入蒜末、姜末和羊肉一同煸炒，将熟时下入黄花菜、木耳、冬笋同炒，待熟后加入精盐调好口味即可。

[功用]益脾胃。适用于脾胃虚弱者。

鸡丝炒银芽

[用料]绿豆芽150g，鸡脯肉50g，火腿肉30g，青椒75g，姜丝、食用油、精盐、料酒、鸡精、鸡油、高汤、湿淀粉各适量。

［制法］

①鸡脯肉洗净，切成丝，用精盐腌渍15分钟，去水分，用湿淀粉拌匀。绿豆芽去掉头根，洗净。火腿肉洗净，切成细丝，入沸水锅中焯透后捞出。青椒去籽，洗净，切成丝。

②锅内注油烧热，下入鸡丝，滑散，待鸡肉变色时，捞出沥油。锅留底油，放入姜丝爆香，下入青椒丝、绿豆芽、鸡丝，调入料酒、精盐、鸡精、高汤，炒匀后用湿淀粉勾芡，淋入鸡油，翻炒，将出锅时撒入火腿丝即可。

［功用］温中益气，健脾胃。适用于脾胃虚弱者。

鱼香茄子

［用料］茄子500g，猪瘦肉100g，辣椒20g，葱段、姜丝、蒜泥、食用油、精盐、鸡精、湿淀粉、香油、豆瓣辣酱、酱油、醋各适量。

［制法］

①把茄子去蒂洗净，切成小段。辣椒洗净，切成丝。猪肉洗净，切成细丝，用精盐腌渍。

②锅内注油烧热，下入茄子段，爆炒至茄子发软，捞出沥油。

③锅留底油，下入葱段、姜丝、蒜泥爆香，加入豆瓣辣酱、肉丝，翻炒，下入茄子，调入酱油、精盐、鸡精、辣椒丝，用湿淀粉勾稀芡。用文火烧10分钟，加醋调味，淋入香油即可。

［功用］健脾胃。适用于脾胃虚弱引起的嗳气患者。

日常调养急性胃炎的粥类食谱

桂花心粥

［用料］桂花心2g，粳米50g，茯苓2g。

［制法］把粳米淘洗干净。桂花心、茯苓放入锅内，加水适量，用武火烧沸，转用中火煮20分钟，滤渣，留汁。把粳米、汤汁放入锅内，加入适量清水，煮至米烂成粥即可。每日1次，早餐或晚餐服用。

［功用］健脾胃，止痛。适用于急性胃炎患者。

鲜藕粥

［用料］鲜藕50g，粳米100g，红糖5g。

［制法］把鲜藕洗净，切成薄片，粳米淘净。把粳米、藕片、红糖放入锅中，加入适量清水，用武火烧沸后，转用中火煮至米烂成粥。每日2次，早晚餐食用。

［功用］健脾开胃，养心和血。适用于急性胃炎、胃出血患者。

橘皮粥

［用料］鲜橘皮25g，粳米50g。

［制法］把鲜橘皮洗净，切成块，与粳米同煮，待米熟后即可食用。每日1次，早餐食用。

［功用］健脾胃，止痛。适用于急性胃炎患者。

高良姜粥

［用料］高良姜25g，粳米100g。

［制法］把高良姜研成细末，加入适量的水，煮后去渣取汁，把汁与粳米一同入锅，煮成粥即可。空腹食用。

［功用］散寒止痛。适用于急性胃炎患者。

神曲粥

［用料］神曲15g，粳米100g。

［制法］把神曲捣碎，放入锅中，加入适量的清水，煎取其汁，加入粳米同煮成粥即可。

［功用］益气健胃。适用于急性胃炎突发胃痛、呕吐、嗳腐吞酸患者。

槟榔粥

［用料］槟榔15g，粳米100g。

［制法］把槟榔片洗净，加水煎取其汁，加入粳米同煮成粥。每日分1~2次服食，不宜久食。

［功用］消腹痛，通便。适用于急性胃炎、腹痛、反酸、大便不畅患者。

陈茶粥

［用料］陈茶叶（6年以上）10g，粳米100g。

［制法］茶叶加水，煮汁去渣，加入粳米同煮成粥。

［功用］通气消食，益肠胃。适用于急性胃炎患者。

日常调养急性胃炎的汤类食谱

枸杞藕粉汤

［用料］枸杞子25g，藕粉50g。

［制法］把藕粉加适量水，用文火煮沸后，再加入枸杞子，再次煮沸即可食用。每日2次，每次100~150g。

［功用］健脾益胃，养阴补血。适用于急性胃炎、胃出血患者。

凤爪猪尾花生汤

［用料］鸡爪6只，猪尾1条（约500g），花生仁150g，红枣4枚，调料适量。

［制法］先将鸡爪洗净。猪尾去毛，洗净，剁成段。红枣去核，洗净。把所有原料都放入煲内，加入适量的水，煲3小时至花生熟烂，调味即可。

［功用］健胃益气，滋润补血。适用于急性胃炎、胃出血患者。

桂圆石斛汤

［用料］桂圆5~10个，石斛10g，白糖3g。

［制法］把桂圆去壳，与石斛一同放锅中，加入适量的清水、白糖，用文火烧沸15分钟即可。每日2次。

［功用］补脾健胃，补心益智，除烦热。适用于急慢性胃炎患者。

羊肉萝卜汤

［用料］羊肉100g，苹果150g，豌豆100g，萝卜300g，香菜10g，姜片、胡椒粉、精盐、醋各适量。

［制法］羊肉、萝卜均洗净，切成大小均匀的块。香菜洗净切成段。苹果去核切成块。把豌豆、苹果、羊肉、姜片放入锅内，加清水适量，用武火烧沸，转用中火煮1小时，再放入萝卜块煮熟，加入精盐、香菜即成。蘸醋食用。

[功用] 消食积，化积滞，开胃健脾。适用于急慢性胃炎患者。

党参麦冬瘦肉汤

[用料] 猪瘦肉500g，党参100g，生地黄、麦冬各50g，红枣10枚，食用油、精盐各适量。

[制法] 把党参、生地黄、麦冬、红枣（去核）均洗净。猪瘦肉洗净，切成块。把所有原料放入锅内，加入适量的清水，用武火煮沸，转用中火煲1小时，加入食用油、精盐调味，稍煲即可。

[功用] 养胃生津。适用于急慢性胃炎患者。

参果瘦肉汤

[用料] 太子参50g，无花果100g，猪瘦肉250g，蜜枣5枚，精盐适量。

[制法] 太子参稍洗。无花果洗净，切成片。猪瘦肉洗净，切成块。把各种原料均放入锅中，加入适量的水，煲3小时左右，调入精盐即可。

[功用] 滋阴润肺，养胃生津。适用于急慢性胃炎患者。

黄豆排骨汤

[用料] 黄豆150g，排骨600g，大头菜、生姜片、精盐各适量。

[制法] 把黄豆洗净，控干水分，放入锅中略炒。大头菜用水浸透，去咸味，洗净。排骨洗净，剁成段，放入沸水中煮5分钟，捞出。瓦煲内加入适量的清水，用武火煲至水沸，放入黄豆、排骨、大头菜、姜片，待水再沸，转用中火煲至黄豆熟透，用精盐调味即可。

[功用] 健脾开胃，去湿消肿。适用于急慢性胃炎患者。

姜枣莲子羹

[用料] 干姜6g，红枣10枚，莲子50g，甘草3g，党参、白术各10g。

[制法] 把莲子去芯，与红枣同泡1小时。干姜洗净后切碎，和甘草、白术、党参放入布袋中。把莲子、红枣及药袋一同放入砂锅中，加入适量的清水，用武火煮沸，转用文火煨40分钟，煨至莲子烂熟取出药袋即可。

[功用] 温中止痛。适用于急慢性胃炎虚寒、呕吐、恶心、食欲不振患者。

香藕山药茯苓羹

[用料] 香藕150g，山药、茯苓各50g，红糖30g。

［制法］把山药、茯苓去杂洗净，烘干研成粉。香藕洗净，切成片。把香藕片放入锅中，加入适量的清水，用武火煮沸，转用文火煨，待藕酥烂时，加入山药粉、茯苓粉，用文火煨成羹，调入红糖即可。

［功用］健脾益胃，消食。适用于急慢性胃炎患者。

日常调养急性胃炎的茶类食谱

糖盐茶

［用料］白糖10g，精盐4g，红茶5g。

［制法］把白糖、精盐、红茶同放入锅中，加入适量水，煮至少量即可。温服。

［功用］开胃除寒。适用于急性胃炎患者。

柚皮生姜茶

［用料］老柚子皮9g，茶叶6g，生姜2片。

［制法］把柚子皮、生姜均切碎，与茶叶一起放入杯中用沸水冲泡。趁热饮用。

［功用］消食下气。适用于急性胃炎呕吐、胃痛、腹泻患者。

核桃山楂茶

［用料］核桃仁150g，白糖100g，山楂50g。

［制法］把核桃仁用水浸泡30分钟，洗净后加入少许清水，磨成浆，再加入适量的清水稀释调匀待用（约200g）。山楂洗净后拍破放入锅中，加入适量清水，用中火煎熬成汁，去渣取汁约1000ml。把山楂汁倒入锅中，加入白糖，搅匀，待糖化后，再把核桃浆缓缓倒入锅中，边倒边搅，烧至微沸时即可出锅。代茶饮。

［功用］健脾胃，促进消化。适用于急慢性胃炎患者。

清热茶

［用料］醋柴胡、龙胆草各2g，菊花、细生地各3g。

［制法］把醋柴胡、龙胆草、菊花、细生地一同放入锅中，加入适量的

清水，煎取其汤。

［功用］清热养胃。适用于急慢性胃炎患者。

良姜香附茶

［用料］高良姜100g，香附200g，红糖适量。

［制法］把高良姜、香附洗净，烘干后研成末。每10g为1包，加入适量红糖，装入滤纸包中。每次取1包用沸水冲泡，加盖闷15分钟后饮用。

［功用］温胃止痛。适用于急慢性胃炎气滞胃痛患者。

佛手黄连茶

［用料］佛手片10g，黄连3g。

［制法］把佛手片、黄连洗净，放入杯中，用沸水冲泡，加盖闷15分钟即可。

［功用］促进食欲，助消化。适用于急慢性胃炎患者。

玫瑰桂花茶

［用料］玫瑰花5g，桂花籽3g。

［制法］把桂花籽研成末，与玫瑰花一同放入杯中，用沸水冲泡即可。每日饮服3次。

［功用］暖胃平肝。适用于肝胃不和引起的胃痛。

丁香橘皮茶

［用料］丁香花蕾3g，橘子皮15g。

［制法］把丁香花蕾、橘子皮放入杯中，用沸水冲泡即可。

［功用］理气止痛。适用于胃痛、呕吐、恶心者。

姜枣半夏饮

［用料］生姜5片，红枣5枚，半夏3g。

［制法］把生姜、红枣、半夏放入锅中，加入适量的清水，煎取其汁。

［功用］温胃止痛。适用于胃痛、恶心、呕吐者。

姜橘土豆饮

［用料］鲜土豆100g，生姜10g，鲜橘汁25g。

［制法］把鲜土豆、生姜榨汁，与鲜橘汁混合调匀，放入沸水中烫温即可。每日服25g。

［功用］暖胃除寒。

桃汁蜂蜜饮

［用料］鲜桃1个，蜂蜜20g。

［制法］把鲜桃去皮、核，压榨成汁，加入蜂蜜和适量温沸水调匀即成。每日1~2次，每次饮100ml。

［功用］健脾胃，止痛。适用于急性胃炎患者。

日常调养慢性萎缩性胃炎的粥、汤、茶食谱

糯米百合莲子粥

［用料］糯米100g，百合40g，莲子（去芯）25g，红糖适量。

［制法］把糯米、百合、莲子共煮成粥，加入适量红糖。每日1次，连食1~2周。

［功用］养胃缓痛，补心安神。适用于慢性萎缩性胃炎脾胃虚弱所引的胃脘痛、心阴不足、心烦失眠等症。

益中补血粥

［用料］黄芪30g，肉桂8g，丹参15g，乳香、没药各8g，大枣4枚，薏苡仁100g。

［制法］把上述原料（除薏苡仁外）加水煎汁，再与薏苡仁同煮成粥。每日1剂，分2次服，30天为一疗程。

［功用］利肠胃，补中益气。适用于慢性萎缩性胃炎患者。

山药玉竹鸽肉汤

［用料］山药20g，玉竹15g，净鸽1只，精盐及调料各适量。

［制法］把鸽肉洗净，切成块，放入砂锅中，加入玉竹、山药、精盐及调料，加入适量的水，用中火炖1小时，待肉烂即可。

［功用］健脾益胃，滋阴止渴。适用于慢性萎缩性胃炎患者。

萝卜猪肚汤

[用料] 猪肚1个，鸡腿肉200g，酸菜50g，白萝卜400g，胡萝卜30g，萝卜叶、葱段、姜末、花椒、精盐、醋、鸡精各适量。

[制法]

①把猪肚用醋、精盐清洗干净，切成小块。胡萝卜、白萝卜、鸡腿肉均切成小丁，用沸水焯后捞出。酸菜洗净，控干水分，切成丝。

②用鸡精和猪肚汁做成上汤。

③把猪肚、鸡丁、姜末、葱段和花椒放入锅内，加入上汤，用中火煮30分钟，再放入胡萝卜、白萝卜丁和酸菜，加盖用中火煮15分钟，撇去浮沫，调味后放入萝卜叶即可。

[功用] 健脾养胃。适用于慢性萎缩性胃炎患者。

姜枣猪肚汤

[用料] 猪肚150g，生姜15g，大枣20g，精盐适量。

[制法] 把猪肚洗净，与生姜、大枣一同放入碗中，加入适量的精盐、清水，隔水炖熟。分2次食用。

[功用] 温中益气，健脾胃。适用于慢性萎缩性胃炎患者。

参须石斛滋胃汤

[用料] 人参须15g，石斛15g，玉竹12g，山药12g，乌梅3枚，大枣6枚。

[制法] 把上述原料一同放入锅中，加入适量的水煎煮。分2次服用。

[功用] 滋阴健胃。适用于慢性萎缩性胃炎患者因气阴不足所致的胃脘不舒、食欲不振等症。

胡萝卜山药鸡内金汤

[用料] 胡萝卜250g，山药25g，鸡内金10g，红糖适量。

[制法] 把胡萝卜、山药洗净后切成块，与鸡内金同煮，30分钟后加入适量的红糖。饮汤。

[功用] 健脾胃，助消化。适用于慢性萎缩性胃炎患者因脾胃气虚所致的纳差、消化不良等症。

党参生蚝瘦肉汤

［用料］党参50g，生蚝肉250g，猪瘦肉150g，姜片、调料各适量。

［制法］党参、姜片均洗净。生蚝肉洗净，放入沸水中略焯后捞出。猪瘦肉洗净，切成大块。把所有原料放入锅中，加入适量的清水，用武火煮沸，转用中火煲2小时，调味即可。

［功用］滋阴补血，健脾胃。适用于慢性萎缩性胃炎患者。

威灵仙蛋汤

［用料］威灵仙30g，鸡蛋2个，红糖5g。

［制法］把威灵仙放入锅中，加入适量水，煎30分钟后去渣取汁。在威灵仙汁中打入鸡蛋液，调成药汁，加入红糖，共煮成蛋汤。每日服1剂，连服2剂。

［功用］通络止痛，润燥除烦。适用于慢性萎缩性胃炎患者。

党参粟米茶

［用料］党参25g，粟米100g。

［制法］把党参碾碎，粟米炒熟，加水适量，煎剩一半时即可。当茶饮。

［功用］健脾胃，止反胃。适用于慢性萎缩性胃炎所致脾胃虚弱、食欲不振等症。

沙参乌梅茶

［用料］北沙参10g，乌梅10g。

［制法］北沙参洗净，研成粒。乌梅洗净后去核。两者同放入杯中，加入沸水，加盖闷15分钟。一剂可冲3~5次。

［功用］补益脾胃。适用于慢性萎缩性胃炎患者。

麦冬茶

［用料］党参、麦冬、玉竹、北沙参、天花粉各10g，乌梅、知母、甘草各5g。

［制法］把上述原料放入锅中，加入适量的清水煎煮。代茶饮。

［功用］健脾开胃。适用于慢性萎缩性胃炎患者。

蒲公英茶

［用料］蒲公英250g，精盐适量。

［制法］在蒲公英开花前或刚开花时，连根取出，洗净后捣取其汁。精盐中加入适量的水，调成淡盐水，与蒲公英汁混合均匀，即可饮用。

［功用］温胃利湿。适用于老年萎缩性胃炎患者。

木香温胃茶

［用料］木香6g，麦冬15g，乌梅10g。

［制法］把木香、麦冬、乌梅放入锅中，加入适量的清水，煎15分钟左右即可。

［功用］养胃生津，行气止痛。适合慢性萎缩性胃炎患者。

日常调养慢性萎缩性胃炎的菜谱

虫草香菇炖青鱼

［用料］冬虫夏草10g，香菇20g，冬笋10g，青鱼400g，葱花、姜末、食用油、鲜汤、精盐、鸡精、五香粉、料酒各适量。

［制法］把冬虫夏草洗净切成小段。香菇用温水泡发，去蒂洗净，切成片。冬笋洗净切成片。青鱼去杂洗净，切成段。锅内注油烧热，下入料酒，加入葱花、姜末爆香，放入冬笋、鱼肉煸炒，再放入香菇、冬虫夏草、鲜汤，用中火煨至鱼肉酥烂，加入精盐、鸡精、五香粉，调匀即可。

［功用］益虚损，补脾胃。适用于慢性萎缩性胃炎患者。

枸杞当归焖甲鱼

［用料］枸杞子30g，当归15g，红枣10枚，甲鱼1只（约400g），葱花、姜片、精盐、鸡精、香油各适量。

［制法］把枸杞子、当归、红枣分别洗净。当归切碎装入袋中。甲鱼清理干净。把甲鱼和当归药袋、枸杞子、红枣放入锅中，加入适量的水，用武火煮沸，转用文火煮40分钟。取出药袋，煨至甲鱼肉酥，加入葱花、姜片、精盐、鸡精，淋入香油即可。

［功用］滋阴补肾，益脾胃。适用于慢性萎缩性胃炎气血两虚患者。

虫草山药煨乌鸡

［用料］乌骨鸡1只，冬虫夏草10g，山药150g，葱段、姜末、料酒、精盐、鸡精、香油各适量。

［制法］乌骨鸡清理干净。冬虫夏草洗净切成小段，与鸡肉一同放入锅中，加水没至鸡身。用武火烧沸，加入葱段、姜末、料酒，转用文火煨半小时，加入山药块，煨至山药、鸡肉烂熟，加入精盐、鸡精调味，淋入香油即可。

［功用］补血气，益胃肠。适用于萎缩性胃炎气阴两虚患者。

党参草菇煨鲫鱼

［用料］鲫鱼300g，草菇50g，党参20g，葱段、姜末、食用油、料酒、鲜汤、精盐、鸡精、香油各适量。

［制法］鲫鱼清理干净，控干水分。草菇、党参均洗净，切成片。锅内注油烧热，下入葱段、姜末爆香，加入鲫鱼煸透，加入料酒、草菇、鲜汤，用武火烧沸，加入党参片，转用文火煨20分钟，调入精盐、鸡精，烧沸，淋入香油即可。

［功用］温胃散寒，补虚利水。适用于萎缩性胃炎气阴两虚患者。

日常调养消化性溃疡的粥类食谱

莲子粥

［用料］莲子30g，粳米100g。

［制法］取莲子、粳米按常法煮粥。每天食用，连续服1个月。

［功用］益肾养心，健脾养胃。适用于脾胃虚弱型溃疡患者。

怀山药粥

［用料］怀山药100g，粳米100g。

［制法］把怀山药、粳米一起放入锅中，加水煮成稀粥。每天分3次食用。

［功用］健脾胃，止泄痢。适用于脾胃虚弱型十二指肠溃疡患者。

糯米红枣粥

［用料］糯米100g，红枣7枚。

［制法］取糯米、红枣，按常法煮粥，煮至米烂方可食用。

［功用］健脾胃。适用于脾胃虚弱型溃疡患者。

银耳红枣粥

［用料］银耳20g，红枣10枚，糯米150g。

［制法］取银耳、红枣、糯米，按常法煮粥，煮至米烂。

［功用］生津养胃，补中益气。适用于脾胃虚弱型溃疡患者。

柚皮粥

［用料］鲜柚皮1个，粳米60g，葱花、精盐、香油各适量。

［制法］把柚皮放在碳火上烧去棕黄色的表层，刮净后放入清水中冲泡1天，切成块加入适量的清水加热，待开后加入粳米同煮，待粥成时加入葱花、精盐、香油调味即可。每2天吃柚皮1个，连食4~5个。

［功用］舒肝健胃，止痛。适用于消化性溃疡患者。

莲子糯米粥

［用料］莲子、糯米、薏苡仁各50g，红糖15g。

［制法］莲子用沸水泡涨，剥皮去芯，放入锅中，加水煮30分钟，再放入糯米、薏苡仁煮沸，用文火炖烂，加入红糖调匀即可。

［功用］补中益气。适合于中上腹疼痛、消瘦、食欲不振的慢性胃炎患儿。

日常调养消化性溃疡的汤、羹类食谱

白胡椒煲猪肚汤

［用料］猪肚1个，白胡椒15g，精盐适量。

［制法］猪肚用水冲洗干净，白胡椒碾碎后放入猪肚内，并留少许水分。再把猪肚头尾用线扎紧，放入砂锅中。用慢火煲1个小时以上，至猪肚酥软，加入精盐调味即可。

［功用］温中下气，和胃止呕。适用于虚寒型溃疡患者。

赤小豆陈皮红枣汤

［用料］赤小豆100g，陈皮5g，红枣10枚。

［制法］把赤小豆洗净，红枣洗净后去核。在煲内加入适量的清水，放入赤小豆。煮至赤小豆裂开时，加入红枣、陈皮，转用文火，煮至赤小豆熟烂即可。

［功用］益气生津，健脾和胃。适用于消化性溃疡患者。

芪姜红枣羊肉汤

［用料］羊肉200g，黄芪、生姜各15g，红枣10枚，葱段、料酒、鸡精、精盐、香油各适量。

［制法］把黄芪、生姜洗净，切片装入药袋。羊肉洗净切成片，与红枣一同放入锅中，加水，用武火烧沸，放入药袋，转用文火煨半小时，取出药袋，加入葱段、料酒、精盐、鸡精，用文火煨至羊肉酥烂，淋入香油即可。

［功用］暖中驱寒，开胃健脾。适用于食欲不振型溃疡患者。

砂仁三七藕粉羹

［用料］砂仁4克，三七3克，藕粉100克。

［制法］把砂仁、三七分别洗净，烘干后研成粉。把藕粉用凉沸水拌匀，再煮沸，待温热时加入砂仁、三七粉，拌匀即可。

［功用］止血，止吐。适用于胸闷、腹胀的消化性溃疡患者。

黄芪姜枣蜜藕羹

［用料］黄芪20g，生姜10g，红枣10枚，藕粉50g，蜂蜜30g。

［制法］黄芪、生姜洗净，均切成片。红枣洗净，去核。藕粉用凉开水拌匀。把黄芪、生姜、红枣一同放入锅中，加入适量的清水，用武火煮沸，转用文火煮半小时，去渣取汁。把汁再次煮沸，加入藕粉拌匀成羹，待温时加入蜂蜜即成。

［功用］补中益气。适用于中老年溃疡病患者。

佛手枯草茶

［用料］鲜佛手12g，鲜夏枯草24g，白糖或冰糖适量。

［制法］鲜佛手洗净切片，夏枯草淘洗干净切成段。鲜佛手、夏枯草一同放入杯中，加入少量白糖或冰糖，冲入沸水，加盖闷15~30分钟。取汁当茶饮。

［功用］疏肝散郁，和胃止痛。适用于上腹疼痛剧烈、痛无定处、胃中灼热、便秘尿黄的老年消化性溃疡患者。

日常调养消化性溃疡的饮、茶类食谱

牛奶蜂蜜饮

［用料］鲜牛奶250g，蜂蜜50g，白及6g。

［制法］把鲜牛奶煮沸后加入蜂蜜、白及，调匀即成。

［功用］补虚和中，益气养胃。适用于胃痛缠绵、不思饮食、大便干结、面色萎黄的老年消化性溃疡患者。

红茶蜜糖饮

［用料］红茶5g，蜂蜜、红糖各适量。

［制法］把红茶置于杯中，用沸水冲泡，加盖闷10分钟，加入红糖、蜂蜜调匀即成。

［功用］和中润燥，养胃止痛。适用于胃痛缠绵、久痛不愈、神疲乏力的老年消化性溃疡患者。

茱萸陈皮茶

［用料］吴茱萸2g，黄连3g，陈皮5g，绿茶5g。

［制法］把吴茱萸、黄连、陈皮分别研成末，放入滤纸袋中，与绿茶一同放入杯中，用沸水冲泡即可。

［功用］益脾胃。适用于溃疡病和幽门螺杆菌感染患者。

青黛海蛤茶

［用料］海蛤壳150g，青黛50g，绿茶适量。

［制法］把海蛤壳去杂洗净，烘干后研成末，与青黛混合，每10g用滤纸包起。冲泡时取1包，与绿茶3g一同放入杯中，用沸水冲泡即可。

［功用］健脾胃，补气血。适用于溃疡病伴出血患者。

甜咸小白菜饮

［用料］小白菜250g，精盐、白糖各适量。

［制法］把小白菜洗净剁碎，加精盐腌10分钟，用纱布包裹绞汁。在汁中加入白糖即成。每日3次，空腹饮用。

［功用］清热止津，养胃健脾。适用于胃痛剧烈、胃中灼热、心烦易怒、口干口苦、便秘的老年消化性溃疡患者。

羊乳饮

［用料］羊奶250g，竹沥水15g，蜂蜜20g，韭菜汁10g。

［制法］把羊奶至锅内烧沸，加入竹沥水、蜂蜜、韭菜汁，再用火烧沸即可。

［功用］健脾益胃。适用于消化性溃疡患者。

枇杷饮

［用料］枇杷叶10g，鲜芦根10g。

［制法］把枇杷叶用刷子去毛，洗净，烘干。鲜芦根洗净，切成片。枇杷叶、鲜芦根放入锅内，加入适量的清水，用武火烧沸，转用中火煮半小时即可。温服。

［功用］生津止渴，和胃除逆。适用于消化性溃疡患者。

蜂蜜红花饮

［用料］红花5g，蜂蜜适量。

［制法］把红花放入杯中，加入沸水，加盖后闷约10分钟，加入适量的蜂蜜。趁热温服。

［功用］和胃利肠，止痛祛瘀。适用于消化性溃疡患者。

日常调养消化性溃疡的菜谱

香菇油菜心

［用料］油菜心500g，香菇100g，食用油、精盐、鸡精、鲜汤、白糖、料酒、淀粉、香油各适量。

［制法］

①把油菜心洗净，切成段。香菇洗净切成片。

②锅内油烧热，下入油菜心翻炒，加入精盐、鲜汤、白糖，炒至软熟，捞出。

③香菇、料酒放入锅中，加入鲜汤，煮开后加入精盐、鸡精，用淀粉勾芡，把汤汁浇入油菜心上，淋上香油即可。

［功用］健脾和胃。适用于消化性溃疡患者。

香菇炒菜花

［用料］菜花250g，香菇15g，葱段、姜片、食用油、香油、鸡汤、精盐、鸡精、水淀粉各适量。

［制法］

①菜花择洗干净，切成小块，放入沸水中焯后捞出。香菇用温水泡发，去蒂洗净切成片。

②锅内注油烧热，下入葱段、姜片爆香，加入鸡汤、精盐、鸡精调味，烧沸后捞出葱段、姜片，放入香菇和菜花，用文火煨至入味，用水淀粉勾芡，淋上香油即可。

［功用］益气健胃，补虚强身。适用于消化性溃疡患者。

肉末炒猴头菇

［用料］鲜猴头菇250g，猪瘦肉150g，葱花、姜末、食用油、精盐、鸡精、料酒各适量。

［制法］猪肉洗净，剁成末。猴头菇洗净，切成片。锅内注油烧热，加入葱花、姜末爆香，下入肉末，翻炒。加入猴头菇、精盐、料酒，翻炒至熟，加入鸡精，拌匀即可。

［功用］暖脾和胃。适用于消化性溃疡患者。

竹荪三七鸡肉片

［用料］鸡脯肉200g，干竹荪50g，三七5g，鸡蛋1个，葱花、姜末、食用油、鲜汤、料酒、鸡精、精盐、湿淀粉各适量。

［制法］

①把竹荪在温水中泡软，入沸水中煮后捞出，顺纤维方向剖开，切成片。

三七烘干研成末。

②鸡肉洗净切成片，加入三七粉、精盐、鸡精、鸡蛋清、料酒、湿淀粉拌匀稍腌。另用葱花、姜末、鸡精、料酒、鲜汤调成料汁。

③锅内注油烧热，下入葱花、姜末爆香，加入鸡肉片，炒至七成熟，加入竹荪片和料汁，炒熟即可。

［功用］补益脾胃。适用于消化性溃疡出血恢复期患者。

参芪煨乌鸡

［用料］乌骨鸡1只，黄芪、党参各20g，豆蔻、大茴香各5g，葱花、姜末、精盐、鸡精、料酒、香油各适量。

［制法］

①把党参、黄芪洗净，切片，与豆蔻、大茴香一同装入药袋。乌骨鸡清理干净，内脏留心、肝，入沸水中焯透捞出。

②把乌骨鸡放入砂锅中，加入药袋，加水淹没鸡身，用武火煮沸后加入料酒，转用文火煨40分钟，取出药袋，加入葱花、姜末，煨至肉烂，用精盐、鸡精调好口味，淋入香油即可。

［功用］益气养血，健脾胃。适用于消化性溃疡消化能力较弱患者。

金橘根煲猪肚

［用料］金橘根30g，猪肚1个，精盐适量。

［制法］把金橘根、猪肚均洗净，切碎，放入煲中，加入适量的水，煮至猪肚烂熟，用适量精盐调味。

［功用］补胃和胃，健脾止痛。适用于消化性溃疡患者。

日常调养十二指肠溃疡的粥、汤、茶类食谱

生姜大枣粥

［用料］生姜6g，粳米75g，大枣10枚。

［制法］把生姜切成薄片，与粳米、大枣同煮成粥。

［功用］暖胃散寒。适用于寒冷型十二指肠溃疡患者。

小茴香粥

[用料] 小茴香5g，粳米75g。

[制法] 把小茴香炒后煎汤去渣，加入粳米同煮成粥。

[功用] 温胃健胃，行气镇痛。适用于虚寒型十二指肠溃疡患者。

砂仁粥

[用料] 砂仁5g，粳米75g。

[制法] 把砂仁研成细末，与粳米共煮成粥。

[功用] 化湿开胃，温脾止泻。适用于气滞型十二指肠溃疡患者。

红枣香菇汤

[用料] 香菇150g，红枣15枚，姜片、熟花生油、精盐、鸡精、料酒各适量。

[制法] 红枣洗净，去核。香菇去蒂洗净，切成片。把香菇、红枣、姜片、熟花生油、精盐、鸡精、料酒及适量的清水一同放入碗中，隔水蒸60~90分钟即可。

[功用] 开胃益气。适用于十二指肠溃疡患者。

银耳猪骨汤

[用料] 猪脊骨700g，银耳30g，木瓜1个（约700g），红枣5枚，调料适量。

[制法] 把猪脊骨洗净，剁成段。木瓜去皮、籽，洗净，切成角块。银耳用温水泡发，洗净，撕成小朵。红枣去核，洗净。把猪脊骨、木瓜、红枣一同放入沸水锅中，用武火煮沸，转用中火煲2小时，放入银耳，再煲1小时，调味即可。

[功用] 健胃益脾。适用于十二指肠溃疡患者。

山药枸杞炖兔肉汤

[用料] 山药20g，枸杞子20g，兔肉300g，龙眼肉5枚，精盐、生抽各适量。

[制法] 把山药、枸杞子、龙眼肉均洗净。兔肉洗净，入沸水中焯后捞出，切成小块。把所有原料放入炖盅，加入适量的沸水，盖上盅盖，用武火

炖约3小时，加入精盐、生抽，调味即可。

［功用］健脾胃，安神补血，补中益气。适用于十二指肠溃疡出血患者。

小米党参茶

［用料］小米100g，党参30g，冰糖适量。

［制法］小米炒至焦黄。党参烘干研成末。把小米、党参一同放入锅中，加入适量的清水，用中火煮50分钟，加入冰糖待其溶化，取其清液饮服。每日1剂。

［功用］助消化，健胃益脾。适用于十二指肠溃疡患者。

无花果饮

［用料］无花果（连枝）适量。

［制法］把无花果连枝焙干研成末，用沸水冲泡。趁热温服，每次服5g，每天服3次。

［功用］清热和胃。适用于郁热型十二指肠溃疡患者。

仙鹤红枣饮

［用料］仙鹤草30g，红枣10枚。

［制法］把仙鹤草、红枣加水煎。饮汤吃枣。

［功用］止血补气，健脾胃。适用于瘀血型十二指肠溃疡患者。

红糖姜饮

［用料］鲜姜250g，红糖25g。

［制法］将鲜姜、红糖捣碎。饮时用温沸水送服。每日3次，每次5g，空腹饮。

［功用］温中散寒。适用于寒冷型十二指肠溃疡患者。

圆白菜饮

［用料］圆白菜1棵，白糖适量。

［制法］把圆白菜洗净，绞汁。取其汁1杯，加入适量的白糖，搅匀即可。每日饮1~2次，空腹饮用。

［功用］促进溃疡愈合，止痛。适用于十二指肠溃疡患者。

日常调养慢性浅表性胃炎的粥、汤食谱

木耳枸杞猪肚粥

[用料] 黑木耳、枸杞子各20g，猪肝50g，粳米100g，葱花、姜末、精盐、鸡精、料酒各适量。

[制法]

①黑木耳用温水泡发，洗净。

②猪肝去筋膜，洗净，剁成末。

③粳米、枸杞子洗净，放入锅中，加入适量的水，用武火煮沸，转用文火煮半小时，加入黑木耳、猪肝末、葱花、姜末、精盐、鸡精、料酒，用文火煮半小时即可。

[功用] 益胃补虚。适用于慢性浅表性胃炎患者。

枸杞子南枣乳鸽汤

[用料] 枸杞子50g，南枣10枚，乳鸽1只，生姜片、精盐各适量。

[制法]

①乳鸽去毛、内脏，清理干净，放入沸水中煮5分钟，捞出。

②枸杞子、南枣均洗净。

③瓦煲内加入适量的清水，用武火煲至水沸，放入乳鸽、南枣、枸杞子、生姜片，转用中火继续煲3小时，加入精盐调味即可。

[功用] 健脾胃，补虚劳。适用于慢性浅表性胃炎患者。

荔枝干暖胃汤

[用料] 猪瘦肉200g，荔枝干6枚，白术15g，鸡肉15g，精盐适量。

[制法] 把猪瘦肉洗净，切成大块，荔枝干、鸡肉、白术均洗净，所有材料放入炖盅，加入适量的水，炖2小时，用精盐调味即可。

[功用] 暖胃去寒。适用于慢性浅表性胃炎患者。

山药百合羹

[用料] 山药60g，百合30g，代代花5g。

［制法］把山药洗净后切成薄片，与百合、代代花一同放入锅中，加入适量的清水。用武火煮沸，转用文火煨30分钟即可。

［功用］益胃健脾。适用于浅表性胃炎患者。

薏苡仁莲子羹

［用料］薏苡仁30g，莲子20g。

［制法］把薏苡仁洗净，莲子去芯，一同放入锅中，加入适量的清水。用武火煮开后转用文火，煮至莲子肉烂熟即可。

［功用］健脾胃，强筋骨。适用于老年慢性浅表性胃炎患者。

芦笋红枣羹

［用料］芦笋50g，红枣10枚，冰糖10g。

［制法］把芦笋、红枣洗净，下入锅中，加入适量的清水。用武火煮开后转用文火煨至芦笋软烂，放入冰糖，溶化后即可。

［功用］清热止血，益脾胃。适用于慢性浅表性胃炎患者。

百合鸡肉羹

［用料］百合200g，鸡肉100g，葱末、姜丝、黄酒、精盐、鸡精、湿淀粉各适量。

［制法］

①鸡肉洗净，入沸水中焯后捞出，放入锅中，加入姜丝、黄酒，用小火煮半小时，汤汁待用。

②把鸡肉捞出，剁咸肉末。把百合掰开，放入碗中，上笼用武火蒸20分钟。

③锅内放入煮鸡肉的汤汁，加入鸡肉末、精盐，用武火煮沸，加入鸡精，用湿淀粉勾芡，撒上葱末即可。

［功用］温中益气，补脾胃。适用于慢性浅表性胃炎患者。

菊花陈皮茶

［用料］白菊花3g，陈皮6g，绿茶3g，红糖适量。

［制法］把陈皮洗净后切成丝，与白菊花、绿茶一同放入杯中，加入沸水，加盖冲泡。待10分钟后加入适量的红糖调味即可。

［功用］清肠胃，下气消食。适用于慢性浅表性胃炎患者。

日常调养慢性浅表性胃炎的菜谱

香菇芹菜炒冬笋

［用料］芹菜300g，香菇20g，冬笋30g，葱花、姜丝、食用油、精盐、鸡精、鲜汤各适量。

［制法］把芹菜洗净切成段。香菇泡发后洗净切成片。冬笋洗净切成片。锅内注油烧热，下入葱花、姜丝爆香，加入芹菜段、香菇、冬笋，炒至熟时，加入精盐、鸡精及少量鲜汤，调好口味即可。

［功用］补血益气，健脾胃。适用于慢性浅表性胃炎患者。

陈皮鸡

［用料］陈皮20g，香附15g，鸡肉60g，葱末、姜末、食用油、料酒、醋、精盐、酱油各适量。

［制法］

①把鸡肉（最好是嫩公鸡肉）洗净，剁成小块。

②用醋炒香附，再与陈皮一同放入砂锅中，加入适量的水，煎取其汁。

③锅内注油烧热，下入鸡肉块爆炒，加入药汁及适量清水，用武火烧沸，转用中火焖至药汁收干，放入葱末、姜末、料酒、精盐、酱油，调好口味即可。

［功用］健脾胃，促消化。适用于慢性浅表性胃炎引起的脾胃虚弱、肝胃不和、食少不化等症。

香菇鸭

［用料］鸭子1只（约750g），香菇50g，姜片、黄酒、酱油、精盐各适量。

［制法］

①鸭子去毛、内脏，清理干净，放入锅中，加入适量的水，煮至八成熟，取适量的鸭汤。

②剁下鸭颈，除去鸭骨。鸭颈、鸭骨剁成块，鸭肉切成块。

③香菇用温水泡发，去蒂洗净，入沸水焯后捞出，切成丁。

④把鸭骨、鸭颈放入碗中，再放入鸭肉，撒上香菇丁，加入适量的鸭汤、

黄酒、酱油、精盐、姜片，盖上碗盖，上笼蒸熟即可。

　　［功用］养胃滋阴，利水消肿。适用于慢性浅表性胃炎患者。

玉竹焖鸭

　　［用料］老鸭1只，玉竹50g，沙参50g，生姜、葱段、精盐、鸡精、料酒各适量。

　　［制法］把老鸭清理干净，放入砂锅中，加入沙参、玉竹以及适量的清水，用武火煮沸，转用中火焖至鸭肉烂熟，除去药渣，加入葱段、生姜、精盐、鸡精、料酒，煮至入味即可。

　　［功用］养胃滋阴，清虚热。适用于慢性浅表性胃炎引起的口干咽燥、大便秘结等症。

茄汁大虾

　　［用料］鲜大虾500g，料酒、精盐、鸡精、白糖、番茄酱、胡椒粉、葱花、姜末、水淀粉、香油、食用油各适量。

　　［制法］

　　①将大虾洗净，用剪刀从虾背部剪开虾壳，去其虾肠，清洗净。

　　②锅置火上，注油烧热，将大虾放入锅两面煎红，再加入料酒、精盐、白糖、胡椒粉以及少量的清水；用武火烧沸之后，再改用文火烧3分钟，再加入番茄酱、姜末、葱花、鸡精，用水淀粉勾芡，淋入少量香油即可。

　　［功用］开胃健脾。适用于慢性浅表性胃炎患者。

日常调养胃下垂的粥、汤饮食谱

参芪升麻粥

　　［用料］吉林参3g，黄芪30g，升麻15g，粳米60g。

　　［制法］

　　①把吉林参晒干或者烘干，之后研成细末。

　　②把黄芪、升麻洗净后切成片，放入砂锅中，加入适量的清水，浓煎2次，每次30分钟，再合并2次煎液。

③煎液与淘净的粳米一同放入砂锅，加入适量的清水，用武火煮沸，转用文火煨煮成粥，粥将成时调入参末，拌匀即可。

④早晚2次分服。

［功用］健胃补虚。适用于胃下垂患者。

鸭糜麦片粥

［用料］鸭瘦肉100g，麦片30g，干菱粉30g，鸭汤500ml，鸡蛋3个（取蛋清），食用油、鸭汤、精盐、鸡精适量。

［制法］

①将鸭肉清洗干净，剁成肉末，再加入干菱粉、精盐、鸡精、鸡蛋清和适量的清水，拌匀，制成鸭糜。

②将鸭汤倒入锅中，待烧沸后再加入麦片调成糊状后，缓缓倒入鸭糜，搅匀。汤汁烧沸后，调入食用油，待油渗入鸭肉末和麦片内即可食用。

［功用］清热，养阴和胃。适用于胃下垂患者。

山药红枣莲子汤

［用料］山药、莲子各100g，红枣20枚，淀粉适量。

［制法］

①把山药去皮洗净后切成小丁。红枣洗净，莲子去芯洗净。

②把红枣、去芯莲子放入砂锅中，加入适量的清水泡1小时。用武火烧沸，转用文火煨1小时，枣烂莲肉酥软时，加入山药丁，煨20分钟，用淀粉勾芡即成。

［功用］健脾胃。适用于胃下垂患者。

排骨蜜枣汤

［用料］排骨400g，蜜枣6枚，山药50g，精盐适量。

［制法］把排骨切块，放入沸水中煮5分钟，捞出洗净。山药、蜜枣分别洗净。在沸水锅中放入排骨、蜜枣、淮山药，待煮开后撇去浮沫，再煨3小时，加入精盐调味即可。

［功用］健脾强胃，补肺益气。适用于胃下垂患者。

山楂红枣瘦肉汤

［用料］山楂30g，红枣8枚，猪瘦肉120g，精盐适量。

［制法］山楂、猪瘦肉分别洗净。红枣洗净，去核。把猪瘦肉、山楂、红枣均放入锅中，加入适量的清水，用武火煲沸，转用中火煲1小时，用精盐调味即可。

［功用］健脾开胃，消食化积。适用于胃下垂患者。

牛肚枳壳砂仁汤

［用料］牛肚250g，炒枳壳10g，砂仁2g。

［制法］把牛肚洗净，与炒枳壳、砂仁一同放入锅中，加入适量的清水，煮至烂熟即可。

［功用］补气健胃，消痞除满。适用于胃下垂患者。

胡萝卜山药鸡肫汤

［用料］胡萝卜200g，鲜山药100g，鸡肫（带鸡内金）100g，精盐、鸡精、鸡汤各适量。

［制法］把胡萝卜洗净，切成小块。鲜山药去皮，洗净，切成小块。鸡肫清理干净，切成块。把鸡肫放入砂锅中，加入适量的鸡汤，用文火煮40分钟，加入胡萝卜块、山药块、精盐，再用文火炖20分钟，加入鸡精调匀即可。

［功用］补中健脾，下气化滞。适用于胃下垂反酸患者。

羊肚面片汤

［用料］羊肚1只，面粉500g，油菜100g，胡椒、花椒、葱段、姜丝、食用油、料酒、精盐各适量。

［制法］

①把羊肚洗净，切成细丝。面粉加水揉成面团，擀成薄皮，切成4cm见方的块。

②锅置旺火上，注油烧热，加入姜丝、葱段爆香，加入适量的清水。待烧沸时下入羊肚、花椒、胡椒、料酒，煮开后下入面片，加入精盐，煮熟即成。

［功用］健脾胃，益气血。适用于胃下垂患者。

龙眼姜枣饮

［用料］龙眼肉（干品）10g，生姜3g，红枣10枚。

［制法］把龙眼肉、生姜、红枣一同放入砂锅中，加入适量的清水。用武火煮沸，再转用文火煮半小时即可。早晚2次分服。

［功用］开胃健脾。适用于脾胃虚寒型胃下垂患者。

桂花红枣莲子饮

［用料］鲜桂花10g，红枣20枚，干莲子50g，红糖20g。

［制法］把上述原料放入锅中，加入适量的清水，煮至莲子熟烂即可。

［功用］促食欲，健脾胃。适用于胃下垂患者。

红枣荔枝桂圆饮

［用料］红枣、荔枝、桂圆各50g，三七粉5g，白糖适量。

［制法］把红枣洗净，去核，放入砂锅内，加入适量的水，用武火烧沸，转用文火煨5分钟，放入桂圆、荔枝、三七粉，煮沸后用文火煨10分钟，加入白糖调匀即可。每日1次，趁温热服食。

［功用］补气健脾，活血补血。适用于胃下垂患者。

日常调养胃下垂的菜谱

黄芪陈皮炖猪肚

［用料］黄芪50g，陈皮20g，猪肚1只，葱段、姜片、精盐、料酒、醋各适量。

［制法］

①猪肚用精盐、醋洗净。黄芪切成片。陈皮洗净，切成小块。

②把猪肚、黄芪、陈皮、姜片、葱段、料酒一同放入锅中，加入适量的水。用武火烧沸，转用中火炖煮至熟，加入精盐调味即可。

［功用］补中气，健脾胃。适用于胃下垂患者。

黄芪魔芋煨豆腐

［用料］黄芪15g，魔芋（加工品）100g，枳壳10g，豆腐150g，葱花、姜末、食用油、精盐、鸡精、湿淀粉、料酒各适量。

［制法］

①把黄芪、枳壳洗净，切碎装入纱布袋中，封口。魔芋洗净切成小块。豆腐切成小丁，入沸水锅中焯去豆腥味后捞出。

②锅内注油烧热，下入葱花、姜末爆香，加入魔芋块、豆腐丁，翻炒后加水，放入药袋、料酒。

③用武火煮沸后改用文火煨半小时，取出药袋，加入精盐、鸡精调味，稍煮后用湿淀粉勾芡即可。

［功用］益气和中。适用于胃下垂患者。

玫瑰党参鳜鱼

［用料］鳜鱼800g，党参、生姜各15g，玫瑰花5g，葱花、姜片、食用油、精盐、料酒、高汤、淀粉各适量。

［制法］

①把党参洗净烘干后研成末。玫瑰花洗净切成丝。鳜鱼去皮骨，洗净后切成条，用淀粉拌匀。

②锅内注油烧热，下入葱花、姜末爆香，放入鳜鱼煎至微黄，捞出。

③另取锅注油烧热，下入鳜鱼条、党参末、姜片、料酒、高汤、精盐，用武火煮沸，转用文火煨，鱼肉烂时，加入玫瑰花丝，待汤汁收浓即可。

［功用］补虚劳，益脾胃。适用于胃下垂患者。

红烧猪肚

［用料］猪肚1个，葱花、姜片、食用碱、精盐、五香粉、白糖、酱油、料酒、高汤、食用油各适量。

［制法］

①把猪肚用清水及少量食用碱洗净，入沸水锅中焯透捞出。把猪肚洗净切成条。

②锅内注油烧热，下入猪肚条稍熘，加入料酒、葱花、姜片、白糖、酱油及高汤，用文火煨30分钟，加入精盐、五香粉，调好口味，稍熘几分钟即可。

［功用］健脾胃。适用于胃下垂患者。

党参炖乌骨鸡

［用料］党参30g，乌骨鸡1只，葱段、姜片、料酒、精盐、鸡精各适量。

［制法］

①乌骨鸡去毛洗净，并取出心、肝、肫等内脏，将其清洗后用少许精盐腌片刻，与乌骨鸡一同放入砂锅，加入适量的清水。

②用武火煮沸，撇去浮沫，加入葱段、姜片，再加入党参，转用文火炖2小时。待乌骨鸡肉酥烂时，加入精盐、鸡精调味即可。佐餐服食。

［功用］健脾胃。适用于胃下垂患者。

干姜陈皮炖牛肉

［用料］牛肉500g，升麻20g，陈皮3g，砂仁3g，干姜15g，桂皮3g，胡椒3g，料酒、精盐各适量。

［制法］

①把牛肉洗净切成小块。升麻、干姜切成片，陈皮、砂仁、桂皮、胡椒研成细末，与牛肉块一同放入砂锅中，加入适量的水。

②用武火煮沸，撇去浮沫，加入料酒，转用文火煨2小时。待牛肉熟烂时，加入精盐，再用文火收干汤汁。佐餐食用，分数次吃完。

［功用］温胃止呕。适用于胃下垂患者。

日常调养胃出血的食谱、菜谱

柿饼粥

［用料］柿饼3枚，粳米100g。

［制法］把柿饼洗净，切碎，与粳米同煮成粥即可。作为早餐食用。

［功用］止血和胃。适用于胃出血患者。

黑木耳红枣汤

［用料］黑木耳30g，红枣20枚，红糖适量。

［制法］黑木耳去蒂洗净，切碎，用温水泡发。红枣洗净，与黑木耳一同放入锅中，加入适量的水，煮至红枣软烂，加入适量的红糖。吃枣，饮汤。

［功用］温中健胃。适用于胃出血患者。

大肠槐米柏仁汤

［用料］猪大肠1条，槐花米100g，柏子仁15g。

［制法］把猪大肠洗净，然后将槐花米、柏子仁塞入猪大肠内。把猪大肠放入瓦锅内，加入适量的水，煮3~4小时。饮汤。

［功用］收涩止血。适用于胃出血患者。

日常调养胃癌的粥、汤羹食谱

莱菔粥

［用料］莱菔子30g，粳米50g。

［制法］把莱菔子炒熟后，与粳米共煮成粥。每日1次，早餐食用。

［功用］消积除胀。适用于胃癌腹胀明显者。

陈皮瘦肉粥

［用料］陈皮9g，乌贼鱼骨12g，猪瘦肉50g，粳米100g，精盐适量。

［制法］用陈皮、乌贼鱼骨与粳米同煮，粥熟后去陈皮和乌贼骨，加入瘦肉再煮，将熟时用少许精盐调味即可。每日2次，早、晚餐服食。

［功用］降逆止呕，健脾顺气。适用于胃癌腹胀明显者。

乌梅粥

［用料］乌梅20g，粳米100g，冰糖适量。

［制法］把乌梅煎取浓汁去渣，加入粳米同煮，待粥熟后加入少许冰糖，稍煮即可。每日1次。

［功用］收涩止血。适用于胃癌患者。

黄芪粥

［用料］生黄芪30g，粳米50g。

［制法］把生黄芪加水，煎取其汁，与粳米同煮成粥即可。每天早晨空腹食用。

［功用］益气养血。适用于胃癌患者脾虚、便血等症。

薏苡仁粥

［用料］薏苡仁50g，白糖适量。

［制法］把薏苡仁洗净，放入锅中，加入适量的水，煮至烂熟时，加入白糖调匀即可。每天服食1次，连续食用1个月。

［功用］健脾胃、祛水肿。适用于胃癌患者。

百合粥

［用料］百合干50g，粳米100g，白糖10g。

［制法］把百合干、粳米洗净，放入锅中，加入适量的清水，煮至粥烂时，加入白糖调匀即可。每天服食1次，可分数次食完。

［功用］补中益气。适用于胃癌患者。

红枣首乌粥

［用料］红枣10枚，首乌15g，粳米100g。

［制法］把红枣洗净，去核。首乌放入锅中，加水，煎取浓汁，与粳米、红枣同煮成粥。每天服食1次，分数次食完。

［功用］补中益气，润肠通便。适用于胃癌患者。

黄芪山药粥

［用料］黄芪200g，山药150g，粳米250g。

［制法］山药洗净，切成块。黄芪放入锅中，加入适量的水，煎取其汁，与粳米同煮，将熟时加入山药块，煮至熟即可。分2~3次食用。

［功用］补脾益气。适用于胃癌引起的脾胃虚弱患者。

西洋参粥

［用料］西洋参5g，粳米50g。

［制法］把西洋参去杂，洗净，烘干后切成饮片或研成细末。粳米放入砂锅中，加入适量的水，用武火煮沸，转用文火煨煮成稀黏状，待粥将成时，加入西洋参饮片（或西洋参细末），拌匀，再煮至沸即可。早晚2次分服。

［功用］益气养阴，提高免疫功能。适用于胃癌放疗后免疫功能抑制、体质虚弱等症。

鸡血藤红枣粥

［用料］鸡血藤30g，红枣20g，粳米100g。

［制法］

①把鸡血藤、红枣分别去杂，洗净。鸡血藤晾干后切成片，放入纱布袋中，密封袋口。

②把此袋与红枣、粳米一同放入砂锅中，加入适量的水，用武火煮沸，转用文火煨煮30分钟，取出药袋，滤尽药汁，继续用文火煨煮成黏稠粥。早晚2次分服。

［功用］补血活血，升白细胞。适用于胃癌化疗后出现骨髓抑制、白细胞减少等症。

沙参玉竹粥

［用料］沙参20g，玉竹20g，红枣10枚，粳米50g。

［制法］把沙参、玉竹、红枣与粳米一同放入锅中，加入适量的清水，熬成稀粥即可。每周食3~4次。

［功用］补中益气，养血安神。适用于胃癌患者化疗后的胃脘不适、恶心、呕吐、口干咽燥等胃阴不足症。

百合石斛猪肉汤

［用料］百合30g，石斛15g，猪瘦肉200g。

［制法］把百合、石斛、猪瘦肉一同放入砂锅中，加入适量的水，用中火炖至熟烂即可。每日1剂。

［功用］补中益气，强筋壮骨。适用于胃癌患者化疗期间食用。

洋参阿胶汤

［用料］西洋参12g，阿胶30g。

［制法］把西洋参放入砂锅中，加入适量的水，煮成汤汁。阿胶捣成粉末，每次服10g，用参汤送服。每日1剂，分3次服。

［功用］益气补血，升白细胞。适用于胃癌患者化疗后的气血两亏、身体虚弱、头发脱落、白细胞减少等症。

梨汁蜜糖沙棘露

［用料］冬梨汁1份，蜜糖3份，沙棘汁1份。

［制法］把冬梨汁、蜜糖、沙棘汁混合后调匀即可。

［功用］消渴除烦。适用于胃癌患者化疗后的口渴、咽干唇燥、低热、心烦等症。

黄芪大枣汤

[用料] 黄芪 20g，红枣 15 枚。

[制法] 把黄芪、红枣分别去杂，洗净。黄芪晾干后切成饮片，与红枣一同放入砂锅中，加入适量的水，用武火煮沸，转用文火煨炖 40 分钟即可。早晚 2 次分服。

[功用] 益气养血，升白细胞，增强免疫功能。适用于胃癌放疗后免疫功能下降、体质虚弱、白细胞减少者。

参芪枸甲汤

[用料] 人参 12g，生黄芪 60g，枸杞子 30g，甲鱼 100g。

[制法] 黄芪洗净，晾干后切成片，用纱布包起，封口。人参切成片。甲鱼清理干净。把黄芪包、甲鱼、人参片、枸杞子一同放入砂锅中，加入适量的水，用中火炖煮至熟即可。每日 1 剂。

[功用] 补髓益气，开胃消食。适用于胃癌患者放疗后气阴两虚、体质极度虚弱等症。

人参乌鸡汤

[用料] 人参 10g，红枣 10 枚，乌鸡 1 只（约 750g）。

[制法] 把人参洗净，切成片。乌鸡清理干净，与红枣、人参片一同放入砂锅中，加入适量的水，用中火炖至肉烂熟即可。饮汤吃肉，每周 2~3 次。

[功用] 补血益气。适用于胃癌患者放疗后出现的气血两虚证。

桂圆花生汤

[用料] 花生（带红衣）250g，红枣 5 枚，桂圆肉 12g。

[制法] 把红枣洗净后去核，与花生、桂圆肉一起放入锅中，加入适量清水，煮熟即可。每日服 1 次。

[功用] 养血补脾。适用于胃癌贫血明显患者。

黄芪猴头鸡肉汤

[用料] 鸡肉 400g，猴头菇 150g，黄芪 50g，葱段、姜片、胡椒粉、料酒、精盐、鸡精、清汤各适量。

[制法]

①把猴头菇用温水泡发，洗净，切成片，泡发过的水过滤后保存。把鸡肉洗净，剁成块。黄芪切成片。

②把黄芪、鸡肉块、葱段、姜片、料酒、泡发过猴头菇的水及适量清汤放入锅中，用武火烧沸，转用中火炖90分钟，下入猴头菇片，再炖45分钟，加入精盐、鸡精、胡椒粉，调匀即可。

［功用］助消化，补中益气。适用于胃癌患者。

参芪鸽肉汤

［用料］党参15g，黄芪30g，山药30g，白鸽1只，料酒、精盐、香油各适量。

［制法］

①把党参、黄芪、山药分别拣杂，洗净，烘干后切成饮片。把鸽子清理干净，入沸水锅中焯透，捞出，用冷水过凉。

②把鸽子与党参、黄芪、山药饮片一同放入砂锅中，加入适量的水（以淹没鸽子为度）。用武火煮沸，加入料酒，转用文火煨煮40分钟，待鸽肉熟烂，加入精盐，拌匀，再煮至沸，淋入香油即可。

［功用］补气健脾，增强免疫功能。适用于胃癌术后体虚者。

豆腐鸡蛋汤

［用料］豆腐锅巴60g，豆腐皮1张，鸡蛋1个，白糖适量。

［制法］把豆腐锅巴、豆腐皮放入锅中，加入适量的水，煮开后转用文火煨片刻，再用武火烧沸，打入鸡蛋液搅匀，加入白糖调味即可。早餐食用。

［功用］益气和胃。适用于术后消化不良患者。

枸菊甘露饮

［用料］枸杞子15g，白菊花30g，甘草6g。

［制法］把甘草切成薄片，与枸杞子、白菊花一同放入茶壶中，加沸水冲泡，加盖闷5~10分钟。代茶饮。每日1剂。

［功用］止虚劳，补精气。适用于胃癌患者放疗后的头晕目眩、耳鸣、口渴、心烦、失眠等症。

蔗姜饮

［用料］甘蔗、生姜各适量。

［制法］取甘蔗压汁半杯，加生姜汁1匙，隔水同炖。每周2次，温服。

[功用] 和中健胃。适用于胃癌初期患者。

黄精豆浆饮

[用料] 鲜黄精50g，黄豆50g。

[制法] 鲜黄精去除根须，洗净，放入沸水锅中略烫，捞出，切成片。把黄豆去杂，洗净，放入冷水中浸泡6~8小时，与鲜黄精一同搅打成匀浆，用纱布过滤，取其汁放入锅中，用文火煮沸10分钟即可。

[功用] 益气养阴，升白细胞。适用于胃癌放疗后出现的骨髓抑制、白细胞减少等症。

归芪鳝鱼羹

[用料] 当归10g，黄芪30g，黄鳝500g，葱花、姜末、食用油、料酒、酱油、精盐、鸡精、五香粉、湿淀粉各适量。

[制法]

①把当归、黄芪去杂，洗净，晾干后放入纱布袋中，封口，即成药袋。黄鳝清理干净，放入温沸水中稍烫后捞出。从黄鳝背脊处剖开，剔除骨、内脏、头、尾，用清水洗净，切成丝状。

②锅内注油烧热，下入葱花、姜末爆香，加入鳝鱼丝，翻炒后调入料酒，待鳝鱼丝八成熟时，盛出。

③锅内加入适量的清水，放入药袋，用武火煮沸，转用义火煨煮30分钟，取出药袋，滤取药汁，加入葱花、姜末、酱油、精盐及适量的清水。

④用武火煮沸后加入鳝鱼丝，转用文火炖30分钟，加入鸡精、五香粉，用湿淀粉勾芡即可。

[功用] 益气养血，增强免疫力。适用于胃癌术后气血不足、免疫功能下降者。

香菇鸡肉粟米羹

[用料] 香菇5个，粟米片30g，葱花40g，鸡肉60g。

[制法] 把香菇浸软，洗净，切成细粒。粟米片用适量的清水调成糊状。鸡肉洗净，切成粒。把粟米糊放入沸水锅中，用中火煮5分钟，放入鸡肉、香菇，煮3分钟，加入葱花拌匀，煮沸即可。

[功用] 健脾养胃，益气养血。适用于胃癌属气血两虚者，症状为食欲不振、胃脘隐痛、体倦乏力等。

栗子白果羹

［用料］栗子200g，白果100g，白糖适量。

［制法］把栗子、白果分别煮熟，去壳，再放在一起稍煮，用白糖调味即可。

［功用］健脾胃，壮腰强筋。适用于胃癌患者。

扁豆羹

［用料］白扁豆100g，白糖适量。

［制法］把扁豆放入锅中，加入适量的水，煮至烂熟，加入白糖调味即可。

［功用］健脾补胃。适用于胃癌患者。

韭菜生姜奶羹

［用料］韭菜250g，生姜25g，牛奶250g。

［制法］把韭菜、生姜洗净，切碎后捣烂，用纱布绞取其汁，放入锅中，加入牛奶及少量的水，煮沸即可。趁热饮服。

［功用］祛寒暖胃。适用于胃癌引起的胃脘疼痛。

山楂红橘糕

［用料］山楂糕250g，红花5g，柑橘100g，白糖、细淀粉各适量。

［制法］把山楂糕放入锅中，加入适量的水，煮15分钟，加入红花、柑橘、白糖，煮开后用细淀粉勾芡即可。

［功用］活血祛瘀，开胃止痛。

大蒜三七鳝鱼煲

［用料］鳝鱼500g，大蒜30g，三七末15g，生姜2片，食用油、调味料各适量。

［制法］

①把蒜头（去衣）洗净，拍碎。鳝鱼清洗干净，切成段。

②锅内注油烧热，下入鳝鱼、蒜头、姜片爆香，加入适量的清水，倒入瓦锅中，放入三七末，加盖，用中火焖1小时，水将干时，加入调味料即可。

［功用］健脾暖胃，消积止痛。适用于胃癌患者。

日常调养胃癌的菜谱

豆芽炒猪肉

[用料] 豆芽250g，猪瘦肉150g，葱花、食用油、蚝油、精盐、淀粉各适量。

[制法]

①把豆芽（去豆壳和根）洗净。猪瘦肉洗净，剁碎。把豆芽放入锅内焯一下，盛出。

②锅内注油烧热，下入猪肉炒熟，加入豆芽、葱花、蚝油、精盐，翻炒，用淀粉勾芡，炒匀即可。

[功用] 健脾补中，滋阴润燥。适用于胃癌体质虚弱、胃纳欠佳患者。

笋菇炒蛋肉

[用料] 芦笋250g，冬菇30g，猪瘦肉120g，鸡蛋1个，葱段、食用油、精盐、鸡精各适量。

[制法]

①把芦笋、冬菇洗净，切成丝。猪瘦肉洗净，切成丝，放入鸡蛋液中搅匀。

②锅内注油烧热，放入鸡蛋液及肉丝，炒熟盛出。油锅内放入葱段爆香，下入芦笋、冬菇丝炒至将熟，放入肉丝，加入精盐、鸡精稍炒即可。

[功用] 健脾气，养胃生津。适用于胃癌属脾胃虚弱者，症状为胃纳欠佳、口干渴饮等。

红糖煲豆腐

[用料] 豆腐100g，红糖60g。

[制法] 把红糖用清水化开，加入豆腐，煮10分钟即成。可经常食用。

[功用] 和胃止血。适用于胃癌晚期吐血明显患者。

丁香鸭

[用料] 鸭1只，枸杞子50g，松子50g，糯米30g，丁香末、陈皮丁、葱段、姜片、精盐、鸡精、料酒各适量。

　　[制法]鸭子去毛、内脏，清理干净，在鸭腹内放入枸杞子、松子、糯米，用丁香末、陈皮丁封口，加入葱段、姜片、精盐、鸡精，入蒸笼中蒸熟即可。

　　[功用]健胃益脾，助消化。适用于胃癌引起的消化不良患者。

人参虾仁

　　[用料]人参（党参也可）30g，虾仁200g，食用油、黄酒、淀粉、精盐、鸡精各适量。

　　[制法]人参放入锅中，加入适量的水，煎取其汁。虾仁用黄酒泡20分钟，再用淀粉、精盐、鸡精拌匀。锅内注油烧热，下入虾仁，炒至将熟时，加入人参汁，炒匀入味即可。

　　[功用]强身益体，抗癌。适用于胃癌患者。

肉桂肉皮冻

　　[用料]肉皮200g，肉桂片5g，料酒、精盐各适量。

　　[制法]把肉皮洗净，去毛、皮下脂肪，放入锅中，加入肉桂片、料酒、精盐，煮至肉皮烂熟，冷却成冻即可。切片食用。

　　[功用]滋润补益。适用于胃癌患者。

油炸山药

　　[用料]山药150g，食用油、白糖各适量。

　　[制法]把山药洗净，切成条。锅内注油烧热，下入山药条炸熟，捞出沥油，用白糖蘸食。

　　[功用]生津补气。适用于胃癌气虚乏力患者。

山药炒肉片

　　[用料]山药50g，猪肉100g，食用油、精盐、鸡精、料酒、酱油各适量。

　　[制法]山药、猪肉分别洗净，均切成片。锅内注油烧热，下入肉片，翻炒，加入料酒、酱油，放入山药片同炒，加入少量的水，将熟时加入精盐、鸡精调味即可。

　　[功用]健脾益胃。适用于胃癌脾虚患者。

什锦虾仁肚

　　[用料]猪肚1只，虾仁、莲子、红豆、薏苡仁各50g，肉丁30g，调料适量。

［制法］猪肚清理干净，把虾仁、莲子、红豆、薏苡仁、肉丁放入猪肚中，扎紧，放入锅中，加入适量的水，煮烂后用调料调味即可。

［功用］益胃健脾，补虚益气。适用于胃癌体虚乏力患者。

丁香山楂牛肉

［用料］牛肉250g，山楂30g，丁香、精盐各适量。

［制法］把牛肉洗净，切成块，放入锅中，加入山楂及适量的水，煮至牛肉烂熟时，加入丁香、精盐，稍煮即可。

［功用］补益脾胃。适用于胃癌患者。

糖醋藕块

［用料］鲜藕500g，醋、精盐、白糖、香油各适量。

［制法］鲜藕去皮，洗净，切成片，加入精盐后搓捏，待水分渗出后，腌30~60分钟，挤干水分放入盘中。把醋、白糖调匀，放入藕片腌1~2小时，加入几滴香油即可。

［功用］凉血止血，清热开胃。适用于胃癌引起的咳血、便血患者。

芙蓉鹅

［用料］鹅1只，芙蓉叶60g，葱段、姜片、酱油、白糖各适量。

［制法］

①鹅去毛、内脏，清理干净。把芙蓉叶用纱布包好，放入鹅腹中。

②把鹅放入锅中，加入适量的水，放入葱段、姜片、白糖、酱油，用武火烧沸，转用文火炖至肉烂，除去纱布包即可。分多次食用。

［功用］补虚益气，和胃止渴。适用于胃癌患者。

三七蒸鸡

［用料］母鸡1只，三七30g，调味料适量。

［制法］母鸡清理干净，三七切成片，加入适量调味料，隔水蒸熟即可。

［功用］温中益气，健脾胃。适用于胃癌术后恢复患者。

砂仁猪肘

［用料］猪肘750g，砂仁20g，葱段、姜片、花椒、料酒各适量。

［制法］猪肘洗净。砂仁、花椒、葱段放入药袋中，封口。猪肘、姜片一

同放入沸水锅中，用武火煮沸，撇去浮沫。把药袋放入，转用文火煨至肘烂，取出药袋，加入料酒即可。

［功用］健脾胃。适用于胃癌术后脾胃虚弱、食欲不振的患者。

山楂肉条

［用料］猪瘦肉1000g，山楂100g，葱花、姜末、食用油、花椒、料酒、酱油、白糖、鸡精各适量。

［制法］

①山楂洗净后入锅中，加入适量的水，用武火煮沸。锅中下入猪肉，煮至九成熟时取出。

②猪肉晾凉后切成条，放入葱花、姜末、酱油、料酒、花椒调成的料汁中腌1小时后取出。

③锅内注油烧热，下入猪肉条，炸至微黄时取出，再用锅炒干，加入适量鸡精调味。分次食用。

［功用］增强食欲。适用于胃癌术后食欲不振患者。

仔鸡炖甲鱼

［用料］光仔母鸡1只，甲鱼1只，熟冬笋片50g，水发香菇丝50g，青菜心60g，葱段、姜片、鲜汤、绍酒、精盐、鸡精、五香粉各适量。

［制法］

①把光仔鸡斩去爪尖，清洗干净，将两翅从宰杀口插入嘴中抽出，成"龙吐须"状，鸡脚别至鸡肋处，控干水分。

②甲鱼宰杀烫洗后，用刀刮下黑衣（勿弃），掀起甲壳，去内脏，洗净。把甲鱼入沸水锅中焯透，捞出，入冷水中过凉，放入蒸盘中。

③青菜心洗净，入沸水锅中焯后捞出。

④在甲鱼体内放入少量的香菇丝、冬笋片，合上甲壳，并铺放好黑衣（即"裙边"），使其仍呈原状，将鸡背朝上合盖在甲鱼上方，两头方向相反，并放入蒸笼的砂锅内，加入鲜汤、葱段、姜片、绍酒、精盐，入屉。

⑤蒸熟后，取出，去掉葱段、姜片，加入鸡精、五香粉，并将余下的笋片、香菇丝匀放在周边，青菜心盖在鸡背上，再蒸2分钟，即可。

［功用］益气养胃，补脾益肾。适用于胃癌手术后气血不足、体质虚弱者。

07

西药治疗

胃病的治疗原则、方案和方法

在胃病患者中，大多数人患的都是病情较轻的慢性胃病，只要遵从医嘱坚持正确服药，大都能痊愈。但是，较轻的病情往往无法引起重视，使患者认为只要不胃疼，不影响吃饭，不影响工作和生活就行！"久病成医"，很多老胃病患者在吃完医生开的药后，常常去药店自行购药或者根据周围病友甚至广告的介绍，盲目购药服用。

这种行为导致的后果是很可怕的。胃病看起来都是慢性的，但是发病原因不一样，需要的治疗方案也就不一样，而服用的药物更是大相径庭，甚至有些药物的药性完全相反，一旦用错，不但对治疗无益，还会出现副作用，严重时还会危及生命！

1. 胃病用药原则

首先，胃病患者应在医生的指导下用药。胃肠道疾病十分复杂，有时资深医师都可能发生误诊事件，更何况是不懂医学知识的患者。确诊病情后，胃病患者不可盲目滥用药物，需要停药或换药时应先咨询主治医生，以免发生不良反应。

胃病需要长期调理治疗才能达到较好的效果，而很多患者正是因为短时间内的治疗效果欠佳就不再坚持治疗，导致病情恶化。要知道，胃肠道疾病的用药需要进行一定的疗程才能达到预期的效果，胃病患者不能因为症状有所缓解或效果欠佳就停药、换药。这样做很容易加重病情，延误最佳治疗时间。

还有一些患者在感觉某种药物治疗效果不错时，会自行加大用药量，殊不知，这种行为也是错误的。这种盲目的加大或减少药量的做法，常常会适得其反，不仅无法治疗原有的疾病，还会增加新的病症，使病情加重。

2. 制定用药方案

在帮助胃病患者制定用药方案时应充分考虑各方面的因素，进行全面分析、诊断，尤其要将患者具体的病症、病因考虑进去，制定出最适合患者的用药方案。

首先，应根据患者不同的病症制定用药方案。对症下药，根据具体的发病原因制定最合适的治疗方案。其次，要根据不同时期的病情来制定用药方案。一般来讲，胃病可分为急性期、慢性期和恢复期三个阶段，医生应根据胃病不同时期的不同特点，具体用药，以达到治疗和巩固的目的。

其次，用药方案还应根据药物的作用特点来制定。胃肠道药物种类很多，就算是同一种药物也有长效药和短效药之分，另外还有药效的强弱之分。这些药物特性都要考虑在内，才不会在制定用药方案时出现偏差，对患者造成不良影响。

3. 胃药的服用方法

现代社会，患有胃病的人越来越多。相对应的，治疗胃病的药物也越来越多，面对种类繁多的胃药，患者只有掌握正确的服药方法，才能使药物发挥最大的治疗作用。

比如治疗胃溃疡效果比较好的丙谷胺，应每天在饭前15分钟口服，每次2片，每日早、中、晚各服1次。连续服用一个月以上，才能达到良好的治疗效果。需要注意的是，丙谷胺的具体停药时间，应该根据实际的治疗效果来决定是否停药，也应先咨询医生。

吗丁啉是治疗胃胀、呕吐等胃部不适症疗效较好的药物。这种药物也适宜在每日三餐前服用。需要注意的是孕妇和患有肝功能损害疾病的患者要慎用吗丁啉。若是哺乳期的妇女，则最好在服用吗丁啉的时候暂时停止哺乳。

急性胃炎的治疗方法

1. 一般治疗

消除病因，停用一切对胃黏膜有刺激的食物或药物。卧床休息，多饮水，急性期酌情短期给予流质饮食或暂禁食。

2. 对症治疗

（1）腹部疼痛者给予解痉剂止痛，如普鲁本辛15mg，每日3次；或颠茄合剂10ml，每日3次；也可用阿托品、山莨菪碱，局部热敷。

（2）频繁呕吐者可口服多潘立酮（吗丁啉）10mg，每日3次；或用普瑞博思（西沙必利）5mg，每日3次口服。

（3）胃黏膜保护剂，如硫糖铝、米索前列醇口服等。

（4）抑制胃酸分泌，如西咪替丁400mg，每日2次；或雷尼替丁150mg，每日2次。

（5）脱水明显者应纠正水电解质紊乱。口服葡萄糖盐水或补液盐（ORS）：葡萄糖22g，氯化钠3.5g，碳酸氢钠2.5g，氯化钾1.5g，饮用水1000ml。一般服1000ml，呕吐严重或脱水者应给予静脉补液，用生理盐水与5%葡萄糖液按2∶1或3∶1的比例配合静脉滴注。

（6）如果出现呕血、柏油样便、休克，应积极补充血容量，输液、输血；西咪替丁100mg静脉注射，每日2次；或法莫替丁20mg静脉注射，每日2次；或质子泵抑制剂奥美拉唑40mg静脉注射，每日2次；去甲肾上腺素盐水溶液口服或胃内灌入；口服或内镜下喷洒凝血酶溶液等。

3. 抗菌治疗

急性单纯性胃炎一般不需用抗生素，若有细菌感染，可酌情给予抗菌药物。如黄连素0.3g，每日3次；或诺氟沙星0.2g，每日2次口服。

4. 预防性治疗

对有严重原发病而有急性胃黏膜损害危险者，可预防性服用抑制胃酸分泌药物防患于未然。

5. 手术

适用于急性化脓性胃炎经抗生素治疗无效者。

急性胃炎的治疗药物

1. 适用于急性单纯性胃炎

西咪替丁片（甲氰咪胍、泰胃美）、雷尼替丁片（善卫得、西斯塔）、法莫替丁片（高舒达、信法丁）、尼扎替丁片、思密达（蒙脱石散剂）、麦滋林–S颗粒剂、氢氧化铝凝胶等。

2. 适用于急性胃炎伴消化道出血

西咪替丁注射液、雷尼替丁注射液、思密达（蒙脱石散剂）、麦滋林–S颗粒剂、氢氧化铝凝胶、凝血酶粉剂、去甲肾上腺素口服液、垂体后叶素注射液、奥曲肽注射液等。

3. 适用于急性腐蚀性胃炎

硫糖铝混悬液（舒可捷）、胶体次枸橼酸铋（德诺）、奥美拉唑（洛塞克）、兰索拉唑（达克普隆）、泮托拉唑等。

4. 适用于急性化脓性胃炎

青霉素 G 注射液、头孢噻吩注射液（先锋霉素Ⅰ）、头孢曲松钠注射剂（菌必治）、西咪替丁注射液、雷尼替丁注射液、法莫替丁注射液、山莨菪碱注射液、甲氧氯普胺注射液等。

慢性胃炎的治疗药物

1. 适用于清除幽门螺杆菌

胶体次枸橼酸铋（德诺）、甲硝唑、羟氨苄青霉素（阿莫西林胶囊）、奥美拉唑片（洛塞克）、克拉霉素（甲力、克拉仙）等。

2. 适用于慢性浅表性胃炎

麦滋林 –S 颗粒剂、思密达（蒙脱石散剂）、硫糖铝片（胃溃宁）、西咪替丁片（甲氰咪胍、泰胃美）、雷尼替丁片（善卫得、西斯塔）、法莫替丁片（高舒达、信法丁）、尼扎替丁片、奥美拉唑胶囊、阿莫西林胶囊、甲硝唑、枸橼酸铋钾胶囊等。

3. 适用于伴有胆汁反流的慢性胃炎

多潘立酮片（吗丁啉）、普瑞博思片（西沙必利）、甲氧氯普胺片、考来烯胺片、西咪替丁片（甲氰咪胍、泰胃美）、雷尼替丁片（善卫得、西斯塔）、法莫替丁片（高舒达、信法丁）、胶体果胶铋（维敏）、铝碳酸镁片（达喜）、复方碳酸钙咀嚼片（罗内）等。

4. 适用于慢性萎缩性胃炎

叶酸片、维生素 B_{12} 注射液、泼尼松片等。

5. 适用于伴有消化不良症状的慢性胃炎

胃苏冲剂、多潘立酮片（吗丁啉）、普瑞博思（西沙必利）等。

慢性胃炎治疗需要加服的药物

慢性胃炎治疗时间较长，且需长期服药，所以在进行药物治疗时应加服一些胃黏膜保护剂。如硫糖铝、氢氧化铝等药物，这些药物可对胃黏膜起到保护作用，增强胃部抵抗力。但服用这类药物时要注意铝制剂药物不可长期服用。

慢性胃炎容易发生胃酸减低或缺乏，导致胃功能紊乱，使得细菌滋生，造成胃炎病变使病情加重。因此，除了胃黏膜保护剂，慢性胃炎患者还应口服一些抗生素，如庆大霉素、黄连素等，这些药物能起到抑制细菌的作用。

另外，有些慢性胃炎患者会出现胆汁反流现象。这时应选用胃复安或吗丁啉加速胃和十二指肠的排空，可有效减少胆汁反流，避免胆汁对胃黏膜的伤害。如果用药过程中出现不适或病情加重，胃炎患者应立即赶往医院就医，进行治疗。

胃炎患者慎服的药物

对于胃炎患者来说，不管胃炎病情是否严重，有些药物应禁服。若服用不当会对胃黏膜造成直接刺激，引起胃部不适，并会出现恶心、呕吐现象。尤其是当有活动性胃炎存在时，服用对胃有刺激性作用的药物可引起胃溃疡及胃出血，使胃黏膜的保护作用减弱，加重胃黏膜损害。下面，我们就一起看一看，到底哪些药物胃病患者不能服用。

水杨酸钠等水杨酸类药物；扑热息痛、非那西汀等苯胺类药物；保泰松、氨基比林等吡唑酮类药物；消炎痛、布洛芬等抗炎有机酸类药物；强的松、地塞米松、可的松等肾上腺糖皮质激素类药物；另外还有四环素、吗啡等。

胃溃疡的治疗药物

1. 制酸药

氢氧化铝凝胶、复方氢氧化铝（胃舒平）、胃得乐（胃速乐）、三硅酸镁。长期服用胃舒平可引起便秘。

2. 抗胆碱能药物

普鲁本辛和阿托品。疼痛剧烈者可采用阿托品针剂，5mg肌内注射。服用此类药物，可有口干、排尿困难、视力模糊、心悸等反应。前列腺肥大、青光眼等患者禁用。老年人、心功能不全者慎用。

3. 抑制胃酸分泌药物

甲氰咪胍（西咪替丁、甲氰咪胺、甲咪硫胍）和尼扎替丁。孕妇、哺乳期妇女、儿童禁用此类药物。肝肾功能不全者慎用。

4. 抑制胃蛋白酶作用的药物

硫糖铝（胃溃宁），服后偶有口干、便秘、恶心。

5. 增强胃黏膜抵抗力的药物

生胃酮，高血压及心肾功能不全者禁用；丙谷胺（二丙谷酰胺），服后偶有口干、失眠、腹胀；复方胃丙胺（胃丙胺片）。

6. 手术疗法

适用于长期、严重、年龄较大患者，有大出血或穿孔倾向、瘢痕收缩梗阻、有癌变倾向的胃溃疡，通常采取部分或大部分胃切除的方法，这种手术已经很成熟。

抗消化性溃疡的药物

消化性溃疡病的诊断一旦确定，准确、合理地选择抗消化性溃疡药物就成为关键。科学、合理用药对于保证治疗效果，缩短疗程，减少患者痛苦，防止并发症的发生和复发都有着极其重要的作用。

1. 根据溃疡的类型选药

近年来，随着对发病机制的深入研究认为，胃溃疡的发生是由于胃黏膜屏障减弱占主要地位，因此，在选药时应以保护胃黏膜屏障的药为主，如硫糖铝、果胶铋、麦滋林–S等，若胃酸偏高可辅以降低胃酸的药；因为十二指肠溃疡是以胃酸和胃蛋白酶增高起主导作用，选药时应以抑酸剂为主，辅以黏膜保护药，这样能迅速消除症状促进愈合。

2. 测定胃酸分泌情况选药

一般说来，十二指肠溃疡胃酸高，而胃溃疡胃酸正常或偏高，但也有个体差异。因此，在治疗前最好做一次胃液分析，这样用药就更有针对性。治疗高胃酸患者应选用抑酸作用强的药，对于从未用过抑酸药的患者可首选雷尼替丁或法莫替丁，如疗效不好可选用抑酸作用更强的洛赛克。如胃酸正常者，不可滥用抑酸剂，以免引起胃内菌群失调，霉菌"乘虚而入"造成麻烦。

3. 清除幽门螺杆菌，慎用铋剂

研究资料表明，幽门螺杆菌是影响溃疡愈合和导致复发的重要因素。因此，凡是患消化性溃疡的患者都应做幽门螺杆菌的检查。尤其下述情况更应积极考虑幽门螺杆菌的感染：

（1）经抑酸剂正规治疗无效的消化性溃疡。

（2）经常复发的消化性溃疡。

（3）溃疡已愈合，但仍有症状者。

（4）十二指肠球部溃疡伴有明显活动性胃窦炎的患者。如幽门螺杆菌为阳性，可采用三联疗法如（洛赛克、阿莫西林、甲硝唑或胶体次枸橼酸铋、阿莫西林、甲硝唑），其中胶体次枸橼酸铋连续服用不可超过6周。因此药属于铋剂，长期服用有细胞毒性和神经毒性，可引起头痛、关节痛、肝病和肾病。

4. 根据病情，选择用药

难治性、顽固性十二指肠溃疡应首选洛赛克，待溃疡愈合后再用其他药物进行维持治疗。胃溃疡合并十二指肠胃反流时，可同时并用胃复安，以增加胃蠕动，促进胃排空。消化性溃疡伴有便秘者可并用具有缓泻作用的抗酸剂，如复方氧化镁散、胃必治等。消化性溃疡伴有腹泻者应并用具有收敛作用的抗酸剂如氢氧化铝、胃舒平、果胶铋等。

5. 注意用药禁忌，防止毒副作用

胃溃疡不宜用抗胆碱能药物，因该类药物能促使胃张力低下，胃窦部潴留，从而使胃泌素分泌增加。肾功能障碍患者不可服用含镁抗酸剂，以免因高镁血症产生中枢神经系统和心脏的毒性效应。对于老年患者等于"雪上加霜"。抗胆碱能药可使青光眼、前列腺梗阻、反流性食管炎加重，因此对具有上述疾病的患者，慎用该类药。

消化性溃疡的三联疗法

在胃和十二指肠内存在的幽门螺杆菌与消化性溃疡的发病关系极为密切。因此，对消化性溃疡的治疗，既应重视抗酸，也应重视抗菌，只有这样才能取得最佳疗效。目前推崇三联疗法，即三种抗酸、抗幽门螺杆菌药物相互搭配同时服用。

1. 药物组合

（1）洛赛克20mg（1粒）+阿莫西林750mg（3粒，每粒含250mg）+甲硝唑400mg（2片，每片含200mg）。

（2）洛赛克20mg+红霉素500mg（4片，每片含125mg）+甲硝唑400mg。

（3）洛赛克20mg+阿莫西林750mg+红霉素500mg。

2. 用法

任选上述一组药物服用，每种药物按以上剂量一日服2次（上午、下午各1次），7~14日为1个疗程。1个疗程结束后，要再继续单独服用洛赛克2周，剂量和服法同前。

进行三联疗法时，应注意药物（特别是抗幽门螺杆菌药物）的毒副反应，如甲硝唑可发生恶心和毛刺舌；阿莫西林、红霉素可出现腹泻、恶心、舌炎、过敏性荨麻疹、皮疹和药物热等，故应在医生指导和监视下用药。

胃溃疡维持治疗的方法

由于胃溃疡治愈停药后复发率甚高，并发症发生率较高，而且自然病程可长达8~10年，药物维持治疗是一个重要的措施。有三种下列方案供选择。

1. 正常维持治疗

适用于反复复发，症状持久不缓解，合并存在多种危险因素或伴有并发症者。维持方法：选用甲氰咪胍400mg、雷尼替丁150mg或法莫替丁20mg，睡前1次服用；也可用硫糖铝1g，每日2次口服。正规长期维持疗法的理想时间尚难确定，多数主张至少维持1~2年，对于老年人、预期溃疡复发可产生严重后果者，可终身维持治疗。

2. 间歇全剂量治疗

在患者出现严重症状复发或内镜证明溃疡复发时，可给予1个疗程全剂量治疗，据报道约有2/3以上患者可取得满意效果。这种方法简便易行，易为多数患者所接受。

3. 按需治疗

本法系在症状复发时给予短程治疗，症状消失后即停药。对有症状者，应用短程药物治疗，目的在于控制症状，而让溃疡自发愈合。事实上，有相当多的胃溃疡患者在症状消失后即自动停药。按需治疗时，虽然溃疡愈合较慢，但总的疗效与全程治疗并无明显差异。凡60岁以上，有溃疡出血或穿孔史，每年复发2次以上，以及合并其他严重疾病者，不适用本疗法。

胃溃疡患者手术多以胃部分切除为式式，手术后正常的胃结构被破坏，功能也受到影响，一有不利因素影响很容易形成新的溃疡。手术后的溃疡多位于吻合口附近的小肠一侧，发生于吻合口称吻合口溃疡，发生于吻合口的边缘称边缘溃疡，位于空肠壁称空肠溃疡。复发性溃疡以单纯性胃空肠吻合术后溃疡复发率最高，一般为15%~35%。复发性溃疡除与手术方式有关外，与术者的技术水平也有关，无疑与患者的精神状态、饮食习惯及烟酒嗜好也有关。术后复发溃疡与原来溃疡病的发生其基本原因是一致的，同样取决于胃酸的消化作用和黏膜抗侵蚀能力之间的平衡是否能维持。复发的溃疡主要症状仍是"胃痛"，多位于左上腹部或左下胸，痛的程度甚至比术前还重，夜间痛较明显，还可伴有恶心、呕吐和消化不良，溃疡部位有压痛，X线及胃镜检查大都有阳性发现。

所以胃溃疡手术后的患者，要注意胃的保健，长期服用些黏膜保护剂，避免一些刺激因素。

复发性溃疡的治疗与胃溃疡用药大致相同，外科治疗要严格掌握适应证。

消化性溃疡的治疗药物

1. 适用于十二指肠溃疡

奥美拉唑片（洛塞克）、西米替丁片（甲氰咪胍、泰胃美）、雷尼替丁片（善卫得、西斯塔）、法莫替丁片（高舒达、信法丁）、尼扎替丁片、得乐冲剂、果胶铋胶囊、枸橼酸铋钾胶囊、羟氨苄青霉素（阿莫西林胶囊）、四环素片、庆大霉素片、甲硝唑片、克拉霉素等。

2. 适用于胃溃疡

硫糖铝片（胃溃宁）、思密达（蒙脱石散剂）、麦滋林-S颗粒剂等。

3. 适用于上腹疼痛等症

奥美拉唑片（洛塞克）、哌仑西平（哌吡氮平、必舒胃）、铝碳酸镁片（达喜）等。

4. 适用于反酸等症

西咪替丁片（甲氰咪胍、泰胃美）、复方碳酸钙咀嚼片（罗内）、麦滋林-S颗粒剂等。

胃溃疡用药时间的掌握

胃溃疡属消化道溃疡病，是一种胃部常见疾病。一般来讲，只要经过正规的治疗，胃溃疡疾病是很容易治愈并根除的。但事实却是，很多正在接受治疗的患者不仅没有缓解溃疡，还使病情加重了，令患者更加痛苦。

其实，造成这一现象的主要原因是患者用药不科学，没有掌握好用药的时间，最后导致治疗不彻底。另外，溃疡病的发作与胃酸的分泌有密切关系，所以在治疗中应当在胃酸分泌高峰期用药，这样才能取得较好的治疗效果。

而很多人没有认识到这一点，因此错过了最佳用药时机，才会使药效得不到充分发挥，令溃疡病久治不愈。

一般来讲，抗酸类药物应在餐后1小时、3小时及睡前各服一次，这样才能有效防止胃内pH下降，使药效得到充分发挥。还需注意的是，像他尔特这样的口服片剂应先嚼碎后再服用，最好不要整片服用。

胃溃疡药不能与维生素C同服

维生素C可增强免疫力，预防感冒，并能增强毛细血管弹性，促进溃疡面愈合，宜于胃溃疡患者服用。不过，对于胃溃疡患者来说，应避免维生素C与溃疡药同时服用，而是错开2小时服用。这是由于胃溃疡患者的胃酸较多，多数治疗溃疡的药物是以中和胃酸为主，含有碳酸氢钠、碳酸镁等碱性成分。而日常服用的维生素C呈酸性，如果两者同时服用，就会发生酸碱中和反应，使两种药物都失去药效。而2小时后，药物经过代谢，已经完全被分解吸收，不会与维生素C发生反应。

此外，胃溃疡患者在服用维生素C时，应先吃点儿东西，通常饭后服用效果更佳。需要注意的是，服用维生素C时，不宜吃动物肝脏，以免影响药效。急性单纯性胃炎患者不可服的药物：

（1）水杨酸类：阿司匹林、水杨酸钠。

（2）苯胺类：扑热息痛、非那西汀。

（3）吡唑酮类：保泰松、氨基比林。

（4）其他抗炎有机酸：消炎痛、布洛芬。

（5）四环素、吗啡。

（6）肾上腺糖皮质激素：泼尼松、地塞米松、可的松。

由于以上药物可直接刺激胃黏膜，引起上腹不适、恶心、呕吐，当有活动性胃炎存在时，还容易引起胃溃疡及胃出血，并能抑制体内前列腺素的生物合成，减弱胃黏膜的保护作用，加重胃黏膜的损伤。所以急性单纯性胃炎患者应禁服以上药物。

胃黏膜脱垂的治疗药物

西医治疗胃黏膜脱垂症，主要用以下方法：

（1）使用阿托品、地西泮（安定）等镇静、止痛药物。

（2）使用制酸剂（如H1受体拮抗剂、质子泵抑制剂）、胃黏膜保护药，以减少酸对黏膜的刺激。

（3）幽门梗阻频繁呕吐者，应进行禁食、胃肠减压、补液、调整水电解质失衡等措施。

（4）经过内科治疗后，仍出现反复消化道出血，持续腹痛、呕吐者，则应手术治疗。

溃疡患者不宜服用胶囊药物

将药物制成胶囊状主要是为了减少药物的苦涩和刺激，同时也方便人们吞服。这层胶囊主要是用明胶做成，对人体健康没有危害。同时，明胶制成的胶囊，也不会和药物发生反应，口服后很快就能在胃内融化成液体，将包裹的药物释放出来。因此，日常生活中，很多人都会选择服用胶囊剂类药物来进行各种疾病治疗。

由明胶制成的这些胶囊对正常的胃肠不会产生任何刺激。但是，胃溃疡患者却不宜服用胶囊剂药物。因为胃溃疡患者的胃黏膜已经出现损害，丧失了保护和抵抗刺激的作用。明胶制成的胶囊在融化后形成的液体会刺激胃黏膜，不利于溃疡创面的愈合。

有些胃溃疡患者在治疗疾病的过程中，不可避免地要服用到一些胶囊剂药物。这种情况下，建议将胶囊剂药物的服用时间定在饭后。饭菜可以对胃黏膜起到一定的保护作用，可降低胶囊剂对胃黏膜的刺激。

不宜与吗丁啉合用的药物

吗丁啉是我国目前应用最多的增强胃动力的药物。主要用于治疗胃炎引起的消化不良、胃胀、嗳气等症状。因为作用原理与其他胃药不同，一般不能随意与其他药物合用。

例如，当吗丁啉与抗酸剂药物合用时会导致抗酸剂在胃内停留的时间缩短，降低抗酸剂中和胃酸的作用。吗丁啉与胃蛋白酶不可合用，这是因为吗丁啉是增强胃动力的药物，与胃蛋白酶合用时会导致胃蛋白酶迅速转移到肠部，无法发挥治病作用。

吗丁啉与抗胆碱药不可合用。抗胆碱药会通过阻断胃内平滑肌的M受体，抑制胃蠕动。而吗丁啉正好是增强胃蠕动的药物。两种药合用的话会使两种药的药效都下降。另外，吗丁啉与甲氰咪胍也不可合用。因为吗丁啉会增加胃排空的速度，导致甲氰咪胍抑制胃酸分泌作用降低。

胃溃疡患者应慎服的药物

1. 不宜多服碳酸氢钠

胃病患者的主要症状表现为烧心、嗳气、反酸及胃痛。胃溃疡患者出现不适的时候，可以服用碳酸氢钠缓解不适，但其不宜作为治疗胃溃疡的药物。

这是因为，碳酸氢钠与胃酸发生化学反应的时候，会产生大量的二氧化碳气体，会刺激胃黏膜，促进胃酸的分泌。胃病患者如果大量服用小苏打，就会使胃内二氧化碳气体增多，引起胃胀气，刺激黏膜的溃疡创面，引发胃出血、胃穿孔等症。

因此，胃溃疡患者不宜多服用碳酸氢钠。含有碳酸氢钠配制的饮料也一样不能多喝。

2. 不宜服强的松

强的松具有很强的消炎、抗过敏作用，很多时候患有消化性溃疡的胃病患者会选择服用强的松进行辅助治疗。事实上，消化性溃疡患者服用强的松后，反而会加重病情。

强的松能增加胃酸、胃蛋白酶的分泌，抑制黏液分泌，使患者幽门螺杆菌感染加重，能降低胃肠道黏膜的抗病能力。若长期服用强的松可使普通胃炎加重，严重时可引发胃溃疡及胃出血，甚至发生胃穿孔，危及患者生命安全。

除了强的松，地塞米松、氢化可的松等阿类药物胃病患者也应慎服。另外，像利血平、降压灵等药物，也会增加胃酸分泌，增加胃溃疡的发生率，胃病患者也应禁服。

3. 服用板蓝根应谨慎

板蓝根性寒、味苦，具有清热解毒、凉血利咽功效，对感冒、流感等常见病有良好的预防及治疗效果。同时，板蓝根还具有消炎、止痛、退热等作用，对扁桃体炎、肺炎等疾病也有治疗效果。

虽然板蓝根有这么多好处，但并不是所有人都能服用，服用前要在医生的指导下或按照说明书上的用法与用量冲服，否则会对身体造成伤害。由于板蓝根性味苦寒，所以对体内有邪热患者起治疗作用。若是体质偏虚寒的感冒患者服用，会出现脾胃不和、腹泻等消化系统问题。

若是不了解板蓝根的这种特性而服用的话，不仅感冒治不好，还会引起胃痛、畏寒、食欲不振等症状，尤其是脾胃功能失调的人群，服用板蓝根的危害更大。

4. 慎用铋剂

幽门螺杆菌是溃疡形成的主要原因之一，也是影响溃疡愈合和复发的主要因素。因此，一般患有消化性溃疡的患者都会进行幽门螺杆菌治疗，使其不能继续感染。尤其是经抗酸剂治疗无效的消化性溃疡和经常反复发作的消化性溃疡，更要进行幽门螺杆菌治疗。

在幽门螺杆菌呈现阳性时，最好采取联合用药疗法进行治疗，很多时候会用到德诺等药物，但德诺等药物属于铋剂，长期服用此类药物会产生细胞毒性和神经毒性，容易引起头痛、关节痛等不良反应。所以在使用铋剂类药物时，溃疡患者应特别小心，不可连续服用此类药物超过6周以上。

另外，有些含镁的抗酸剂进入人体后会产生反应发生高镁血症，继而引发中枢神经系统和心脏的毒性效应，故而有肾功能障碍的溃疡患者应禁服此类药物。

5. 胃功能低下不宜服用膏方

每到深冬季节，中老年人都习惯用膏方进补。患有胃部不适症的患者和身体虚弱的患者也习惯在这个季节开始滋补身体，调理各个脏器，以望能达到提高免疫力和抵抗力的功效。但是患有各种胃部不适症的患者使用膏方进补的时候一定要谨慎。

中医学专家指出，膏方具有良好的滋补功效，适宜农历立冬到第二年立春期间作为进补佳品。但是因为膏方比较腻，会减缓胃动力，故而患有胃部不适症及胃部功能比较弱的患者不宜服膏方。如果要服用的话必须加入治疗胃病的药物。

制作膏方的时候，要避免使用腻而滑肠的食物。患有感冒、发热等急性疾病的时候，需要暂停服用膏方。而且在服用膏方期间，不宜饮用浓茶和牛奶。如果出现呕吐、腹泻等症状，要停止服用膏方，及时就医。

胃食管反流症的治疗药物

通过对胃食管反流的治疗，可减少反流物对食管黏膜的损害，增强食管的抗反流防御作用。

1. 促动力药

由于胃食管反流症是胃肠道动力性疾病，在治疗时可首选改善胃动力的药物。如西沙比利、吗丁啉。其中西沙比利可增加食管下端括约肌张力和食管蠕动收缩幅度，缩短食管酸暴露时间，增快胃排空，减少反流。但该药有一定的不良反应，在服用时应遵医嘱。

2. 制酸剂

制酸剂可减少反流食物对食管黏膜的刺激，减轻病症。临床上应用的药物有H2受体拮抗剂（如西米替丁、雷尼替丁、法莫替丁），用法遵医嘱。

3. 黏膜保护药

这类药可在炎症组织的表面形成薄膜，减少酸和胆盐的刺激，保护食管黏膜，使症状得到缓解。常用的黏膜保护药有胶体枸橼酸铋、硫糖铝、麦滋林、米索前列醇等。

胃食管反流症的用药方法

胃食管反流症是指过多的胃、十二指肠内容物反流入食管引起烧心的症状，可导致食管炎和咽、喉等食管以外的组织受到损害。胃食管反流症的临床表现多样，轻重不一，典型症状为烧心和反酸。

胃食管反流症容易在空腹时发作，因此用药时应根据患者的生活习惯及发病时间等因素制定具体的用药方案。很多胃食管反流症患者对自己的病情不太了解，不知道用药时间及用药量与疾病的发作时间有关系，很容易因用药不当加重病情。胃食管反流症患者需要长期定时定量服药，症状缓解后可在医生的指导下停药，但要保持良好的生活习惯，节制烟酒，减轻工作压力等。

另外，有很多患者在出现烧心症状时，习惯自行购药。虽然可以缓解烧心症状，但有时候患者会因不了解病情而选用了对胃肠道刺激较大的药物，这样一来更容易引发胃炎、胃溃疡等疾病。

胃动力不足可服的药物

胃动力是指胃部肌肉的收缩蠕动力，胃动力不足即消化不良，也称胃动力障碍，是造成非溃疡性消化不良的主要原因。日常生活中，当胃动力出现障碍时，会使人感觉上腹胀满、易饱、恶心、呕吐等消化不良症状。

治疗胃动力不足，采用萎缩性胃炎的辅助治疗方法便可达到良好的效果。可服用促进胃动力药物，例如多潘立酮、西沙必利或莫沙必利等。如果只是单纯的消化不良，用稀盐酸便可轻松达到治疗效果。另外，像酵母片、胰酶、多酶片这些药物也对消化不良有很好的治疗效果。

氢氧化铝可使胃内pH升高

氢氧化铝是铝的氢氧化物，是一种碱性物质，却又能显现一定的酸性，所以有时候也被称为铝酸，属于水合偏铝酸性物质。药用氢氧化铝主要用于治疗胃溃疡和十二指肠溃疡等疾病。

氢氧化铝对胃酸的分泌不会产生直接影响，但能中和吸附胃内已存在的胃酸，并可缓和其化学反应，使胃内的pH升高，缓解胃酸过多的症状。氢氧化铝除了能中和胃内已有胃酸外，还能在溃疡表面形成一种凝胶物质，覆盖在溃疡表面，起到保护作用。

氢氧化铝在用于抗酸时，起效较慢，且作用时效与胃排空快慢有直接关系。如果患者是空腹服药作用时间则可持续30分钟左右，若是餐后1~2小时后再服药，药效时间则可长达3小时。需要注意的是，氢氧化铝中的铝离子可在肠道内与磷酸盐结合，从而合成不溶解的磷酸铝，需经粪便排出体外，所以长期服用氢氧化铝的胃病患者会引起便秘。

前列腺素治胃炎

前列腺素是一种由不饱和脂肪酸组成的具有多种生理作用的活性物质，存在于动物和人体内。研究发现，前列腺素对内分泌、生殖、消化、心血管、泌尿和神经系统等疾病都有一定的治疗作用，更可用于治疗胃肠道溃疡病。

前列腺素可引起平滑肌收缩，从而抑制胃酸分泌，能防止过多的酸性刺激胃黏膜，能起到保护作用。常见的前列腺类衍生物药物有米索前列醇、罗沙前列醇等。这些药物能增强胃黏膜的防御能力，对消化性溃疡及胃炎都有很好疗效，尤其是对因激素、消炎止痛药等药物服用不当而引起的胃病有较好的治疗效果。

胃肠解痉药可治胃痛

胃肠解痉药为一种抗胆碱药，主要是通过解除平滑肌痉挛，使胃肠道疼痛缓解或消除。常用于急性胃炎、溃疡病等疾病的治疗。

胃肠解痉药能阻断胆碱神经介质与受体的结合，从而达到解除胃肠痉挛的目的，可松弛平滑肌，缓解疼痛。常见的胃肠解痉药有阿托品、普鲁本辛及颠茄酊，可用于胃酸过多、胃及十二指肠溃疡、胃肠痉挛等病症的治疗。

需要注意的是，此类药物被限定只能口服1天，如果用药1天后疼痛症状还未消失或缓解，应向医生进行咨询，寻求其他的治疗方法。另外，有青光眼、前列腺肥大、肠梗阻的患者不宜服用此类药物，老年患者也要慎用。

服用胃药的正确方法

1. 抗酸剂的服用方法

抗酸剂药物，是指用于治疗胃溃疡等胃酸过多的胃部疾病的药物。这类型的药物有氢氧化铝凝胶、碳酸钙、胃必治、碳酸氢钠等。

在服用抗酸剂药物的时候，一定要掌握正确的服用方法，否则药物无法发挥出全部的功效。我们知道抗酸剂药物宜饭后服用，但很多时候人们却不知道饭后具体什么时候服药。比如，在饭后立即服用，药效仅能维持1个小时。而选在饭后1个小时服用，药效能维持长达3到4个小时。

当按照常规用量选择正确的服用方法服用抗酸剂药物后，起效仍然不明显的时候，患者可以在睡觉前加服一次。但是需要注意的是，只增加服药次数即可，不用改变每次服药的剂量。另外，胃舒平、盖胃平等药物适宜咀嚼后服用，可以起到更好的效果。

2. 抗胆碱的服用方法

抗胆碱药物单独服用效果比较差，所以很多时候主要是与抗酸剂药物合用。常见的抗胆碱药物有阿托品、普鲁本辛、胃安等。

在服用的时候需要注意，与抗酸剂不同，抗胆碱类药物需要在饭前半个小时服用。另外，还需要注意的是，青光眼、前列腺肥大、胃食管反流和支气管炎患者都不宜服用抗胆碱药物。

3. 甲氰咪胍的服用方法

甲氰咪胍是常见的对胃溃疡有着显著治疗效果的药物。它主要是通过抑制食物等刺激而引起的胃酸分泌，达到降低胃液酸度的目的。

甲氰咪胍的正确服用方法是在每天三餐时，服用1片，等到晚上临睡前再服用2片。按照这种方法服用，能够使甲氰咪胍起效更快，止痛作用更强，也更加安全。需要注意的是，老年人不宜长期服用甲氰咪胍。

维生维C有助于胃癌术后康复

很多患者在胃癌手术后，因为切除了部分胃而造成胃功能减退，会导致铁的吸收。相信大家都知道，铁的吸收受阻会引发红细胞、白细胞、血小板的降低，造成贫血。因此在治疗过程中需要给足铁剂，并且配合补充维生素C和稀盐酸。

胃癌术后的并发症除了贫血外，还有术后发热、钙吸收障碍等常见症。胃癌手术的并发症只要及时对症治疗都是可以根治的，病人不需要为此紧张。

比如，当患者出现胃癌术后发热情况的时候，是不宜食用解热镇痛药物的。这个时候可以用温热水擦身的方法或者是酒精擦身的方法来降温。再比如，胃癌术后钙吸收不好的患者，可以在饮食中增加乳制品，同时给予钙剂和维生素D的补给。

因此，患者在进行胃癌手术后，只要积极配合医生，根据医嘱进行治疗都能很快的康复。

08

中药治疗

中医对胃生理特性的认识

中医学称胃为六腑之一，又称胃为胃脘。认为胃为"水谷之海"，可以"腐熟水谷"（消化食物），促使胃内容物通降（胃排空）。胃的生理功能在于调节胃阳和胃阴的平衡。胃阳可以提供温运的热量，促进胃的收缩、舒张和蠕动，有利于将食物消化成为食糜。胃阴可以滋润胃腑，制约胃阳偏亢。由于胃阳的温运和胃阴的滋润，才促使胃完成储纳食物、初步消化食物、转运食糜的功能。

1. 胃气主降

《医学入门·脏腑》中称"凡胃中腐熟水谷，其滓秽自胃之下口，传入于小肠上口，自小肠泌别清浊，水入于膀胱上口，滓秽，入于大肠上口"，是指饮食入胃，经过胃的腐熟，初步进行消化之后，必须下行入小肠，再经过小肠的分清泌浊。其浊者下移于膀胱、大肠，排出体外，清者（营养）供应全身需求。胃的这种功能就叫做"胃气"，只有胃气通降，汇而不藏，实而不满，虚实交替，才能生化不息，腐熟水谷。若胃气不降，满而不泄，糟粕浊气留于脾胃，就会出现胃脘胀满、疼痛、纳呆等症。若胃气不降反而上逆，就会出现呃逆、恶心、呕吐等症。

2. 喜润恶燥

喜润恶燥是指胃喜滋润而恶于燥烈的特性。胃有腐熟水谷的功效，只有胃津液充足，才能消化水谷，使五脏六腑得到滋养。若胃中津液不足，则会燥气横生，出现口干舌燥、腹胀、口渴等症。

3. 胃与脾相表里

胃和脾通过经络相连，形成表里关系。胃与脾一脏一腑，胃主受纳，脾主运化，胃主降气，脾主升清，两者一升一降，共同完成食物的消化和吸收功能。

中医对消化性溃疡的辨证解释

消化性溃疡属中医"吞酸""胃脘痛"范畴。根据消化性溃疡的病因、临床症状及舌、脉表现，中医多按以下类型对消化性溃疡进行辨证解释。

1. 胃阴亏虚型

胃脘隐痛或灼痛，午后尤甚，嘈杂心烦，口燥咽干，纳呆食少，大便干结或干涩不畅，舌质红，舌苔少或剥脱或干而少津，脉细数。

2. 瘀血停滞型

胃脘疼痛有定处，如针刺或刀割，痛而拒按，食后痛甚，或见呕血、黑便，舌质紫暗，或见瘀斑，脉弦或沉涩。

3. 脾胃虚寒型

胃脘隐痛，绵绵不断，喜暖喜按，遇凉痛甚，每于受凉、劳累后疼痛发作，空腹痛甚，得食痛减，泛吐清水，纳差，神疲乏力，四肢不温，大便溏薄，舌淡苔白，脉细弱。

4. 肝胃不和型

胃脘胀满，牵及两胁，嗳气频繁，反酸，常因恼怒或情绪波动而疼痛加重，舌苔薄白或薄黄，脉弦。

治疗胃病常用的中成药

1. 柴胡疏肝丸

柴胡疏肝丸是由柴胡、陈皮、川芎、香附、枳壳、芍药、炙甘草等成分制成，具有调气疏肝、解郁散结、和胃止痛等功效。适用于肝气犯胃型胃病患者，若胃病患者有嗳气反酸、胃脘胀痛等症状时，便可服用柴胡疏肝丸，以缓解症状。每次6g，每日3次，以温开水送服。需要注意的是，孕妇服用柴胡疏肝丸应谨慎。

2. 舒肝丸

舒肝丸主要是由十三味中草药制成，分别是川楝子、延胡索、白芍、片姜黄、木香、沉香、豆蔻仁、砂仁、厚朴、陈皮、枳壳、茯苓、朱砂。主要用于治疗肝郁气滞、胃脘疼痛、嗳气反酸、消化不良等胃部病症。每次1丸，每日2次，以温开水送服。服用舒肝丸时胃病患者应注意，服药期间应少吃或不吃生冷、油腻类食物。若服药3天后还不见症状减轻或出现症状加重情况的患者，应及时去医院就诊。

3. 左金丸

肝胃郁热型胃病患者，常感到胃脘疼痛并有灼热感，常口苦、口渴、大便偏干、小便黄。这时，便可选用左金丸进行治疗。左金丸主要是由黄连、吴茱萸构成，能起到泄热和胃、缓急止痛的作用。每次服用6g，每日2次，以温开水送服。

4. 加味左金丸

加味左金丸在黄连、吴茱萸的基础上，又加入了黄芩、柴胡、木香、白芍、青皮、枳壳、陈皮、当归、甘草等多味中草药，气香、味苦，具有清肝泻火、降逆止痛之功效。适用于有胃脘胀满、胸闷反酸、口干口苦、腹胀食少等症状的急性胃炎患者。每次6g，每日2次，空腹温开水送服。需要注意的是，若是儿童服用加味左金丸，应在医生的指导下酌情减量。

5. 黄芪建中丸

黄芪建中丸是由黄芪、肉桂、白芍、甘草、大枣、蜂蜜等制成，气香、味甜、微辛。可用于中气不足、面色枯黄、进食减少等脾胃虚寒型胃病患者。每次1丸，每日2次，以温开水送服。

6. 附子理中丸

附子理中丸主要是由附子、党参、干姜、甘草等中草药制成的传统中成药方剂。具有温中健脾、理气和胃之功效，主要用于治疗脾胃虚寒、脘腹冷痛、呕吐泄泻、手足不温等病症。每次1丸，每日2次，以温开水送服。

7. 九气拈痛丸

九气拈痛丸是由十味中草药组成，分别是香附、木香、高良姜、陈皮、郁金、莪术、延胡索、槟榔、甘草、五灵脂。成丸气香、味苦、微辣，具有理气、活血、止痛等功效。每次6g，每日2次，以温开水送服。需要注意的是，孕妇不宜服用。

8. 元胡止痛片

元胡止痛片是由延胡索、白芷、淀粉、滑石粉、蔗糖等配制而成，具有理气、活血、止痛等功效，常用于治疗瘀血阻络型胃痛、胁痛等。若胃病患者经常性胃脘疼痛如刀割般，或有呕血、黑便的症状出现，便可服用此药，活血化瘀、理气和胃。每次4片，每日3次，口服。在服用元胡止痛片时应注意，患者在服药期间应禁止食用生冷食物，若服药期间出现皮疹、胸闷等过敏症状，应立即停药并及时就医。

9. 木香顺气丸

木香顺气丸是由木香、砂仁、香附、槟榔、甘草、陈皮、苍术等中草药制成，气香、味苦，具有行气化湿、健脾和胃等功效。腹胀便秘、反酸倒饱等胃病患者可服用木香顺气丸。每次6g，每日2次，以温开水送服。需要注意的是，孕妇不宜服用木香顺气丸。患者在服用木香顺气丸时，应忌食生冷油腻的食物，若服药3日后症状没有缓解或胃痛加重，应立即停药，前往医院诊治。

治疗脾胃不和的中成药

脾胃出现问题会严重影响患者的健康和食欲，使患者出现胃痛、食欲减退、烧心等症状。对这些症状人们常称之为"脾胃不和"，多因酒肉过度而引起，尤其是节假日期间，很多人都会出现脾胃不和症状。

节假日期间的脾胃不和多表现为食滞胃脘症，患者在发病前多暴饮暴食或不卫生饮食，导致饮食停滞、打嗝出酸腐之气等消化不良症状。可选用一些中成药进行治疗，比如保和丸、加味保和丸、枳实导滞丸等。

有时候，工作压力较大、饮食不规则也可引起脾胃不和，与节假日期间的脾胃不和不同的是，这类病症多表现为腹胀、腹痛等。此时，可选用香砂和胃丸进行调治。香砂和胃丸有健脾开胃、行气化滞等功效，但不适用于实热证胃病患者。

脾胃不和常表现为胃痛、腹部饱胀、食欲减退，甚至出现打嗝、烧心等症状。有些人平时暴饮暴食，之后就会出现打嗝、呼出酸腐之气等现象，这就是食滞胃脘证的表现，治疗时可以遵循消食导滞的原则，对症诊治。

当患者出现胃痛并伴有胃酸增多、口渴、爱喝冷水等情况时，属于胃热症状，可服用牛黄清胃丸、黄连上清片、新清宁片等，以泻火清胃，但是这类药不能长期服用，否则会对脾胃造成损害。

治疗急性胃炎中成药

1. 藿香正气软胶囊

每次服2~4粒，每日2次，用于湿邪犯胃之胃痛、呕吐。

2. 香砂养胃丸

每次服9g，每日2次，用于湿阻气滞之胃痛。

3. 保和丸

每次服6~9g，每日2次，用于饮食停滞之胃痛。

4. 枳实导滞丸

每次服6~9g，每日2次，用于饮食停滞之脘腹胀痛。

治疗急性胃炎的验方

1. 葛根黄芩黄连汤加减方

葛根15g，黄芩15g，黄连10g，金银花15g，神曲30g，麦芽30g，山楂30g，厚朴10g，木香15g，甘草3g。水煎取药汁。每日1剂，分2次服。具有清利湿热的功效，适用于急性胃炎之胃肠湿热之症：脘腹痞胀，呕恶纳呆，大便溏泄或腹泻如注，小便欠利，发热口渴，身重体倦，舌红，苔黄腻，脉滑数。

2. 保和丸加减方

山楂20g，神曲15g，莱菔子15g，谷芽30g，麦芽30g，鸡内金10g，半夏

10g，茯苓15g，连翘15g，枳实15g。水煎取药汁。每日1剂，分2次服。具有消食导滞的功效，适用于急性胃炎之食滞胃肠之症：脘腹痞胀痛，厌食，嗳腐吞酸，或呕吐馊食，肠鸣矢气，泻下不爽，臭如败卵，苔厚腻，脉滑或沉实。

3. 失笑散加减方

炒蒲黄15g，五灵脂15g，田三七10g，党参15g，炒白术15g，茯苓15g，石斛15g，怀山药30g，延胡索15g，甘草5g。水煎取药汁。每日1剂，分2次服。4周为1个疗程。舌苔黄腻加黄连、半夏各10g；小腹胀加佛手、香橼各15g；空腹痛加肉桂5g。具有化瘀和胃止血的功效，适用于急性胃炎之瘀滞胃肠之症：脘腹刺痛，拒按，呕血，便血色暗，舌有瘀斑点，脉弦涩。

4. 蒲黄解毒汤

黄芪100g，蒲公英、紫花地丁各30g，代赭石、丹参、百合、白芍各20g，酒大黄50g，乌药、甘草各10g。水煎取药汁。每日1剂，分2次服。4周为1个疗程。舌苔黄腻加黄连、半夏各10g；小腹胀加佛手、香橼各15g；空腹痛加肉桂5g。具有益气健脾、清热解毒、理气通降的功效，适用于急性糜烂性胃炎。

治疗慢性胃炎的中成药

1. 胃苏冲剂

每次服15g，每日3次，用于气滞之胃痛。

2. 气滞胃痛冲剂

每次服1袋，每日2次，用于气滞之胃痛。孕妇慎用。

3. 荜铃胃痛冲剂

每次服20g，每日3次，用于气滞血瘀之胃痛。

4. 肠胃康

每次服8g，每日3次，用于湿热中阻之胃痛。

5. 养胃冲剂

每次服15g，每日3次，用于脾胃虚弱之胃痛。

6. 温胃舒胶囊

每次服3粒，每日2次，用于阳虚之胃痛。

7. 圣阳安中片

每次服3片，每日3次，用于虚寒之胃痛。急性胃炎、出血性溃疡禁用。

8. 养胃舒胶囊

每次服3粒，每日2次，用于阴虚之胃痛。

治疗慢性胃炎的验方

1. 健脾调胃汤

党参30g，黄芪30g，代赭石15g，白术15g，山药15g，当归10g，炮姜15g，白芍30g，吴茱萸6g，木香9g，乌梅炭9g，山楂炭9g，川芎9g，姜半夏9g，黄连6g，甘草6g。上药浓煎取汁250g。每日1剂，分3次内服，连服20剂为1个疗程。具有健脾益气、和中降逆、理气止痛、养血生肌的功效，适用于慢性胃炎。

2. 苏夏和胃汤

制半夏10g，苏梗10g，党参10g，川楝子10g，代赭石30g，大腹皮12g。水煎取药汁。每日1剂，分2次服。15剂为1个疗程。具有降逆和胃、健脾理气的功效，适用于胆汁反流性胃炎。

3. 健脾生肌散

党参2.5份，茯苓2.5份，白术1.5份，制附子1.5份，黄柏1.5份，益智仁1.5份，半夏1份，苦参1份，地榆1份，明矾1份，川厚朴1份，槟榔1份，生甘草0.5份。将上药按比例用量净化后研末，每次服10g，早、午、晚饭前30分钟服用。3~4周为1个疗程。每日1剂，分2次服。具有健脾生肌、消食解毒的功效，适用于慢性糜烂性胃炎。

4. 疏肝降逆汤

柴胡10g，枳实10g，白术10g，郁金10g，陈皮6g，半夏12g，白芍15g，黄连5g，山栀子10g，茯苓15g，代赭石30g，甘草3g。水煎取汁400~500g。每日1剂，分2次服。具有抑肝健脾、清热解毒的功效，适用于胆汁反流性胃炎。

5. 益气化瘀汤

炙黄芪30g，徐长卿30g，丹参10g，莪术10g，当归10g，赤芍10g，延胡索10g，炙木瓜10g，砂仁3g。水煎取药汁。每日1剂，分2次服。4周为1个疗程。具有益气化瘀的功效，适用于萎缩性胃炎伴不典型增生肠上皮化生。

6. 愈糜散

地榆200g，枯矾60g，甘草60g，白及100g，白芍100g，血竭30g，蒲公英300g，生黄芪300g。共研细末，装瓶备用。每日2次，每次15~20g，饭前半小时用粥汤或蜂蜜调成糊状吞服，服后勿饮水及其他果汁。30日为1个疗程。具有抗炎解痉、祛腐生肌、愈合糜烂、健胃镇吐的功效，适用于慢性糜烂性胃炎。

7. 益胃散

怀山药60g，太子参60g，白术20g，白芍40g，延胡索40g，茵陈40g，山楂40g，鸡内金40g，法半夏30g，石斛50g，百合50g，炙甘草25g。上药共研细末。每日3次，每次9g，饭前服。1个月为1个疗程。气滞血瘀明显者加蒲黄30g；脾胃虚寒者去百合，加桂枝30g；胃热明显者加蒲公英40g；阴虚胃燥者加生地黄40g、玄参40g；大便带血者加三七粉20g。具有润胃益脾、降逆平冲、燥湿化瘀的功效，适用于慢性萎缩性胃炎。

8. 镇逆汤

代赭石（先煎）20g，青黛6g，吴茱萸6g，制半夏10g，白芍15g，龙胆草3g，党参10g，生姜3片。上药浓煎取汁250g。每日1剂，分3次服。连续服药30日为1个疗程。具有清热和胃、降逆止呕的功效，适用于胆汁反流性胃炎。

9. 英黄砂苓汤

蒲公英15g，大黄（后下）10g，茯苓10g，砂仁4g。水煎取药汁。每日1剂，分2次服。15日为1个疗程。具有清胃化瘀、理气健胃、抗炎止痛的功效，适用于浅表性胃炎。

10. 养胃汤

党参15g，白术10g，枳壳10g，白芍10g，炙甘草10g，制香附10g，木香10g，红花10g，三七粉（冲服）3g。水煎取药汁。每日1剂，饭前半小时服。

4周为1个疗程。肝胃不和者加柴胡6g、郁金10g；胃阴不足者加麦冬15g、石斛10g；食滞者加鸡内金10g、焦六曲15g；湿热内郁者去党参、白芍，加黄连3g、藿香、蒲公英各10g。具有补中益气、活血化瘀的功效，适用于慢性胃炎。

11. 良姜百合汤

高良姜10g，制香附10g，百合30g，丹参30g，乌药10g，檀香6g，砂仁3g。上药浓煎取汁250g。每日1剂，分3次内服。连续服药2周。胃寒盛者，丹参减为20g，加砂仁为6g、吴茱萸5g、干姜5g；中湿不化，泛恶清水、便溏者加陈皮10g、制半夏9~12g、白茯苓10g、木香6~9g、煅瓦楞子10g；肝郁犯胃者，轻用高良姜，重用香附，加柴胡9g、川厚朴10g、炒川楝子10g、绿萼梅5g、白芍12g，并把檀香改为9g；若出现标热本寒者，减高良姜5g，加炒川连6g、炒黄芩9g、千年健12g，去砂仁；中焦气化不利者加知母9g、葛根10g、焦神曲15g、焦山楂15g、焦麦芽15g、香稻芽10g；若见黑便者加白及10g、生藕节15~20g、茜草炭12g，减高良姜为5g；若胃阴不足者高良姜减至3g，去砂仁，加沙参10g、麦冬10g、知母10g、白梅花3g。具有宣畅气机、和胃止痛的功效，适用于慢性胃炎。

12. 参芪养胃汤

党参30g，黄芪30g，丹参30g，蒲公英20g，白花蛇舌草20g，瓦楞子20g，赤芍20g，鱼腥草20g，大枣20g，乌梅10g，桂枝10g，甘草5g。水煎取药汁。每日1剂，分3次服。4周为1个疗程。具有健脾养胃、活血化瘀的功效，适用于慢性胃炎。

13. 灭幽汤

黄连6g，蒲公英20g，丹参15g，延胡索15g，白及15g，百合30g，鸡矢藤30g，佛手10g，吴茱萸5g，九香虫5g，甘草3g。上药浓煎取汁250g。每日1剂，分3次内服。连续服药2~6周。具有清热抗菌、健脾护胃的功效，适用于慢性胃炎、胃溃疡。

14. 脂胡郁黄汤

五灵脂（包煎）10g，延胡索10g，郁金10g，大黄6g，甘草6g，砂仁4g，厚朴8g。水煎取药汁。每日1剂，分2次服。7日为1个疗程。胃寒者加吴茱萸8g、陈皮8g；饮食积滞者加法半夏9g、炒山楂8g、神曲8g；肝气不舒者加柴胡9g、白芍9g；胃阴亏虚者加沙参10g、石斛10g、当归10g；脾胃虚寒者加黄芪10g、桂枝6g、白芍8g；并发溃疡者加乌贼骨10g、瓦楞子10g；有不典型增生者加白花蛇舌草25g。服药期间注意休息，保持心情舒畅，忌服辛辣香燥之品，以及烟、酒、茶等。具有活血化瘀解毒的功效，适用于胆汁反流性胃炎。

15. 健胃和肠丸

党参12g，黄芩12g，炒白芍12g，蒲公英15g，煅牡蛎15g，白花蛇舌草20g，徐长卿6g，云木香6g，郁金10g，丹参10g，炙甘草5g。上药中徐长卿、煅牡蛎、云木香研末，余药加姜、枣等煎液收膏与药末混匀，60℃~80℃干燥成细小颗粒，水泛成丸。每日2~3次，每次6g，8周为1个疗程。具有健胃、祛邪、和肠的功效，适用于慢性胃炎。

16. 芪术蔻仁汤

黄芪30g，白术15g，党参15g，白芍15g，乌贼骨15g，白蔻仁4g，厚朴10g，白及10g，木香10g，石斛10g，枳实20g，炙甘草5g，三七粉5g。水煎取药汁。每日1剂，分3次服，3个月为1个疗程。具有清热消瘀、健脾温阳、扶正祛邪的功效，适用于慢性浅表性胃炎。

17. 香白胃窦散

白芍30g，香附30g，茯苓30g，枳壳20g，郁金20g，苏梗15g，青皮15g，陈皮15g，桔梗15g，延胡索15g，川楝子12g，柴胡12g，砂仁4g，半夏12g，炙甘草3g，生姜3片，大枣5枚。上药加工成细粉。每次10g，每日4次内服，连续服药1个月。若胃脘不舒、得热则减、得寒愈甚、舌苔白润、脉迟缓者，加高良姜15g、肉桂12g、丁香10g、吴茱萸10g；若口臭烦渴、小便黄赤、大便干结、舌苔黄、脉滑数者，加麦冬15g、竹茹15g、沙参30g、石膏30g、大黄10g、竹叶6g；若面色苍白、手足不温、食少困倦、腰膝无力、舌质淡、脉沉细者，加代赭石20g、制附子10g、白术10g、旋覆花10g、干姜10g；若口舌干燥、烦渴不安、舌质红、脉细数者，加枇杷叶12g、石斛30g、刀豆子10g、玉竹20g。具有疏肝理气、降逆和胃的功效，适用于胃窦炎。

18. 疏理通降汤

炒柴胡10g，延胡索10g，广郁金10g，草豆蔻10g，制半夏10g，枳壳10g，川楝子10g，蒲公英20g，生大黄3g，生甘草3g。水煎取药汁。每日1剂，分2次服。肝胃不和者，加川黄连5g、淡竹茹10g；气滞血瘀者，加青皮

10g、陈皮10g、三七粉（分冲）3g；阴亏虚热者，加北沙参10g、麦冬10g、石斛10g，去枳壳。具有疏肝胆、通腑气、和中降逆的功效，适用于胆汁反流性胃炎。

19. 补肾复萎汤

仙茅15~30g，巴戟15~30g，肉苁蓉15~30g，北沙参12~20g，鳖甲12~20g，麦冬12~20g，石斛12~20g，党参12~30g，黄芪12~30g，炒白术12~30g，茯苓12~30g，怀山药12~30g，柴胡10~15g，白芍10~15g，枳实10~15g，延胡索10~15g，仙灵脾12g，甘草5g。上药浓煎取汁250g。每日1剂，分3次内服，连续服药45日为1个疗程。若纳差加鸡内金15g、焦山楂15g、焦神曲15g、焦麦芽15g；若泛酸、嘈杂加左金丸（吞服）10g；若便秘加槟榔20g、生大黄10g。具有温肾活血、健脾养胃的功效，适用于胆汁反流性胃炎。

20. 理中失笑散

党参10g，白术10g，干姜10g，五灵脂10g，蒲公英10g，甘松6g，砂仁6g，乌梅15g，黄精15g，蒲黄15g，枳壳20g，白花蛇舌草20g。水煎取药汁。每日1剂，分3次温服，30剂为1个疗程。具有温中健脾、活血理气、酸敛解毒的功效，适用于萎缩性胃炎。

21. 利胆通降汤

大黄10~30g，莱菔子30g，代赭石30g，麦芽30g，金钱草20g，白芍15g，白术15g，藿香10g，枳壳10g，川朴10g，砂仁4g，甘草6g。水煎取药汁。每日1剂，分2次服，1个月为1个疗程。具有利胆通降和胃的功效，适用于胆汁反流性胃炎。

22. 化瘀和胃汤

三棱10g，广木香10g，丹参10g，厚朴10g，白芍10g，生甘草6g。水煎取药汁。每日1剂，分2次服。7日为1个疗程。具有活血化瘀和胃的功效，适用于慢性浅表性胃炎。

23. 一贯煎加味方

北沙参15g，枸杞15g，麦冬15g，生地黄15g，白芍15g，当归10g，川楝子10g，石斛10g。水煎取药汁。每日1剂，分2次服。15日为1个疗程，连服2~3个月。服药期间忌辛热油炸的食物。具有养胃阴、清肝热的功效，适用于慢性萎缩性胃炎。

24. 利胆和胃汤

柴胡10g，黄芩10g，姜半夏10g，白术10g，郁金15g，虎杖15g，党参15g，乌贼骨（杵）15g，茵陈20g，木香20g，砂仁（后下）4g。水煎取汁分2次饭前温服。若呕吐影响服药可改用少量频服。每日1剂，分2次服。具有疏肝利胆、健脾和胃、活血止痛的功效，适用于胆汁反流性胃炎。

25. 参脂理胃散

白参3g，五灵脂10g，延胡索10g，草豆蔻6g，没药10g，白及10g，木蝴蝶5g。水煎取药汁。每日1剂，分2次服，饭前半小时温服。3个月为1个疗程。具有理气活血、祛瘀止痛、温中燥湿、收敛生肌的功效，适用于慢性萎缩性胃炎，

26. 柴枳芪芍汤

柴胡10g，甘草6g，枳壳10g，郁金10g，延胡索10g，鸡内金10g，麦芽10g，白术10g，黄芪15g，丹参15g，白芍30g，山药20g，大黄3g。水煎取汁300g。每日1剂，分3次温服，30日为1个疗程。一般连续治疗1~2个疗程。胃阴不足型去郁金，加石斛15g、麦冬15g、天冬15g；肝郁脾虚型加砂仁6g；脾胃虚寒型去柴胡、大黄，加干姜10g。具有疏肝和胃、益气健脾的功效，适用于胆汁反流性胃炎。

27. 四逆左金汤

柴胡10g，半夏10g，枳实12g，白芍20g，蒲公英20g，甘草6g，黄连6g，大黄6g，吴茱萸2g，代赭石30g。水煎2次，共取药汁300g。每日1剂，分3次温服，6周为1个疗程。1个疗程结束后做胃镜复查。具有疏肝泻热、利胆和胃的功效，适用于胆汁反流性胃炎。

28. 温润建中汤

黄芪20g，丹参20g，党参15g，仙茅15g，百合15g，莪术12g，蒲公英12g，淫羊藿10g，炒白术10g，白芍10g，乌药5g，炙甘草6g。水煎取药汁。3个月为1个疗程。每日1剂，分2次服。具有补虚健运、活血祛瘀、生肌复萎的功效，适用于慢性萎缩性胃炎。

29. 降逆和胃汤

陈皮10g，制半夏10g，旋覆花10g，干姜10g，黄连6g，柴胡10g，木香10g，代赭石30g，白芍30g，吴茱萸6g，甘草6g。水煎取药汁。每日1剂，分2次服。15日为1个疗程。胃中嘈杂、烦心严重者加煅瓦楞子15g、乌贼骨12g；口干渴者去木香，加玉竹12g、沙参12g；大便干结者加大黄10~15g；大便稀溏者加党参15g、茯苓15g、白术12g；呕吐甚者加竹茹12g、枳实12g。具有疏肝利胆、降逆和胃的功效，适用于胆汁反流性胃炎。

30. 四逆散加味方

柴胡10g，法半夏10g，白芍12g，枳实10g，甘草6g。水煎取药汁。每日1剂，分2次服。疗程为6~8周。具有疏肝和胃降逆的功效，适用于胆汁反流性胃炎。

31. 理中降逆汤

柴胡10g，郁金10g，枳壳10g，佛手10g，竹茹10g，制半夏10g，蒲公英20g，生大黄3g，生甘草3g。加水600g浸泡30分钟，小火煎熬成150g，药汁倒出，再放水400g，小火煎熬成100g，将2次药汁混合，每日1剂，分2次服。连续服用15日为1个疗程。肝胃不和型加川黄连4g、草豆蔻10g；气滞血瘀型加青皮10g、五灵脂10g、三七粉（分次冲服）3g；阴亏虚热型加北沙参10g、石斛10g、麦冬15g；脾胃气虚型加党参15g、黄芪15g、白术15g、大枣10g。具有疏肝利胆、和中降逆的功效，适用于胆汁反流性胃炎。

32. 理气活血汤

延胡索15g，五灵脂12g，白及10g，制没药10g，木蝴蝶6g，草豆蔻（后下）6g。上药浓煎取汁250g。每日1剂，分3次内服。连续服药3个月为1个疗程。具有理气活血、祛瘀止痛、温中燥湿、收敛生肌的功效，适用于慢性萎缩性胃炎。

33. 养胃通瘀汤

党参40g，北黄芪40g，枳壳15g，莪术15g，郁金15g，茯苓15g，莱菔子15g，白术20g，陈皮10g，甘草6g，百合30g。水煎2次，共取药汁300g。每日1剂，分2次服。偏寒者去百合，加白豆蔻10g、高良姜10g。具有补脾益气、养胃祛瘀生新的功效，适用于慢性萎缩性胃炎。

治疗胃溃疡的中成药

治疗胃溃疡的片、丸剂中成药一般有元胡止痛片、四方胃片、香砂养胃丸以及胃乃安等。具体的服用方法及适用证如下：

元胡止痛片适用于瘀血证胃溃疡患者，每次4~6片，每日3次。四方胃片适合肝胃不和的胃溃疡患者服用，每次3片，每日3次。脾胃虚寒或脾虚湿滞型胃溃疡患者可服用香砂养胃丸，每次6g，每日2次。胃乃安适用于脾虚的溃疡患者，也可用于溃疡患者愈合期的巩固治疗，每次4片，每日3次。

散、冲剂。二者都有清热、收敛、生肌等作用，是经过各种药物研细过筛、干燥灭菌而制成的。一般用于胃溃疡治疗的散及冲剂有黄芪建中冲剂、珍珠粉、气滞胃痛冲剂等。具体服用方法及适用证如下：

黄芪建中冲剂常用于治疗脾胃虚寒或寒热夹杂型胃溃疡患者，每日6g，分3次以温开水冲服。珍珠粉适用于胃溃疡的各种症状，每次3g，每日3次口服。气滞胃痛冲剂有疏肝行气、和胃止痛的作用，每次5g，每日3次，适用于肝胃不和的胃溃疡患者。

治疗胃溃疡的中药秘方

1. 肝胃郁热的胃溃疡患者

黄连5g，白芍30g，地榆30g，甘草15g，以水煎服，每日一剂即可。

2. 脾虚胃热型胃溃疡患者

黄芪20g，白芍15g，炮姜12g，白术、白芷、蒲公英、甘草各10g，以水煎服，早晚各一次，每日1剂，30天为一疗程。

3. 胃溃疡患者脾虚胃热、寒热错杂

黄芩12g，党参30g，砂仁6g，广木香、炙甘草各10g，干姜、黄连各9g进行治疗，以小火煎浓，每日1剂，7周为一疗程。

4. 慢性胃溃疡、胃痛以及胃酸过多等胃部疾病患者

取乌贼骨30g，浙贝母12g，白及30g，将此方中各种药材共研末，然后以开水冲服，每日4次，每次约6g。

5. 肝阴不足型消化性溃疡患者

生地24g，北沙参、当归、麦冬、川楝子各9g，枸杞子12g，玫瑰花3g，绿萼梅4.5g制成一方，可用于治疗，每日1剂，早晚以水煎服。

治疗胃溃疡的验方

1. 消疡汤

黄芪30g，桂枝10g，黄连10g，白芍15g，吴茱萸5g，金银花20g，甘草9g。上药浓煎取汁250g。每日1剂，分3次内服。连续服药4周。具有抑菌制酸的功效，适用于胃溃疡。

2. 愈疡消溃汤

炙黄芪15g，党参15g，乌贼骨15g，白花蛇舌草15g，茯苓10g，枳实10g，白及10g，法半夏10g，黄芩10g，怀山药20g，珍珠粉（冲服）0.5g，锡类散（冲服）0.6g，三七粉（冲服）3g，生大黄粉（冲服）3g。水煎取药汁。每日1剂，分2次服用，有出血者凉服，血止后或未出血者微温服，连续服用3日。具有健脾益气、收敛生肌、祛腐活血的功效，适用于胃溃疡。

3. 康宁溃疡灵

白芍10g，当归10g，柴胡10g，川楝子15g，瓦楞子15g，乌贼骨15g，白及15g，地榆15g。水煎取药汁。具有疏肝理气、健脾和营、制酸收敛的功效，适用于胃溃疡。

4. 溃疡灵

枳实12g，制半夏12g，黄连6g，干姜9g，佛手15g，厚朴15g，党参18g，甘草6g。上药浓煎取汁250g。每日1剂，分3次内服。连续服药4周。具有和胃益气消痞的功效，适用于胃溃疡。

5. 愈疡散

乌贼骨200g，白及200g，延胡索100g，生甘草50g。上药研碎成粉，过筛，混合均匀装入空心胶囊。每次5粒，每日4次，饭前1小时及晚睡前服用。6周为1个疗程。具有收敛止血、制酸止痛、生肌祛湿的功效，适用于胃溃疡。

6. 溃疡汤

蒲公英30~50g，白芍20~30g，白及12~15g，延胡索12~16g，海螵蛸30~60g，蜂蜜30g。将上药用小火水煎3次，共取药汁约500g加蜂蜜烧开分为3份。每日3次，每次1份，饭前1小时空腹服。具有清热解毒、活血化瘀、制酸止痛的功效，适用于胃溃疡。

7. 参芪健胃汤

黄芪15g，党参10g，桂枝10g，赤芍10g，白芍10g，煅瓦楞子10g，浙贝母10g，乌贼骨30g，生姜6g，甘草5g。水煎取药汁。每日1剂，分2次温服。具有温阳益气、疏肝健脾、培土理中的功效，适用于胃溃疡。

8. 二黄愈疡散

黄连45g，三七45g，牡丹皮100g，白及150g，黄芪150g，枳实150g，延胡索90g。共研细粉。每次5g，每日3次，饭前半小时开水冲服。具有益气温阳、活血生肌、理气止痛的功效，适用于胃溃疡。

9. 白及建中汤

白及15g，桂枝3g，甘草3g，杭白芍9g，大枣5枚，饴糖15g。水煎取药汁。每日1剂，分3次服，1个月为1个疗程。具有温中补虚、缓急止痛、活血止血、生肌愈溃的功效，适用于溃疡病。

10. 海贝草胡散

海螵蛸250g，浙贝母200g，甘草200g，砂仁200g，延胡索100g，白芍100g，白及100g。诸药粉碎，混匀，过80~100目筛，备用。每次10g，每日2~3次，早晚饭后1小时用白开水送服。20日为1个疗程。疼痛较重者加乳香100g、没药100g；胃脘胀者加厚朴100g、佛手100g或广木香100g、炒莱菔子100g；酸水过多者加瓦楞子100g；偏胃寒者加高良姜100g、吴茱萸100g或荜茇100g、干姜100g；胃热者加黄芩50g、栀子50g；饮食积滞，消化不良者加鸡内金100g、麦芽100g、炒山药100g。具有行气活血、敛疮生肌的功效，适用于胃溃疡。

11. 生肌益胃散

白及 30g，生甘草 30g，三七粉 15g，陈皮 15g，生白术 10g。上药共研细末过 200 目筛贮瓶备用。每次口服 10g，温开水或用相应药引送下，饭前 2 小时服，每日 3~4 次，15 日为 1 个疗程，休息 2 日继服下一个疗程。具有健脾和胃、生肌敛口的功效，适用于胃溃疡。

12. 健脾化瘀汤

党参 15g，白术 15g，陈皮 12g，木香 9g，白及 10g，佛手 10g，台乌药 10g，蒲黄 10g，炙甘草 10g，三七（冲服）0.5g。水煎取药汁。每日 1 剂，分 2 次服。具有健脾温中、行气化瘀的功效，适用于胃溃疡。

13. 延胡甘楞散

延胡索 10g，吴茱萸 10g，黄连 20g，黄柏 20g，荜澄茄 20g，金铃子 60g，瓦楞子 60g，甘草 30g。上方共研细末，调匀为丸。每次 6 粒，每日中晚餐前服用。具有疏肝和胃、解痉止痛的功效，适用于胃溃疡。

14. 益气温中汤

黄芪 20~30g，白芍 10~20g，肉桂 6~10g，乌药 6~10g，高良姜 3~6g，延胡索 6g，炙甘草 6g，砂仁（后下）6g，山药 10g，丹参 20g。水煎取药汁。每日 1 剂，分 2 次服。3 个月为 1 个疗程。具有益气温中散寒、补气摄血的功效，适用于胃溃疡。

治疗胃下垂的验方

1. 建中养真汤

党参 10g，白术 10g，茯苓 10g，山药 10g，莲肉 10g，黄芪 10g，白芍 10g，麦冬 10g，炙甘草 5g，五味子 5g。上药加水 500g，煎取药汁 250g。每日 1 剂，分 3 次温服，连续服药 1 个月为 1 个疗程。若气虚明显者，党参、黄芪加至 20g；若中气下陷明显者加升麻 5g、柴胡 5g；若阴虚明显者加山药、白芍、麦冬至 20g；若夹肝气郁滞者加枳壳 5g、川楝子 5g。具有益气养阴的功效，适用于胃下垂。

2. 益气化瘀汤

黄芪20g，升麻20g，茯苓15g，麦芽15g，党参15g，山楂12g，鸡内金10g，白术10g，枳实10g，三棱10g，莪术10g，川芎10g，柴胡10g，红花9g。水煎取药汁。每日1剂，分2次服。具有益气化瘀的功效，适用于胃下垂。

3. 复元升提汤

生黄芪30g，煨葛根30g，党参15g，覆盆子15g，金樱子15g，山药15g，茯苓15g，莲子10g，升麻6g，鸡内金12g，芡实20g。水煎取药汁。每日1剂，分2次服。兼阴虚症状者加山茱萸15g、知母12g；兼血瘀症状者加蒲黄10g、五灵脂12g；兼血虚症状者加当归15g、桂圆肉15g；兼阳虚者加制附子6g、肉桂6g；兼气滞者加延胡索12g、川楝子15g。具有益肾健脾、益气升阳的功效，适用于胃下垂。

4. 补气养胃汤

黄芪20g，炙黄精15g，制首乌15g，党参15g，焦白术15g，当归9g，佛手9g，木香9g，甘草5g，炙升麻6g。水煎取药汁。每日1剂，分3次温服，42剂为1个疗程。胃胀加玫瑰花（后下）6g、绿梅花6g；胃痛加延胡索10g、丹参30g；胃腹痛加制香附10g、乌药10g；胃溃疡加蒲公英15g、白及9g；吞酸加煅牡蛎30g、煅瓦楞子30g；便溏加山药15g、扁豆衣15g；胃寒加熟附子6g、高良姜9g；失眠加合欢花10g、夜交藤30g；阴虚加玉竹15g、石斛10g。具有补气养胃、健脾温阳的功效，适用于胃下垂。

5. 健脾祛浊汤

党参15g，白术12g，枳实10g，山药10g，枳壳10g，制半夏10g，柴胡10g，大黄6~12g，陈皮9g，炙甘草6g。水煎取药汁。每日1剂，分2次服。脾虚泄泻者加黄芪、苍术，减大黄量至3g；腑实便秘者重用大黄至15g，加厚朴。具有健脾祛浊的功效，适用于胃下垂。

6. 枳术汤

枳实30g，白术30g。上药加水500g，煎取药汁200g。每日1剂，分3次服。连续服药2周为1个疗程。具有益气健脾、燥湿和中、消痞除胀的功效，适用于胃下垂。

7. 益气和中汤

黄芪30g，党参15g，炒白术12g，煨葛根12g，炒白芍12g，炒枳壳10g，柴胡10g，陈皮10g，苏梗10g，炙甘草6g。上药加水500g，煎取药汁250g。每日1剂，分3次服。连续服药13~27剂。具有疏肝健胃和胃的功效，适用于胃下垂。

8. 木香调气汤

木香30g，厚朴30g，大腹皮30g，槟榔片30g，枳壳30g，莱菔子30g，乌药15g。水煎取药汁。每日1剂，分2次服。24日为1个疗程。便秘者加芒硝10g（冲入药汁内）。具有和胃健脾的功效，适用于胃下垂。

9. 升胃汤

黄芪15g，茯苓15g，党参10g，升麻10g，柴胡10g，白芍10g，鸡内金10g，郁金10g，枳壳9g，山药12g。上药加水500g，煎取药汁250g。每日1剂，分3次服。连续服药2周为1个疗程。具有益气健脾升阳的功效，适用于胃下垂。

增强胃动力的中草药

西药中，有"吗丁啉"这样的胃肠动力药，能增加胃肠道蠕动，促进胃肠道排空。中药里也有一些具有类似作用的药物，可以增加胃肠动力，消积导滞、降逆止呕。

1. 鸡内金

鸡内金是指家鸡的砂囊内壁，是传统的中药之一，主要适用于消化不良、遗精盗汗等症，具有较强的消食化积、健运脾胃等作用。鸡内金含有胃激素、角蛋白、淀粉酶以及多种维生素和微量元素，饮食积滞患者服用鸡内金粉剂后，胃液分泌量及消化能力都会大幅度提高，胃动力明显增强。

2. 白豆蔻

白豆蔻为姜科多年生草本植物白豆蔻的成熟果实，味辛、性温，具有化湿行气、温中止呕的作用。可用于脘腹胀满、不思饮食、气滞呕吐等，能有效增强胃动力，帮助消化、缓解腹胀、积食等症状。

3. 山楂

山楂既可作为水果食用，也可作为中药治疗消化不良、积食停滞等症。山楂有消化食积、健胃和中等功效。胃动力不足的患者，可适量食用山楂，增强胃动力，消除积食，增加食欲。

除了以上几种，枳实、槟榔、大黄、高良姜等也是人们常用到的胃动力中药，也都具有疏通气机、消积导滞等功效。

在使用这些胃动力中药时，应注意药物的剂量以及煎煮的时间，有时候，药物的剂量不同、煎煮的时间不同，会起到相反的作用。例如，枳实剂量少的情况下，可起到增加胃动力的作用，帮助胃肠道收缩，但剂量多的时候，枳实便会对肠道产生抑制作用，前后效果相反。所以，即使是较常见的胃动力中药，也应在医生的指导下服用，以免发生意外。

治疗胃癌的中药方

1. 消化不良的胃癌患者

红糖90g，白花蛇舌草、白茅根、薏苡仁各75g，将此方加水煎煮20分钟左右，滤出药液备用，再加水煎30分钟左右，再滤出药液，最后将两次滤出的药液勾兑在一起，分多次服用，每日一剂。

2. 热证胃癌患者

白花蛇舌草60g，半枝莲40g，苏梗15g，白芍15g，竹茹10g，陈皮10g，以水煎煮，即可服用。

3. 肝肾不足的胃癌患者

女贞子15g，枸杞子15g，白术9g，菟丝子9g，补骨脂9g，以水煎服，每日只服1剂即可。

若胃癌患者经常胃部疼痛、反酸，便可服用下面这剂中药方子，用于止痛。白术、瓦楞子、半夏各30g，木香、血竭各9g，雄黄6g，将以上药物研成细末，分成30等份，每次取1份，每日服5次，以开水送服。

治疗胃癌的中草药

1. 八月扎

八月扎又名木通子，具有疏肝理气、散结止痛的作用，是疏肝理气的良药，常用于治疗胃癌、肝癌等。

2. 旋覆花

旋覆花，为植物旋覆花和中药旋覆花的通称。早在《神农本草经》中就对旋覆花有记载。现代研究中发现，旋覆花中含有天人菊内酯，具有一定的抗癌作用。

3. 代赭石

代赭石属于氧化物类矿物赤铁矿的矿石，具有平肝镇逆、凉血止血等功效。适用于嗳气呕逆、噎膈反胃、吐血等症，与旋覆花一同入药，具有镇痛止痛等功效，与石膏一同入药，可有清胃降火的疗效。

4. 五灵脂

五灵脂是鼯鼠科动物复齿鼯鼠、飞鼠或其他近缘动物的粪便，性甘味温，具有疏通血脉、散瘀止痛等功效。对胃癌患者腹痛、胸胁刺痛有一定镇痛效果。需要注意的是，五灵脂不宜与人参同用。

治疗胃病的"非胃药"

吃胃药，治胃病，这是我们大家都知道的常识，但你知道吗？有的药物虽然不属于胃药，却也有一定的胃病治愈效果。这种"歪打正着"的药物可不止一种，就我们常见的药物中，黄连素、云南白药、乌鸡白凤丸，甚至地奥心血康，都对胃病有较好的疗效。

1. 浮萍能防胃溃疡

浮萍是常见的生长于水面的一种植物。早在唐代，我国中医就认识到浮萍的药用价值。近代，医学专家对浮萍进行研究后发现，浮萍还能用于预防和治疗胃部疾病。

医学专家在浮萍里提取出一种果胶，这种果胶能有效加速胃黏膜的能量交换，增强胃黏膜的抗病能力。同时，它还能减缓神经紧张，帮助胃部抵抗胃炎、胃溃疡等疾病的发生。

医学专家认为，浮萍里所含的这种果胶，对胃部疾病的治疗和预防效果很好，可以用作预防胃病或是胃炎、胃溃疡等胃部疾病的基础治疗。

2. 黄连素能杀胃癌细胞

黄连素是一种重要的生物碱，可从黄连、黄柏、三颗针等植物中提取出来，具有显著的抑菌作用。中医认为，黄连素性凉，可清除邪热、虚热等证，是一味清热解毒的良药。黄连素又叫盐酸小檗碱，能对抗病原微生物，对多种细菌都有抑制作用，尤其对痢疾杆菌作用最强，常用来治疗细菌性胃肠炎、痢疾等消化道疾病。

最新研究发现，黄连素能够诱导胃癌及癌前病变细胞凋亡，这一发现使胃癌的防治有了新的突破。研究中，在黄连素的作用下，胃癌细胞变圆、变小、脱壁，黄连素的浓度越高，这种表现越明显。专家分析，这一情况可能是因为黄连素可使促癌的突变型P53基因逆转恢复成抑癌的野生型P53基因，从而使胃癌及癌前病变细胞发生凋亡。

3. 麝香保心丸，保心又治胃

麝香保心丸是治疗冠心病的中成药，由人参、麝香、冰片、肉桂、苏合香脂及牛黄制成，能显著缓解冠心病心绞痛的症状，是促进治疗性血管新生的中成药。

但在最新的研究中发现，麝香保心丸不仅能治疗冠心病，还对慢性胃炎的治疗有良效。麝香保心丸具有健脾理气、活血解毒等功效，慢性胃炎患者在服用后可迅速改善浅表性慢性胃炎的病情，其黏膜炎症也可在短期内明显好转。

浅表萎缩性慢性胃炎或萎缩性胃炎患者服用麝香保心丸后，也会改善黏膜炎症，但起效不佳。

4. 心血康可治消化性溃疡

地奥心血康为薯蓣科植物黄山药、穿龙薯蓣的根茎提取物，可通过改善胃黏膜供血、供氧情况，降低胃及十二指肠的敏感性，增强防御能力，促进溃疡面愈合。

活动性消化性溃疡患者的血浆中，氧自由基是破坏胃黏膜防御功能，导致溃疡形成的重要因素。心血康则能提高超氧化物歧化酶水平，清除氧自由基，降低脂质过氧化，对胃肠道黏膜起到保护作用。

在治疗消化性溃疡时，心血康通过抑制血小板聚集，降低血黏度来维持血中表皮生长因子的含量，维持胃肠道黏膜的完整性，对黏膜起到保护作用。其对消化性溃疡的治疗效果与雷尼替丁相似，且不良反应较少。

5. 乌鸡白凤丸治胃下垂

乌鸡白凤丸具有补肝益肾养血、健脾益胃补气、清虚热之功。药方最早见于明朝《普济方》。后来，《寿世保元》改进处方后，称为"乌鸡丸"，后世又改进后称为乌鸡白凤丸。

乌鸡白凤丸为黑褐色或黑色的水蜜丸、小蜜丸或大蜜丸；味甜、微苦。它是治疗妇科疾病的传统中成药，但是对治疗女性胃下垂也有较好的疗效。其具体服用方法是：每次服1丸（9g），每日服1~2次。20日为1疗程。多数患者在服药1个疗程后症状就可明显缓解。

6. 云南白药也治胃溃疡

云南白药具有止血、镇痛、消炎等功效，是家庭常备药物之一，适用于跌打损伤、各种出血症等。最新研究发现，云南白药对胃溃疡也有治疗作用，且效果颇佳。

长期胃肠功能失调，胃酸分泌过多很容易导致胃病的发生，若治疗不及时就会发展为胃溃疡，严重影响患者的健康。云南白药的主要成分是三七，三七可以加速黏膜微循环，促进黏膜上皮细胞再生，从而促进溃疡面愈合。云南白药可明显提高人体免疫功能，通过保护胃及十二指肠黏膜，也能达到修复黏膜、促进溃疡面愈合的疗效。

对有出血症状的胃溃疡患者来说，可选用云南白药，止血同时还能保护黏膜，一举两得。

7. 谷维素调治胃病

谷维素是阿魏酸与植物甾醇的结合脂，一般是从米糠油、胚芽油等谷物油脂中提取出来的。临床上常将谷维素运用于改善植物神经功能和内分泌调节，对周期性精神病、血管性头痛、月经前期紧张症有治疗效果。

除了调节神经功能外，研究发现，谷维素对消化系统疾病也有治疗效果，比如在治疗慢性胃炎时，可用谷维素进行治疗。每日服用约300mg谷维素，连续服用2~4周，可取得明显效果。腹胀、嗳气等胃部不适患者在服用谷维素后也能取得一定的调治效果。

8. 陈皮粉治胃病

陈皮，别名橘皮、柑皮等，为柑橘的果皮晒干后而成。它是一味理气调中、燥湿化痰，治胸腹胀满、不思饮食的常见药材。橙皮甙是陈皮的主要成分，其肠道之代谢物橙皮素有明显的抗幽门螺杆菌活性之功效，另外，从陈皮中提取的类胡萝卜素也可抑制幽门螺杆菌。陈皮中含有大量的果胶多糖，这种物质可附着胃黏膜起保护作用并促进胃液分泌。陈皮对胃肠平滑肌活动具有双向调节功能，能缓解胃肠平滑肌痉挛。因此，陈皮的不同药用成分可从多方面发挥抗胃炎、消化性溃疡之功效，且无副作用。

具体服用方法如下：陈皮100g研末，面粉500g小火炒香，将陈皮粉和面粉混合装瓶，每次取1小汤勺配好的陈皮粉，放在口中，用口水润湿吞下或干吞不用口水送。每天吞数次，1个月为1个疗程。

9. 五香粉治胃寒

五香粉是由多种香料混合配制成的复合调味料，呈细末状，为家庭常用调味料之一。主要原辅料有八角、桂皮、花椒、小茴香、姜及芫荽子、甘草、橘皮等。它香味浓郁，有辛辣味，还有些许甜味。

优质的五香粉色泽呈褐红或棕黄色，辛辣味浓，粉末细而均匀，无杂质，无霉变。从中医角度看，五香粉汇集了这几种药材的优点，气味芳香，具辛温之性，有健脾温中、消炎利尿等功效，对治疗胃寒有较好的疗效。当胃部受寒疼痛时，可先将脐部用热毛巾擦干净，取五香粉10g，用热白酒调成稀糊后敷肚脐，纱布覆盖后用医用胶布固定，每天换一贴即可。

中药也不宜长期服用

很多胃病患者认为中药没有太多副作用，无论是治病还是补身，都可以长期服用。其实这种说法是错误的。中医讲"是药三分毒"，更何况胃病患者本身胃动力不足，胃功能降低，长期服用中药更容易引起胃黏膜损伤，引发溃疡。

有研究发现，连续服用中药3个月以上的胃病患者，会出现腹胀、上腹不适、隐痛等症状。胃镜观察，发现胃黏膜变薄，呈现出慢性炎症的病理变化。而且中药成分复杂，某些成分能中和胃腔中的黏液，破坏黏膜屏障，引发胃病。另外，还有一些中药对胃黏膜有直接破坏作用，长期服用会导致严重的不良后果。

所以说，选择中药治疗时应在中医的指导下严格用药，了解不同中药的不同药性及服用方法，安全用药。例如细辛、防风，黄芩、冰片等，久服可出现腹胀、腹痛等症状，胃病患者不宜过多服用。

09

预防与保健

日常生活中预防胃病的注意事项

1. 不可酗酒

酒精会使胃黏膜发生充血、水肿，甚至糜烂、出血而形成溃疡。长期饮酒还会引发酒精性肝硬化，甚至是胰腺炎，而这些病又会加重对胃部的损害。

2. 不可大量吸烟

吸烟会使胃黏膜血管收缩，使其合成的前列腺素减少。前列腺素是一种胃黏膜保护因子，它的减少会使胃黏膜受到损害。吸烟还会刺激胃酸和胃蛋白酶的分泌，容易诱发溃疡病。

3. 讲卫生

幽门螺杆菌感染是导致胃炎、溃疡和胃癌发病的诱因，它可以通过餐具、牙具、接吻等相互传染。因此，讲究卫生、注意个人餐具等的卫生，也可起到预防幽门螺杆菌感染的作用，从而预防各种胃病。

4. 不可滥服药物

一些药物长期服用，就会对胃黏膜造成损害，导致糜烂性胃炎、出血性胃炎及溃疡病的发生。能对胃黏膜造成损害的药物种类有解热镇痛类，如阿司匹林、保泰松、吲哚美辛（消炎痛）等；激素类，如泼尼松（强的松）、地塞米松；抗菌药，如红霉素等。服用这些药时一定要严格按照医生的指导进行服用，以免对胃部造成伤害。

5. 避免过度劳累

无论从事体力还是脑力劳动，都不宜过度劳累，否则就会引起消化器官供血不足、胃黏膜分泌失调，从而导致各种胃病的发生。

6. 不在睡前进食

睡前进食会影响睡眠质量，更会刺激胃酸分泌，从而诱发溃疡病。

7. 注意调养精神

中医学认为，人的七情（喜、怒、哀、惧、爱、恶、欲）所产生的情绪波动，以及因焦虑、怨恨、紧张等产生的强烈精神刺激，都可导致胃病的发生，尤其是导致胃溃疡的发生、久治不愈或复发。

夏季应防止冰箱性胃炎

冰箱性胃炎是一种非炎症性胃病，它是由于食用冷饮或冷食，使胃黏膜毛细血管迅速痉挛收缩、胃黏膜缺血、胃酸和胃蛋白酶的分泌减少，从而使胃的免疫能力降低所致。其症状为进食冷饮或冷食30分钟至1小时后会出现上腹部阵发性绞痛，严重者会出现呕吐、恶心，通常不会出现腹泻。若是老年人发生冰箱性胃炎，则可能引起反射性冠状动脉缺血，从而诱发心绞痛或心肌梗死。预防冰箱性胃炎的方法是，不要立即饮用从冰箱内取出的饮料，应在室温条件下放置30分钟后再喝。从冰箱取出的菜肴，必需经过加温消毒并且趁热吃。小儿、老年人及胃病患者，最好少吃或不吃过冷的食物。

预防急性胃炎应注意的方法

引起急性胃炎的因素很多，化学的、物理的、细菌或其他毒素引起的。烟草、烈酒、浓茶、咖啡、香料和调料及某些药物均可引起胃黏膜急性病变。我们在生活中应不吸烟，勿饮烈酒、浓茶、浓咖啡，适当使用香料和调料，尽量避免使用水杨酸盐类和消炎、解热镇痛类药物，必须使用时可饭后服用，以减少其对胃黏膜的刺激。过烫、过冷、过于粗糙的食物，以及X线照射均可损伤胃黏膜，引起炎症改变。所以我们在进食时要细嚼慢咽，进食的食物要冷热适度，尽量避免X线照射，以避免这些因素对胃黏膜的刺激。日常生活中接触的家畜、家禽、肉、鱼及蛋品常有沙门菌寄生，海产品如螺、蟹等可带有副溶血弧菌。这些致病菌常可引起胃黏膜的急性炎症。因此，进食这些食品时一定要注意是否新鲜，如果变质了，不要食用。

要预防急性单纯性胃炎的发生，一定要注意饮食卫生，要按时定量进食，冷热适度，勿暴饮暴食，要节制饮酒，勿进具有较强刺激性的食物，食物要新鲜、易消化。勿食霉变食品，少食油炸、熏制、腌制食品，慎用或不用易损伤胃黏膜的药物。

由于急性糜烂性胃炎患者大多有明确的应激因素，故应积极预防它的发生。主要用以下两种方法预防：一是控制胃酸，用H2受体拮抗剂，如西咪替丁、雷尼替丁。二是应用胃黏膜保护剂，如硫糖铝、麦滋林。另外，还可配合食疗，进行预防。

腐蚀性胃炎是一种严重的急性中毒，要防止它的发生，关键是要做好预防工作。应重视腐蚀剂的严格保管制度，防止随意取用，避免误服，并消除自杀患者的自杀心理障碍，避免其有意吞服。

急性胃炎患者起病急、来势快，疼痛剧烈或伴有发热、出血时，应卧床休息。患者生活要有规律，力戒忧思、恼怒。家人及医护人员应注意观察患者疼痛的部位、性质及呕吐物、大便的性状，以及伴随症状，做好记录。了解患者发病的时间和进食的关系，以及食物的品种。见患者胃痛突然加剧，或伴呕吐、寒战发热，或全腹硬满而痛、拒按，或伴吐血黑便，并伴冷汗时出、面色苍白、四肢冰凉、烦躁不安等症时，应马上送附近医院急救。患者疼痛剧烈并兼呕吐时，可暂禁食1~2餐。疼痛减轻后，可给稀、软、易于消化、营养丰富的软食。注意应少食多餐，定时定量，忌酒类和辛辣食物。平时应注意饮食有节，起居有常，适应寒温变化。

预防慢性胃炎应注意的方法

预防慢性胃病要从多方面着手，首先从调节饮食开始。平日不能贪食过度，暴饮暴食，超越了胃的承受能力，势必影响消化功能。三餐分配要合理，一般应"早餐精好，中餐略饱，晚餐宜少"，而且要选择易消化的食物，特别是老年人更应如此。食物应荤素搭配，以素为主，并应与季节、地区、环境配合，如冬天要多吃羊肉、鸡、葱、姜等温热性食物；夏天应多吃黄瓜、西红柿、西瓜、扁豆等食物；秋天应多吃水果，如苹果、香蕉等；春天应加祛湿食物。总之，应结合日常生活习惯因人而异。其次，生活起居要有规律，劳逸要结合，房事要节制，慎防风寒湿热；切勿贪凉，随气候着衣。还应心情愉悦自得，排除忧思、恼怒。适当参加体育活动，增强体质。

防治慢性胃炎应去除各种可能的致病因素，如彻底治疗急性胃炎及口腔、咽喉部的慢性感染灶，避免对胃有刺激的食物及药物，戒烟酒等。本病无特效的治疗性药物，对无症状或症状轻微者可不必用药。

防治胆汁反流性胃炎的措施

1. 口服胃动力药

此类药物能抑制胆汁反流入胃，常用的有：

（1）吗丁啉（多潘立酮）。此药能增强胃肠蠕动，调节胃肠道正常活动，使食物顺利从胃进入小肠，并抑制胆汁反流，一般在餐前15~30分钟服。

（2）普瑞博思（西沙必利）。是新一代胃动力药，其作用与吗丁啉相同，但效力要大3~4倍。

（3）胃复安。是一种较老的胃动力药。

2. 口服胃黏膜保护剂

常用的药物有：

（1）硫糖铝。此药能与胃黏膜的黏蛋白络合形成保护膜，以保护胃黏膜免受胆汁损伤。

（2）胃膜素。能在胃内形成膜状物覆盖胃黏膜，以减轻反流的胆汁和胃酸对胃黏膜的刺激。

（3）思密达。为胃黏膜保护剂，有加强消化道黏膜屏障作用，有利于胃黏膜的再生。

（4）生胃酮。能促使胃黏膜分泌黏液，从而保护胃黏膜。

（5）磷酸铝凝胶。有保护胃黏膜、促进炎症愈合作用，于饭前半小时或饭后服用。

3. 饮食疗法

饮食要清淡，不吃油腻食物，以免刺激胆汁分泌增多，加重反流和病情。应细嚼慢咽，忌暴饮暴食。避免饮酽茶、白酒、浓咖啡和进食辛辣、过冷、过热、粗糙食物。

4. 去除某些加重病情的因素

包括戒烟、避免情绪紧张和不服用对胃黏膜有刺激的药物，如阿司匹林、吲哚美辛、去痛片和保泰松等。

防治消化性溃疡的原则

一旦确诊患有消化性溃疡，应及时到医院进行治疗，切勿盲目自行服药，以免延误治病的最佳时机。

1. 坚持正确的医治方案

当医生确定医治方案后，患者应坚持按药方进行治疗，不宜频繁更换药品，更不能认为药品越贵效果越好。

2. 积极调养

患者应注意饮食调养、情绪调整，保持良好的体力，以配合药物治疗。

3. 按时复查

正常情况下，溃疡可在正规治疗的4~6周后治愈，而正确治愈与否则要通过胃镜或X线钡餐检查来确定：若检查时症状消失，则表明溃疡已经愈合，若出现轻微的不适，则说明需要进一步治疗。此外，按时复查还可防止漏诊某些早期的溃疡癌变。

4. 防治并发症

消化性溃疡的并发症主要有出血、穿孔、幽门梗阻及癌变，往往会危及患者的生命，所以应及早进行预防和治疗。

5. 预防复发

由于溃疡病的复发率高，因此在溃疡治愈后，应避免致病因素的发生，如情绪紧张、吸烟、酗酒等。

防治慢性萎缩性胃炎的措施

1. 养成良好的生活习惯

避免出现可能引发疾病的诱因，不宜食用对胃黏膜有刺激作用的食物或饮品，应戒烟、禁酒。同时，避免服用对胃黏膜有伤害的药物。

2. 提高胃腔酸度

对胃酸低者可以通过药物促进胃酸的分泌，尽量避免降低胃酸药物的应用。

3. 保护胃黏膜

加强胃黏膜屏障，避免胃黏膜受到损害，对于萎缩性胃炎的治疗十分重要。可应用硫糖铝、胶体铋剂、前列腺素E、施维舒等药物。

4. 清除幽门螺杆菌

对于幽门螺杆菌阳性的慢性萎缩性胃炎患者，应积极清除幽门螺杆菌，可应用抗生素或胶体铋剂。

5. 增强胃排空能力

可应用胃肠动力药加速胃排空，减轻胆汁对胃黏膜的损害，可应用吗丁啉或西沙比利。

慢性胃炎患者应防癌

慢性胃炎（浅表性胃炎和萎缩性胃炎）是常见病和多发病。胃镜普查证实，我国人群中慢性胃炎的发病率高达60%以上，萎缩性胃炎约占其中的1/5。

萎缩性胃炎以往曾被认为是胃癌前奏（癌前病变），现在看，这种认识失之偏颇。但萎缩性胃炎与胃癌确有一定关系，其根据是：①研究证明，对萎缩性胃炎胃镜取材活检，有"结肠型肠上皮化生"和"不典型增生"这两种胃黏膜病变者，有可能发展成胃癌。这已是公认的事实。②流行病学调查，在胃癌高发地的人群中，萎缩性胃炎的发病率高。③病理检查发现，胃癌周围的黏膜中，萎缩性病变多见。

可以这样说，萎缩性胃炎虽非癌前病变，但如任其自然发展，确有少数病例可能演变成胃癌。因此，一定要采取措施认真对待，使病情保持稳定（本病彻底治愈困难），以避免癌变的发生。萎缩性胃炎癌变的预防（对癌变说来，治疗也属预防）措施主要有以下几项。

1. 抗菌治疗

当今医学界公认幽门螺杆菌肯定是慢性胃炎的致病菌，故应首先进行抗菌治疗。

2. 口服胃黏膜保护剂

（1）硫糖铝，能与胃黏膜的黏蛋白络合形成保护膜，以保护胃黏膜。

（2）胃膜素，能在胃内形成膜状物覆盖黏膜面，减少胆汁反流对胃黏膜的刺激。

（3）叶绿素，有促进炎症消退保护胃黏膜的作用。④猴菇片能保护胃黏膜。

3. 提高胃酸浓度

萎缩性胃炎常无酸或缺酸（胃癌呈无酸状态），可用胃蛋白酶合剂或稀盐酸合剂；五肽胃泌素小剂量肌内注射，有滋养、保护胃黏膜和促使壁细胞分泌盐酸的作用。

4. 服维酶素

能提高人体免疫力，增强人体内解毒酶的活性，抑制癌细胞生长和防止细胞的异常代谢。

5. 治疗胆汁反流

在幽门括约肌功能障碍时或胃—空肠吻合术后，可因长期胆汁反流而破坏胃黏膜屏障，造成慢性浅表性胃炎，进而发展成慢性萎缩性胃炎。在此情况下可应用胃动力药，防止胆汁反流，从而达到保护胃黏膜的目的。

6. 饮食疗法

胃酸过低和有胆汁反流者，宜多吃瘦肉、禽肉、鱼、奶类等高蛋白低脂肪饮食；应细嚼慢咽，忌暴饮暴食；避免长期饮浓茶、烈酒（特别是酗酒）、咖啡和进食辛辣、过热、粗糙食物。

7. 消除某些致病诱因

如戒烟，避免长期服用对胃黏膜有刺激的药物（如水杨酸钠、吲哚美辛、保泰松和阿司匹林等），缓解精神紧张，保持情绪乐观，从而提高免疫功能和增强抗病能力。

8. 定期复查

对萎缩性胃炎伴不完全性结肠型肠上皮化生和不典型增生的患者，要定期做胃镜进行复查。一般性萎缩性胃炎3年复查1次，不完全性结肠型肠上皮化生伴轻度不典型增生者1年1次，伴中度不典型增生者3个月1次，伴重度不典型增生者（癌变率10%以上）应视为癌变，可予手术切除。

预防胃溃疡的方法

胃溃疡病是可以预防的，日常生活中要减少各种刺激因素对胃黏膜的损害，以减少和预防胃溃疡病的发生。胃溃疡的预防应做到如下几点：①饮食有节。按时进餐，多素少荤，多餐少食，多嚼慢咽，多面米，少烟酒及油炸刺激食物。②坚持锻炼。饭后摩腹，晨起散步等。③愉悦情志。少怒少恼，豁达大度。④起居有常。按时起卧，尤忌熬夜不眠。⑤有病早治。有病及时就医，治疗疾病时应顾及脾胃。

冬季寒冷多变的气候常诱发很多慢性病复发或进一步加重，消化性溃疡病就是能被寒冷空气诱发或进一步加重的一种疾病。因此要注意冬季饮食调养、冬季锻炼调养、冬季精神调养及起居调养，注意防寒保暖。

防治急性胃扩张的措施

1. 预防

积极预防胃扩张，消除各种诱因，对于治疗急性胃扩张具有重要的意义。如在腹部手术和迷走神经切断术后，及时给胃肠减压，改变体位和早期下床活动，对于预防手术后急性胃扩张十分有利。

2. 非手术疗法

（1）禁食。

（2）插入胃管洗胃，持续胃肠减压抽出胃内积存液，当症状得到缓解后，取出胃管开始少量进食。

（3）静脉补液提供营养，以恢复血容量、及时调整酸碱失衡和电解质紊乱、预防和治疗休克。

（4）禁用阿托品等M胆碱受体药。

3. 手术疗法

通过积极预防和非手术疗法，通常都会使症状得到缓解，如果合并出现胃穿孔等并发症时，则需要进行手术治疗。

预防胃下垂的措施

胃下垂多见于体瘦虚弱、腹壁松弛、肌肉不坚之人，故加强腹肌锻炼，增强腹肌张力，减少站立和过度劳累，有助于防治本病。最为有效的方法是每日坚持做仰卧起坐、俯卧撑等健身活动。过度劳累，气虚正耗，易致脾虚气陷而发生胃下垂，故勿过度劳累，要劳逸结合，使脾气旺盛而不下陷，可有效地预防本病。日常饮食宜进食富有营养易消化、体积小的动植物蛋白及一定脂肪含量的食物，使腹壁有一定的脂肪厚度，这样可有效地防治胃下垂。要避免暴饮暴食，可有效地预防胃下垂及其他胃肠疾病，对胃呈低张力型，有胃下垂倾向者，宜少吃多餐，餐后宜平卧少许时间，有利于胃的张力恢复，可预防胃下垂及防止病情进一步发展。经产多胎生育者，由于腹壁松弛易患本病，故积极实行计划生育，少生优生也是预防本病的重要措施之一。

胃癌的早期信号

能否早期发现胃癌，直接关系到成千上万胃癌患者的生命健康，也是我国降低胃癌死亡率的关键所在。胃癌早期有些什么信号或症状是人们迫切需要了解的问题，因为只有早期发现，才能彻底治愈。过去认为60%的胃癌患者早期无典型症状，但经过仔细追问病史，发现大部分患者都有一定的症状，只是早期症状缺乏特异性而被忽视，或按胃炎和溃疡病盲目服药治疗，造成误诊误治。以下表现往往是胃癌早期的信号，应予重视。

1. 上腹部饱胀不适

有一种说不清的模糊状闷胀感，常无明显诱因，多在安静时出现，活动、精神分散时消失，饮食调节效果欠佳。74%的患者有此症状。

2. 上腹部疼痛

开始为间歇性隐痛，继之逐渐加重且持久。疼痛虽可忍受，但不易缓解或短时间缓解后又出现。

3. 食欲不振、泛酸、嗳气、消化不良

通常找不出诱因，表现为食欲差，继而对自己喜爱的食物也无兴趣，尤其厌恶肉类或油腻食物，更换菜谱后效果仍欠佳，或虽有改善，又出现食欲不振，有时伴泛酸、嗳气或消化不良，有这些表现约占68%。因与胃炎、溃疡病症状类似而易被忽视。

4. 大便潜血阳性或黑便

大便潜血阳性，是胃癌较常见症状之一。在早期胃癌中占50%~65%。

5. 不明原因的乏力，消瘦或进行性贫血

患者常感全身乏力，体重逐渐下降。

6. 原有慢性胃病的疼痛规律发生改变

如以前空腹痛或进食后痛的规律性明显，近期规律性消失，或原来治疗有效的药物现在效果不佳。

7. 早期胃癌的体征

常无明显体征，多数患者仅可有上腹深部压痛或轻度肌张力增强感。

8. 副癌综合征

可先胃癌而出现，主要有：
（1）反复发生的血栓性静脉炎。
（2）黑棘皮病，皮肤色素沉着，尤在两腋。
（3）皮肌炎等。

胃癌的三级预防

胃癌是多种因素复合作用的结果，而且某一特定地区其具体因素也不尽

相同，预防胃癌一般分为三个级别。

1. 一级预防

即病因学和发病学的预防。应在目前已了解的胃癌流行因素的基础上应加强宣传教育，使人们了解胃癌预防的知识，重点放在饮食方面。避免进食粗糙食物，未经精细加工的玉米、高粱等带有较硬外壳的粗粮。进食此类食物后，其对胃黏膜可造成机械性损伤，降低胃黏膜的防御功能。此时如蛋白质、脂肪的进食不足，又可使得受损的胃黏膜不能及时的修复。少吃盐腌、油炸和熏烤食品，因盐腌食品中有较多的盐，有损胃黏膜的完整性造成胃炎，而且腌制食品中含有亚硝酸钠、亚硝酸钾等。胃炎可使胃分泌失常，胃液就不是通常情况下的酸性，此时而是中性或碱性。细菌就可以在胃中繁殖，将腌制品中的亚硝酸盐分解为亚硝胺，亚硝胺具有一定的致癌性，这点在前面已叙述过。油炸和熏烤食品在加工过程中可使苯并芘的含量增加，其同样有致癌作用。所以，就预防胃癌而言，应减少饮食中的盐摄入，每日控制在6g以下。我们应该改变传统的盐腌或熏烤等保存食品的方法，应广泛应用冷冻保鲜贮存。多吃新鲜蔬菜、水果和多饮牛奶，新鲜蔬菜、水果和牛奶中含有大量的维生素，它们可参与机体的修复，保护胃黏膜和机体的天然防病屏障，防止化学性致癌物质在机体内的合成，有利于机体的抗癌。改变进食习惯和方式，饮食要有规律，按时进食，避免暴饮暴食，进食不宜过快，食物不能过烫，进食时情绪愉快，不抽烟，不饮烈酒。这些均有利于维护胃的正常功能，减少对胃的损伤而达到预防的目的。

2. 二级预防

即提倡胃癌早期发现、早期诊断和早期治疗，这"三早"在胃癌的预防上起着重要的作用。基层初级保健单位的建设是胃癌早期发现的关键，主要是掌握胃癌的危险人群。哪些是胃癌的危险人群呢？下面作一简单介绍。40岁以上具有慢性胃病史的人、胃癌患者的家族，尤其是恶性贫血、胃息肉、手术后残胃15年以上、萎缩性胃炎、肠上皮化生、胃黏膜上皮异型增生和胃溃疡的患者。对于这些人群应提高警惕，做到定期上医院观察。患者自身、特别是长期胃病久治不愈更要加强自我预防，定期上医院检查很有必要，以达到胃癌的早期发现。通过X线、胃镜检查和胃黏膜的活检，一般胃癌都可获得确诊。但要达到早期诊断的目的，对胃黏膜上皮异型增生、不完全型结肠上皮化生等高危患者不可掉以轻心，要定期随访，行胃镜和胃黏膜活组织检查，一些早期胃癌和微小胃癌均是在随访中发现的。这就告诉大家，对属于胃癌高危人群的患者提高预防胃癌的意识，了解定期检查的必要性，对胃癌的早期发现和诊断有非常积极的意义。胃癌一经确切诊断后，患者本人不能抱有悲观态度，应积极主动地配合治疗，及早地争取手术治疗。随着肿瘤防治工作的开展，我国早期胃癌的诊断病例日益增多，而早期胃癌的治疗效果远比晚期胃癌的疗效好得多。

3. 三级预防

即提高生存率、促进患者的康复。对各期胃癌患者都要力争手术治疗，对早期、中期胃癌应积极施行肿瘤的根治术。对晚期胃癌应加强综合治疗，提高生存率，晚期胃癌要解除疼痛，提高生活质量。治疗后患者要定期随访观察，采取各种措施促进康复。

食用过多熏制食物会致胃癌

熏制食品有致胃癌和呼吸道癌的作用，而且熏制的时间越长，致癌性就越强。因为，在熏制食品中常含有多环芳烃类化合物，长期食用，尤其是吃熏制过度及焦化的食品潜伏着致癌的危险，和熏制品关系最密切的是胃癌和肠癌。多坏芳香烃类化合物是煤炭、木材、石油等有机物不完全燃烧的产物，目前已知的多环芳香烃类化合物有200种左右，其中3，4-苯并芘有很强的致癌作用。这种物质为前致癌物，经混合功能氧化酶的作用而激活，在苯核的一角上首先环氧化成7，8-环氧化物，再经水化酶的作用，变成7，8-二氢二醇衍生物，再次经混合功能氧化酶作用，成为7，8-二氢二醇、9，10-环氧化物（近致癌物），环扩开后在第10位上形成亲电子的正电荷，称终致癌物，和脱氧核糖核酸或核糖核酸发生反应。通过与核酸中鸟嘌呤的结合，改变了遗传密码，影响了核酸的结构和功能，而发生癌变。

熏制品中所含有的苯并芘其来源有：熏烟中含有这类物质，在熏制过程中能污染食物；肉类本身所含的脂肪在熏制时如果燃烧不完全，也会产生苯并芘；烤焦的淀粉也能产生这类物质。研究表明，从煎烤或烟熏的牛肉、鱼表面切下的焦痂物质有很强的致突变性，远远超过其中苯并芘或多环芳烃类化合物所能引起的突变现象。有学者认为这与食品热裂解产物有关，这类热裂解产物种类较多，比较复杂，有数十种具有致突变作用的食品热裂解产物，总称为氨基咪唑并氮杂芳烃，也称杂环胺类化合物，这些物质在煎烤的动物性蛋白，如牛、猪、羊、鸡、兔的肉类，蛋品及加工产品咸肉、火腿等中都能检出。在模拟实验中了解到，这类产物产生主要由于肌酸、肌酐，再加上一些氨基酸，有时需有糖的存在，加热到2000℃以上4分钟后形成。根据这类物质的产生条件来看，微波炉短时烹调及较低温度的水煮是避免或减少形成氨基咪唑并氮杂芳烃类化合物的预防办法。

熏制食品致癌性的大小决定于许多因素：

与食入量有关，吃得越多，摄入的苯并芘等致癌物也越多，所以熏制品不宜作为日常食品。

与熏烤方法有关，最好选用优质焦炭作为熏烤燃料。熏烤时食物不宜直接与火接触，熏烤时间也不宜过长，尤其不能烤焦。

和食物种类有关，肉类熏制品中致癌物质含量较多，而淀粉类熏烤食物，如烤地瓜、面包等含量较小。

当然，不是说熏烤制品绝对不能吃，一些熏烤制品作为一种某些民族的传统食品，偶尔吃一些还是别有风味的，也是安全的。但是考虑到它有潜在的致癌性，不宜作为日常食品食用。此外，如果是家庭制作熏制品，要注意熏制方法，选用优质焦炭作为燃料，避免过度熏烤。

会致胃癌的霉变食物

1960年英国某养鸡场在短短几个月中死掉10万只火鸡，令场主心痛不已，但更奇怪的是，这些火鸡似乎都患了同一种疾病，先是食量减少，然后翅膀下垂，头向后伸，最后昏睡而死。剖开鸡肚发现火鸡的肝脏坏死出血，当时连兽医也不知道是什么病，所以称为"火鸡X病"。后经调查是吃了一种从巴西进口的霉变花生所致。

常见的霉变食物有霉大米、霉玉米、霉花生等。调查发现吃发霉粮食的人比不吃发霉粮食的人的胃癌发病率显著增高。

研究表明，霉变食物中的霉菌在适宜条件下可产生致癌毒素，同时还可促进致癌物亚硝胺类的合成，具有双重致癌作用。有些霉菌本身可能会导致癌变，有的霉菌可使食物中的亚硝酸盐和二级胺的含量提高，从而为这些物质合成为致癌的亚硝胺类化合物提供了基础。

霉菌毒素是霉菌代谢产生的有毒产物，目前发现有150多种霉菌有产生毒素的作用，霉菌毒素有200种以上。现在已知的有致癌作用的霉菌毒素有黄曲霉毒素、杂色曲霉素、岛青霉的毒素、皱褶霉素、灰黄霉素、展霉素等。其中黄曲霉毒素是一种很强的致癌物质。研究表明，食物的霉变大都与黄曲霉菌有关。黄曲霉菌产生的黄曲霉毒素共有10多种衍生物，其中致癌作用最强的是黄曲霉毒素B_1，它是一种前致癌物，通过混合功能氧化酶的环氧化作用，形成2，3-环氧化黄曲霉毒素B_1近致癌物，再经过化学变化成为带正电荷的亲电子分子，成为终致癌物。终致癌物和脱氧核糖核酸或核糖核酸的组成成分——鸟嘌呤碱基结合，使遗传密码排列错误，引起细胞突变而致癌。

粮油食品的防霉去毒工作十分重要，在家庭中一定要注意，千万不可食用霉变的食品。当然，并不是所有的霉菌都会产生毒素，日常食用的食品中有不少是酿造发酵的食物，如酱油、腐乳、馒头等。由于选用的都是无毒菌株，对人体是无害的。

预防小儿胃炎的措施

1. 饮食习惯

孩子应养成定时进餐的习惯，且每次吃饭不宜过慢或过快。在孩子进餐时不能对其进行批评教育，否则会影响孩子的食欲，易造成食欲不振、消化不良。当孩子不想进餐时，也不宜强迫其进食。

2. 卫生习惯

让孩子从小养成讲究卫生的好习惯，做到饭前便后洗手，坚持每天刷牙，饭后漱口，不吃不干净的食物。

3. 营养搭配

让孩子健康成长，则需为其提供充足的营养物质，防止孩子挑食、偏食，尽量少吃或不吃零食。避免食用过多对胃黏膜有刺激作用的冷食。

4. 科学作息

科学地安排孩子的学习、休息、活动、饮食等的时间，避免精神过度紧张、情绪过于激动、学习过于劳累。

5. 多参加运动

积极进行体育锻炼，有助于提高孩子的身体素质，增强机体的抗病能力。

6. 合理用药

当孩子出现胃口欠佳或腹部不适时，应及时到医院就诊，不可随便用药。而且应尽量避免孩子服用对胃黏膜有刺激作用的药物。需要服用时，也应在饭后服用，或同时服用保护胃黏膜的药物，防止因用药不当引发的胃窦炎。